临床新技术精准护理系列

神经疾病诊疗新技术精准护理

总主编 高 远
主 编 郑晓缺 王 宁 刘美静

科学出版社
北京

内 容 简 介

本书分上、中、下3篇，共10章，全面介绍了颅内占位疾病、脑血管病、功能神经疾病诊治新技术在临床中的应用及精准护理，重点阐述了功能神经导航辅助治疗脑胶质瘤、显微外科手术和神经内镜手术治疗颅咽管瘤、神经导航辅助切除脑膜瘤、手术切除联合放化疗治疗髓母细胞瘤、颅内动脉瘤介入栓塞、静脉窦狭窄、缺血性脑血管病介入治疗、脑深部电刺激术治疗帕金森病、磁波刀治疗特发性震颤及SEEG引导下射频热凝损毁治疗难治性癫痫等的精准护理。

本书吸取了国内外最新护理理念和护理技术，内容丰富，实用性强，适用于各级临床神经内外科护理人员及相关专业人员阅读参考。

图书在版编目（CIP）数据

神经疾病诊疗新技术精准护理 / 郑晓缺，王宁，刘美静主编 . -- 北京：科学出版社, 2025.6. -- （临床新技术精准护理系列）. -- ISBN 978-7-03-082363-2

Ⅰ . R741；R473.74

中国国家版本馆 CIP 数据核字第 2025NG2034 号

责任编辑：郝文娜 / 责任校对：张 娟
责任印制：师艳茹 / 封面设计：吴朝洪

版权所有，违者必究，未经本社许可，数字图书馆不得使用

科学出版社 出版
北京东黄城根北街16号
邮政编码：100717
http://www.sciencep.com

三河市春园印刷有限公司印刷
科学出版社发行 各地新华书店经销

*

2025年6月第 一 版 开本：720×1000 16
2025年6月第一次印刷 印张：18
字数：330 000
定价：118.00元

（如有印装质量问题，我社负责调换）

编著者名单

主　审　皮红英　马　慧
总主编　高　远
主　编　郑晓缺　王　宁　刘美静
副主编　于英男　韩　微　刘　方　刘香会
编　委　（按姓氏笔画排序）
　　　　　王　林　王　爽　尹潇潇　白云娟
　　　　　任思雨　孙彩红　张丽娜　陈春利
　　　　　赵珺燕　徐智慧　郭慧文　曹　晶
　　　　　曹颜颜　盛士琪　崔冬青　冀　蓁

序

随着医疗科技的迅猛发展，专科医疗新技术的应用在提升疾病治疗效果的同时，也为临床护理带来了前所未有的挑战和机遇，在这一背景下，精准护理作为现代护理的重要理念，愈发显得至关重要。它不仅要求护理人员具备扎实的专业知识和技能，更强调对患者个体差异的理解与关注，以实现更高质量的护理服务。

"临床新技术精准护理系列"丛书共8册，包括心血管疾病、神经系统疾病、胸肺部疾病、眼耳鼻喉疾病、肿瘤疾病、骨科疾病、胃肠疾病、肝胆疾病诊疗新技术精准护理，旨在为临床护士提供系统、全面的最新治疗技术精准护理相关知识，力求帮助护理人员提升专业素养，增强解决各类医疗新技术应用背景下的多种复杂护理问题的能力。

希望通过这套丛书的出版，能够为广大临床护士提供有价值的参考与指导，助力精准护理的有效实施，更好地满足患者在医疗新技术应用下的护理需求。让我们携手并进，共同为患者的健康与福祉贡献力量。

解放军总医院

皮红英

2025年2月8日

总前言

在医学发展日新月异的今天，多种医疗新技术不断涌现，为患者带来新的希望与生机，也对临床护理工作提出了更高的要求。"临床新技术精准护理系列"丛书应运而生，旨在搭建一座连接医学新技术与临床护理实践的桥梁，助力护理工作者紧跟时代步伐，提升专业素养与服务水平。

本系列丛书共8册，分别聚焦心血管、神经、胸肺、眼耳鼻喉、骨科、胃肠、肝胆及肿瘤八大疾病领域。每一分册均深入剖析各领域近年来涌现的新技术，不仅系统展示了新技术的治疗效果，还详细阐述了与之配套的精准护理策略。全方位呈现护理工作在新技术应用过程中的重要作用与实施要点。

丛书编写团队汇聚了众多临床一线专家与护理骨干，他们将丰富的实践经验与扎实的理论知识相融合，以严谨的态度和专业的视角，对各领域新技术的护理要点进行梳理与总结。书中既有对新技术原理的深度解读，又有大量真实的临床案例分析，兼具科学性、实用性与可读性，为护理人员提供了极具价值的参考。

希望本系列丛书能够成为广大护理工作者的良师益友，助力大家在临床工作中更好地运用新技术，为患者提供更优质、更精准的护理服务，推动临床护理事业不断迈向新的高度。由于编写时间与水平有限，书中存在的不足之处恳请各位读者批评指正。

解放军总医院第一医学中心

高 远

2025年1月15日

前 言

随着医疗技术的不断发展，神经疾病领域的新技术不断涌现。近年来，神经导航技术、显微手术技术、脑血管介入技术、立体定向技术等新技术的应用，大大提高了手术的精确性和安全性，降低了并发症的发生率。

新技术的开展无疑给护理工作带来了诸多挑战。新设备、新技术的引入，要求护理人员具备相应的理论知识和操作技能。同时，新技术往往伴随着更高的医疗风险，对护理人员的风险评估和应急处理能力提出了更高的要求。此外，新技术也带来了新的治疗模式，需要护理人员及时更新服务理念，以满足患者的多元化需求。

精准护理作为医疗领域的一种新理念，已逐渐受到了人们的广泛关注和应用。临床新技术和精准护理结合，可以提高护理工作的科学性和有效性，减少护理工作的盲目性和经验性，为患者提供更加全面、精准的治疗和护理服务。

本书共上、中、下三篇，系统介绍了颅内占位性疾病、脑血管病、功能神经疾病诊治新技术在临床中的应用及精准护理。重点阐述了包括功能神经导航辅助治疗胶质瘤的精准护理、显微外科手术和神经内镜手术后的精准护理、神经导航辅助切除脑膜瘤的精准护理、手术切除联合放化疗治疗髓母细胞瘤的精准护理、颅内动脉瘤介入栓塞的精准护理、缺血性脑血管病介入治疗的精准护理、脑深部电刺激术治疗帕金森病的精准护理、磁波刀治疗特发性震颤的精准护理及SEEG引导下射频热凝损毁治疗难治性癫痫的精准护理等内容。本书特别吸取了国内外最新护理理念和护理技术，内容丰富，实用性强，可为临床护理人员和相关研究人员提供有价值的参考，为提高患者的诊疗效果和生活质量提供有力支持。

由于编者水平有限，书中存在的疏漏之处敬请各位读者批评指正。

解放军总医院

郑晓缺

2025年1月

目 录

上篇　颅内占位疾病篇

第1章　功能神经导航辅助治疗脑胶质瘤 ······ 1
- 第一节　概述 ······ 1
- 第二节　评估脑胶质瘤的临床新技术 ······ 6
- 第三节　脑胶质瘤围手术期精准护理 ······ 8

第2章　显微外科手术和神经内镜手术治疗颅咽管瘤 ······ 27
- 第一节　概述 ······ 27
- 第二节　评估颅咽管瘤的临床新技术 ······ 29
- 第三节　颅咽管瘤围手术期精准护理 ······ 30

第3章　神经导航辅助切除脑膜瘤 ······ 44
- 第一节　概述 ······ 44
- 第二节　评估脑膜瘤的临床新技术 ······ 47
- 第三节　神经导航辅助切除脑膜瘤围手术期精准护理 ······ 48

第4章　手术切除联合放化疗治疗髓母细胞瘤 ······ 64
- 第一节　概述 ······ 64
- 第二节　评估髓母细胞瘤的临床新技术 ······ 69
- 第三节　髓母细胞瘤围手术期精准护理 ······ 70

中篇　脑血管病篇

第5章　颅内动脉瘤介入栓塞 ······ 88
- 第一节　概述 ······ 88
- 第二节　评估颅内动脉瘤介入栓塞新技术 ······ 92
- 第三节　血流导向装置治疗颅内动脉瘤的精准护理 ······ 92

第6章　静脉窦狭窄 ······ 115
- 第一节　概述 ······ 115
- 第二节　评估静脉窦狭窄的临床新技术 ······ 118
- 第三节　支架置入术治疗静脉窦狭窄的精准护理 ······ 119

第7章 缺血性脑血管病介入治疗 ……………………………………………… 135

第一节 概述 ……………………………………………………………… 135
第二节 评估缺血性脑血管病临床治疗新技术 ………………………… 138
第三节 药物洗脱支架技术治疗缺血性脑血管病围手术期精准护理 … 139
第四节 急性缺血性脑卒中的精准护理 ………………………………… 157

下篇 功能神经疾病篇

第8章 脑深部电刺激术治疗帕金森病 ………………………………… 172

第一节 概述 ……………………………………………………………… 172
第二节 评估帕金森病的临床新技术 …………………………………… 176
第三节 脑深部电刺激术治疗帕金森病的精准护理 …………………… 178

第9章 磁波刀治疗特发性震颤 ………………………………………… 197

第一节 概述 ……………………………………………………………… 197
第二节 评估特发性震颤的临床新技术 ………………………………… 200
第三节 磁波刀治疗特发性震颤的精准护理 …………………………… 201

第10章 SEEG引导下射频热凝损毁治疗难治性癫痫 ………………… 210

第一节 概述 ……………………………………………………………… 210
第二节 评估难治性癫痫的临床新技术 ………………………………… 215
第三节 SEEG射频热凝损毁术治疗难治性癫痫的精准护理 ………… 217

附录 ……………………………………………………………………………… 233

附录一 常用评估量表 …………………………………………………… 233
附录二 常用自评量表 …………………………………………………… 259
附录三 国际运动障碍病协会统一帕金森病常用评价量表 …………… 262

上篇　颅内占位疾病篇

第1章

功能神经导航辅助治疗脑胶质瘤

第一节　概　述

一、定义

脑胶质瘤（glioma）是一组具有胶质细胞表型特征的神经上皮肿瘤的总称，是起源于神经胶质细胞的肿瘤，是颅内最常见的原发性恶性肿瘤，约占所有恶性脑肿瘤的80%。脑胶质瘤具有高致残率、高复发率特征，严重威胁患者的生命，影响患者的生活质量。

二、流行病学调查

根据《中国恶性肿瘤学科发展报告（2021）》——脑胶质瘤研究进展篇中数据显示，脑胶质瘤年发病率约为6.4/10万，是成人中枢神经系统发病率最高的原发性恶性肿瘤。脑胶质瘤的总体预后与患者年龄、身体基础状况、肿瘤级别、肿瘤部位、切除程度、分子变异、治疗反应和社会家庭关系等多种因素相关。中国人群胶质母细胞瘤的中位生存时间为20.9个月。

2021年第5版世界卫生组织中枢神经系统肿瘤分类（WHO CNS5）见表1-1。

表1-1　2021年第5版世界卫生组织中枢神经系统肿瘤分类（WHO CNS5）

项目	标准
成人型弥漫性胶质瘤	星形细胞瘤，IDH突变型 少突胶质细胞瘤，IDH突变伴1p/19q联合缺失型 胶质母细胞瘤，IDH野生型

续表

项目	标准
儿童型弥漫性低级别胶质瘤	弥漫性星形细胞瘤，*MYB* 或 *MYBL1* 变异型 血管中心型胶质瘤 青少年多形性低级别神经上皮肿瘤 弥漫性低级别胶质瘤，MAPK 信号通路变异型
儿童型弥漫性高级别胶质瘤	弥漫性中线胶质瘤，H3 K27 变异型 弥漫性大脑半球胶质瘤，H3 G34 突变型 弥漫性儿童型高级别胶质瘤，H3 野生和 IDH 野生型 婴儿型半球胶质瘤
局限性星形细胞胶质瘤	毛细胞型星形细胞瘤 有毛细胞样特征的高级别星形细胞瘤 多形性黄色瘤型星形细胞瘤 脊索样胶质瘤 星形母细胞瘤，伴 *MN1* 改变
室管膜肿瘤	幕上室管膜瘤 幕上室管膜瘤，*ZFTA* 融合阳性型 幕上室管膜瘤，*YAP1* 融合阳性型 颅后窝室管膜瘤 颅后窝室管膜瘤，PFA 组 颅后窝室管膜瘤，PFB 组 脊髓室管膜瘤 脊髓室管膜瘤，*MYCN* 扩增型 黏液乳头型室管膜瘤 室管膜下瘤

三、临床表现

1. 高颅内压症状：包括头痛、恶心及呕吐、视神经乳头水肿等。

2. 癫痫发作：为部分胶质瘤的首发症状。

3. 精神症状：如性格改变、躁狂发作、淡漠、痴呆、智力减退等。

4. 局灶症状：部分患者出现偏瘫、偏身感觉障碍、偏盲、失语等症状。

5. 随着疾病的发展，患者会出现意识障碍。

6. 不同部位胶质瘤症状

（1）额叶：以随意运动、语言表达及精神活动三方面障碍为主。中央前回胶质瘤引起运动性障碍。主侧额下回后部岛盖区胶质瘤产生运动性失语。额眼区胶质瘤产生双眼凝视障碍，破坏性病灶产生向病灶侧双眼凝视，刺激性病灶则出现双眼同向偏至对侧或其他方向。额中回胶质瘤破坏额-桥-小脑束，出现对侧肢体的共济失调，但无眼球震颤；双侧病变可出现假性延髓麻痹。位于前额的胶质瘤主要影响智力、注意力与判断力等。额叶内侧面后部胶质瘤产生大小便失禁、感觉障碍及对侧下肢瘫痪，以足部为重。额叶底部胶质瘤可引起患侧嗅觉丧失、视神经萎缩和对侧视神经乳头水肿（Foster-Kennedy综合征）。

（2）顶叶：主要引起中枢性感觉障碍。中央后回受刺激引起对侧感觉性癫痫。破坏性病灶出现皮质性感觉障碍，表现为皮肤定位觉、皮肤书写觉、尖圆辨别觉、重量觉、实体觉和两点辨别觉障碍。深感觉障碍可引起感觉性共济失调。主侧半球受累出现格斯特曼（Gerstmann）综合征，即手指失认、失算、失写及左右分辨不能。主侧角回病变可产生失读症。非主侧顶叶病变可出现躯体和空间辨别障碍，如不承认瘫痪肢体属于自己或认为失去某肢体，不能左右定向等。

（3）颞叶：颞叶病变所产生的症状较多样。可产生颞叶癫痫、视幻觉、视野缺损，主侧半球者出现感觉性失语。颞叶癫痫主要表现为精神运动性发作，又称海马钩回发作。多以幻嗅、幻味为先兆，继而出现梦境状态，对陌生环境有熟悉感（似曾相识症），或对熟悉环境有陌生感（似不相识征）等。可出现幻视、幻听、强制思维或恐惧感。部分患者出现精神自动症，如反复不自主的咀嚼、吞咽、舔舌、外出游逛等，醒后对自己发作情况毫无所知。主侧颞上回受累引起感觉性失语、听觉失认。颞叶深部视放射受影响可出现对侧同向偏盲、象限性偏盲等。一般位于颞叶腹外侧肿瘤，因此处亦属"静区"，可无定位症状。

（4）枕叶：主要表现为视觉障碍。刺激性病灶引起发作性视野中出现闪光、白点、颜色等视幻觉，或突然发亮后转而失明。枕叶视幻觉主要为精神性视觉障碍，出现视物变形，空间失认，视物增多等障碍，此可与颞叶病变产生的视幻觉相鉴别。单侧破坏性病变产生对侧同向偏盲、象限性偏盲；双侧病变可产生全盲，或水平性上方或下方视野缺损，但对光反射反应存在。皮质性偏盲不累及中央黄斑区，称为黄斑回避。

（5）岛叶：临床症状轻微，多以癫痫大发作为首发症状，发现肿瘤时体积多已较大。此处病变主要表现为内脏方面的神经系统症状。

（6）基底节：主要表现为运动减少，表情僵硬，眼睑退缩，肢体强直与震颤，共济失调，前冲步态及眼球震颤。可出现以失神发作为主的癫痫，有痴呆、记忆力减退等表现。肿瘤如侵及邻近内囊时可有对侧偏瘫及感觉障碍。

（7）间脑：主要包括丘脑、底丘脑、下丘脑和第三脑室周围结构。局灶症状少，可出现记忆力减退、反应迟钝、痴呆和嗜睡。随损害部位、范围的不同可出现各种感觉症状，如感觉减退或感觉异常。部分患者出现丘脑痛，表现为病灶对侧弥漫性疼痛，可因各种刺激而呈阵发性加剧（Dejerine-Roussy综合征）。肿瘤累及内囊可引起"三偏征"。下丘脑病变可出现自主神经与内分泌功能障碍，如尿崩、发热、性功能障碍及睡眠－觉醒异常。

（8）胼胝体：胼胝体前部肿瘤有进行性痴呆、失用症、人格改变等临床症状，可能与肿瘤侵入额叶有关。胼胝体中部的肿瘤有双侧运动及感觉障碍，下肢重于上肢，与肿瘤向两旁侵犯运动、感觉皮质有关。胼胝体后部肿瘤可压迫四叠体引起松果体区肿瘤的症状。由于脑导水管容易被堵，脑积水及颅内高压症状可较早出现。

四、治疗原则

外科手术是脑胶质瘤的首选治疗手段，术后放疗、化疗、肿瘤电场治疗等为辅助。

（一）手术治疗

脑胶质瘤的手术治疗方式主要分为肿瘤切除术和病理活检术。通过外科手术（包括肿瘤切除或活检手术）获取肿瘤标本，才能进行组织病理和分子病理检查，确定病理分级。手术原则是最大范围安全切除肿瘤，手术切除的程度也是影响生存期的重要因素，外科手术可以解除占位征象和缓解颅内高压症状；解除或缓解因脑胶质瘤引起的相关症状；降低肿瘤负荷，为后续整合治疗提供条件。其中唤醒手术是切除功能区胶质瘤的最重要的手段之一，是将全身麻醉患者唤醒后，通过神经电生理监测精准定位脑功能区，在保护神经功能的前提下最大程度地切除肿瘤。

1. **肿瘤切除术适应证和禁忌证** ①适应证：CT或MRI提示颅内占位；存在明显颅内高压及脑疝征象；存在由肿瘤占位引起的神经功能障碍；有明确癫痫发作史；患者自愿接受手术。②禁忌证：严重心、肺、肝、肾功能障碍及复发患者，一般状况差，不能耐受手术；其他不适合接受神经外科开颅手术患者。

2. **病理活检术适应证和禁忌证** ①适应证：合并严重疾病，术前神经功能状况差；肿瘤位于优势半球，广泛浸润性生长或侵及双侧半球；肿瘤位于功能区皮质、白质深部或脑干部位，无法满意切除；需要鉴别病变性质。②禁忌证：严重心、肺、肝、肾功能障碍及复发患者，一般状况差不能耐受手术；其他不适合接受神经外科手术的禁忌证。

（二）药物治疗

1. **化疗** 是通过使用化学药物杀灭肿瘤细胞的治疗方法。化疗可以延长脑胶质瘤患者的无进展生存时间及总生存时间。胶质瘤生长及复发迅速，进行积极有效的个体化化疗更有价值。化疗的基本原则如下。

（1）肿瘤切除程度影响化疗效果。推荐在最大范围安全切除肿瘤的基础上进行化疗。

（2）术后应尽早开始足量化疗。在保证安全的基础上完成既定方案，可获得最佳的治疗效果，同时应注意药物毒性并监测患者的免疫功能。

（3）对于复发患者，选择作用机制不同且毒性不重叠的药物进行联合化疗，以减少毒性和耐药的发生率。

（4）根据肿瘤的组织病理和分子病理特征，有针对性地选择合适的化疗方案。

（5）某些抗肿瘤和抗癫痫药物会相互影响，同时使用时应酌情选择。

2. 靶向药物治疗　随着分子生物学的发展，胶质瘤的靶向治疗也越来越受到关注，靶向药物治疗是在分子水平上，针对特异性靶点设计相应的药物从而阻断肿瘤生长、播散的治疗方式。

（三）放射治疗

放射治疗通常是在明确肿瘤病理后，采用6～10mV直线加速器，常规分次放疗，择机进行。术后早期放疗能有效延长患者的生存期。强烈推荐术后尽早（术后4～6周）开始放疗。推荐放疗照射的总剂量为54～60Gy，常规分次放疗。若肿瘤位于重要功能区，可适当降低照射总剂量。

（四）肿瘤电场治疗（TTFields）

TTFields是近年来新兴的肿瘤无创物理治疗手段，通过体外贴敷式电极片，向体内病灶传递中频（100～300kHz）、低场强（1～3V/cm）的交变电场，破坏处于快速分裂状态的肿瘤细胞，是一种便携、有效、低不良反应的新型治疗方式。

解放军总医院为国产肿瘤电场治疗仪研发首席专家单位，在国内率先开展了国产电场治疗仪治疗胶质母细胞瘤的临床试验。

1. TTFields治疗注意事项

（1）鼓励和确保患者每日佩戴电场贴片的平均时间多于18小时。

（2）多形性胶质母细胞瘤（GBM）患者应用TTFields的最短时间应设定为28天，在停用电场治疗前应结合临床进行仔细评估。

2. TTFields治疗最常见的不良反应　包括电刺激感（11%）、热感（10%）、头痛（8%）、癫痫（11%）、皮肤反应（36%）。TTFields治疗需要患者持续佩戴电场贴片，每3～4天（最多）取下电场贴片给予更换。因长期佩戴电极贴片，故头皮相关不良反应是TTFields最常见的不良反应。若不积极预防、妥善管理患者头皮不良反应，可能会导致 TTFields 治疗中断，影响治疗效果，对患者就医体验造成负面影响。

（五）免疫治疗 CAR-T

C-109 注射液是一款特异性针对胶质母细胞瘤的 CAR-T 细胞，表面携带两个 CAR 分子，分别靶向胶质母细胞瘤细胞表面 IL13Rα2 和（或）HER-2 抗原。而另外两个纳米抗体（VHH）可识别胶质母细胞瘤细胞表面 EGFR 和（或）EGFRvⅢ抗原。因此 BiTE 可激活自身 T 细胞发挥杀伤作用。

第二节 评估脑胶质瘤的临床新技术

一、多模态影像监测技术

1. 磁共振成像（MRI） 颅脑 MRI 多模态成像技术提供的检测数据较单纯 MRI 更加完善，医师所获得的诊断数据更加充足，能够准确显示颅内胶质瘤患者的征象。磁共振波谱（MRS）检查主要是利用磁共振现象，对目标对象的原子核与其化合物进行分析，进而评估颅内肿瘤的生长、代谢状态。

2. 计算机断层扫描（CT） CT 检查可明确胶质瘤的大小、形态、数目、位置及其与邻近脑组织的关系等。CT 检查对软组织特别是肿瘤与组织水肿边界较敏感，如肿瘤卒中发生出血。

3. 正电子发射计算机断层显像（positron emission tomography，PET） PET/CT 可以观察胶质瘤的生长代谢情况，还可以判断胶质瘤颅内和椎管的转移情况。

二、术中多模态导航监测技术

术中磁共振联合多模态功能神经导航技术能够在功能区胶质瘤术中实现实时对肿瘤涉及的重要功能区及整个传导通路显像，利用准确的显像技术可以在不损伤重要结构的前提下，最大范围地切除肿瘤组织（图 1-1，图 1-2）。

1. 术中超声技术（intraoperative ultrasonography，IUS） IUS 在 1980 年首次被提出作为指导颅内肿瘤切除的工具，超声技术的不断发展，IUS 已成为脑胶质瘤手术中有效控制切除的重要辅助手段。术中超声能够纠正术中脑漂移现象，还能实现对病变组织的实时动态定位，减少因盲目探查而带来的不必要损伤，同时实时探查残留的肿瘤组织，有助于在术中指导进一步切除肿瘤。

2. 术中荧光技术 术中荧光技术可以直观显示肿瘤及其边界，帮助术者最大程度地切除肿瘤。常用的荧光显影剂包括荧光素钠（fluorescein sodium，

FLS）和 5- 氨基乙酰丙酸（5-aminolevulinic acid，5-ALA）。荧光技术的缺点是在功能区胶质瘤手术中有一定的局限性，术中荧光技术仅能显示肿瘤的轮廓与边界，不能提供功能信息。

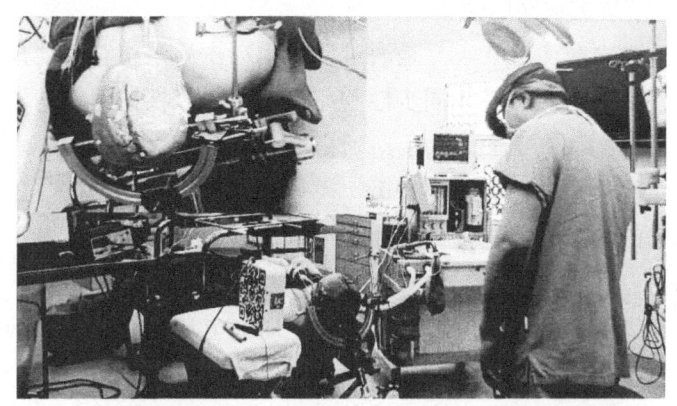

图 1-1　应用 MR 神经导航系统术前定位肿瘤及周边血管神经结构

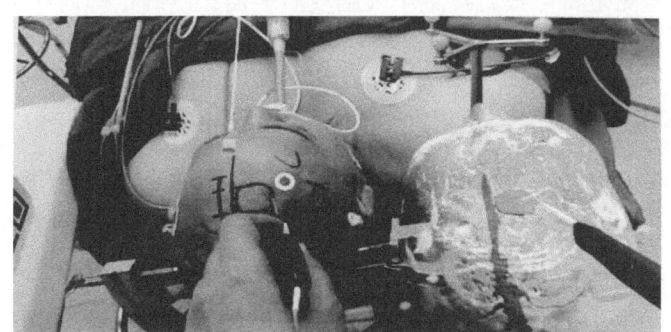

图 1-2　术前 MR 导航系统辅助下设计皮肤切口

3. 术中磁共振成像（intraoperative MRI，iMRI）　多模态功能磁共振神经导航技术能够明确肿瘤组织与功能区的解剖关系、显示肿瘤和主要白质束之间的关系。通过多种的图像融合，完成大脑的三维重建，为功能区胶质瘤的精准切除提供重要依据。

三、神经监测技术

电生理监测技术在神经外科手术中扮演着重要角色，电生理监测需要手术医师、麻醉医师及神经电生理医师共同配合完成，可以在术中监测神经功能状况，以减少神经损伤，提高手术质量。

1. 躯体感觉诱发电位（SEP）　是指刺激周围神经在大脑皮质区记录到的电

位，在电刺激外周神经后在中央后回可以记录到一个负－正双相的诱发电位，在手术中辨别感觉和运动皮质区边界。利用诱发电位的位相倒置特点可以确定中央沟，用来鉴别大脑半球功能区。躯体感觉诱发电位还可在术中监测经过脑干和大脑皮质的感觉通路的完整性。

2. 运动诱发电位（MEP） 是通过刺激运动皮质，检查运动神经从皮质到肌肉的传递、传导通路的整体同步性和完整性。用于标记运动功能区、明确肿瘤与正常组织的界限，可降低术后永久性运动功能障碍的发生率。

3. 闪光视觉诱发电位（F-VEP） 视觉诱发电位常用于枕叶视皮质区等与视觉通路相关的手术，当神经被肿瘤包绕时，帮助手术医师区分正常视神经和肿瘤组织。

4. 脑电图（EEG） 是通过记录大脑皮质的电活动来评估大脑功能状态，是记录探测电极附近皮质神经元自发活动的平均细胞外电位。对于伴有癫痫胶质瘤的患者，在癫痫的定位、分型、鉴别诊断方面具有重要的参考价值。术中皮质脑电图监测是将电极直接置于大脑皮质表面，以确定癫痫灶与胶质瘤的位置关系。

四、术中唤醒技术

术中唤醒麻醉联合直接电刺激对语言、运动和感觉功能进行标记，可以精确地识别脑功能区重要的神经元结构，已成为切除影响大脑皮质功能和皮质下通路胶质瘤的标准技术，被公认为术中脑功能区定位的"金标准"。术中唤醒技术需在神经外科医师、手术护士、麻醉师、电生理医师的充分配合下协同完成。术前医护人员需要与患者做好沟通，以便术中唤醒顺利进行。

第三节 脑胶质瘤围手术期精准护理

一、术前准备

术前准备包括病史采集、评估患者病情、完善各项检查、患者准备，以及心理和社会层面的准备。

（一）一般评估

1. 入院评估 患者入院后，护士立即对患者进行简单的病史询问及生命体征测量，以初步掌握患者的基本情况，了解患者吸烟、饮酒情况，做好围手术期准备，并告知患者戒烟戒酒。患者及其家属入院后均会有不同程度的心理问题及消极情绪，应及时给予评估和安慰。

2. 病史评估　详细了解患者的病史，包括既往疾病、手术史、药物过敏史、家族病史等。同时进行全面的体格检查，评估患者的一般情况和有无其他功能障碍。

3. 实验室检查　根据患者的病情进行相关实验室检查，如血常规、生化指标、凝血功能、免疫等。完善心血管病相关检查：评估短期时间内停用抗凝血药物的风险。

4. 心肺功能评估　60岁及以上人群常合并心血管、呼吸系统疾病，除完善心电图、胸部X线片、超声心动图外，在测量患者的心率、呼吸、血压等生命体征时如发现异常应及时记录并报告医师。

5. 心理评估与支持　评定患者的认知障碍、焦虑抑郁评分，评估患者的睡眠质量。护士可以与患者进行交流，了解其心理状态和抗压能力，并为其提供相应的心理支持和安慰，以提高患者的手术适应性和预后。

（二）专科评估

1. 功能区脑胶质瘤术前及术后易发生神经功能损害，故术前专科评估可增加手术的安全性及手术效果。术前影像学评估 T_1、T_2、T_2-FLAIR，T_1 增强 MRI 序列可确定病变范围、水肿及恶性程度。肿瘤侵袭区域和功能区的距离与患者的功能状态相关。

2. 患者功能性评估：常用评估量表包括简易精神状态检查量表（MMSE）、爱丁堡利手检查、Barthel 指数评估、西方失语诊断中文修订版、Karnofsky 功能状态评分（KPS）。

3. 神经功能评估：根据患者肿瘤位置来进行特定的神经功能检查。神经功能评估包括脑神经功能检查、运动神经功能检查、感觉神经功能检查、反射功能检查、自主神经功能检查、神经病理反射检查。

（三）术前宣教

1. 术前1天，责任护士对患者及其家属进行术前宣教，包括对胶质瘤疾病知识、物品准备、术前注意事项等进行指导，如术前禁食禁水时间、术前肠道准备等，关注女性患者经期时间。

2. 告知患者手术的方式、术中及术后注意事项等。满足患者的心理需求，减轻患者的心理压力。

3. 教会患者深呼吸、咳嗽的正确方法，防止术后发生坠积性肺炎或肺部感染。

4. 教会患者及其家属正确的踝泵运动方法，预防术后下肢深静脉血栓形成。

5. 术日晨测体温、脉搏、呼吸、血压，取下活动义齿、饰品等贵重物品，交由家属保管。

6. 唤醒手术术前宣教：①告知唤醒后可能出现的不适及应对方法，缓解患者的紧张情绪；②唤醒术中语言任务的配合演练，包括重复数数、看图命名、活动肢体配合。

二、胶质瘤切除术术中精准护理

（一）准备工作

1. 用物准备

（1）敷料类：基础敷料类包括开颅包、开颅单、手术衣、小单等。特殊敷料类根据手术术式选择敷料。

（2）基础一次性耗材类：包括纱布类、棉条类、负压引流管、单极电凝、手术贴膜类、各型号手套、缝针缝线类、刀片类、冲洗器、骨蜡、明胶海绵、导尿包等。特殊一次性耗材类包括止血耗材、自体血回输耗材、颅骨固定耗材、人工硬脑膜、人工骨等。

2. 器械准备

（1）器械类：基础器械类包括开颅基础器械、动力系统器械（钻铣磨）、软轴牵开器械、颅骨固定器械、神经外科显微器械、头架系统等。特殊器械类包括超声震动取瘤刀、超声骨刀激光刀器械、导航器械、超声监测器械、电生理监测器械等。

（2）手术床：检查手术床是否处于功能完好状态，根据手术医师及实际情况调整手术体位。麻醉成功后导尿，摆放患者手术体位。幕上开颅手术常采用仰卧位或侧卧位，幕下开颅手术常采用俯卧位或侧卧位。根据手术区域调整患者的体位与头位，用三钉头架固定。

（3）头架：检查头架固定牢固，术前定位CT后，再次检查头架头钉固定无移位。

（4）手术使用的电机、马达处于完好状态。

3. 药物准备　通常术前7天停用抗凝血药物。

（1）术前30分钟，给予苯巴比妥0.1g肌内注射，起镇静作用；阿托品0.5mg肌内注射，抑制腺体分泌，减少呼吸道分泌物，并可减少喉痉挛的发生。

（2）术前0.5～2小时或麻醉开始时预防性使用抗菌药物。如手术时间超过3小时，或丢失量>1500ml，可术中给予第二剂，建议使用第一、二代头孢菌素。

（3）术前评估颅内压较高时，可术前或剪开脑膜前采用快速静脉注射甘露醇、静脉注射高渗生理盐水（150ml 生理盐水中加入 50ml10%NaCl）、人工呼吸机增加通气量降低 $PaCO_2$ 等方式适当降低颅内压。

4. 患者准备

（1）手术体位准备：仰卧位于平车或半坐位于轮椅。

（2）饮食准备：患者于术前 6 小时禁食固体饮食，术前 2 小时禁饮。

（3）固定头架：根据手术区域相应调整患者的体位与头位，用三钉头架固定。

（4）如患者实施术中唤醒技术，手术室护士及医师需与患者做好沟通，介绍唤醒过程，减轻患者焦虑、紧张情绪。

5. 医务人员准备

（1）严格无菌操作：神经外科手术对无菌操作要求极高，护士还需要保持手术室的整洁和无菌环境，遵循手术室相关操作规范和消毒流程，降低感染风险。

（2）术前安全核查：护理人员核对患者身份信息，确认患者信息无误。手术室护士在麻醉前、手术前、手术后与手术医师及麻醉医师对照手术安全核查表内容逐项核对，共同签字。

（二）麻醉方式准备

全身麻醉。

（三）导航辅助手术切除术中护理配合关注点

1. 摆体位　麻醉成功后导尿，摆放患者手术体位。幕上开颅手术常采用仰卧位或侧卧位，幕下开颅手术常采用俯卧位或侧卧位。

2. 手术器械和药品准备　护士要在手术开始前，仔细核对手术器械和药品清单，确保手术所需的器械和药品齐全，并处于良好的工作状态。

3. 数据注册　手术医师为患者上头钉与头架固定，协助医师上好头戴式参考架，用导航棒将患者面部数据进行注册。

（四）术中唤醒技术护理关注点

1. 体位管理

（1）常采取侧卧位或仰卧位，以头架固定，头略后仰，以便再次插管。

（2）若采取仰卧位，应严密注意防范术中误吸的发生。

（3）选择的体位要保证患者术中舒适。

2. 注意保暖，采取主动保温措施，开启升温毯将温度调节至 36℃，防止患者唤醒后寒战及引起颅内压增高。

3. 监测生命体征：密切监测患者的心率、血压、呼吸等生命体征，及时发现异常并处理。

4. 皮肤护理及安全护理：患者被唤醒后，可能因为麻醉药的遗留作用和镇痛不全而出现躁动，术前一定要妥善固定，骨隆突处加减压垫或温水球，定时检查受压部位。

5. 术中唤醒患者如操作不当或即使是正常操作，皮质牵拉都会直接引起术中癫痫，术前应提前备好冰盐水，患者一旦发生癫痫应立即用冰盐水或林格液冲洗局部皮质降温。如果癫痫持续发作，应根据情况配合麻醉医师加深麻醉，控制呼吸。癫痫发作时做好安全保护，防止外伤（图1-3）。

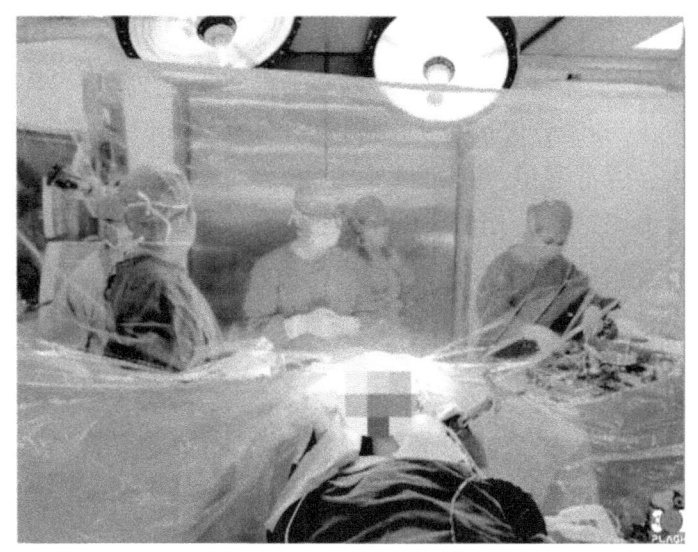

图1-3 术中唤醒手术

三、术后护理

（一）一般护理

1. 病房准备：保持患者病房内环境的整洁，将病房内的温度控制在18～20℃，将湿度控制在50%～60%。

2. 搬运患者：患者术后返回病房，搬运患者至病床，护士应站于患者头侧以便保护患者头部。

3. 生命体征监测：立即给予心电监护仪监测生命体征，与麻醉师和手术室护士交接，了解术中情况。

4. 妥善固定各种管路（专科引流管、留置导尿管、输液管路等），避免管路扭曲受压。

5. 气道管理：按外科全身麻醉术后常规给予患者鼻导管吸氧（2～4L/min，

如患者氧饱和度＜90%，可酌情给予面罩吸氧）。

6. 注意伴随症状：如果患者出现意识改变的情况，还需要观察是否伴随其他症状，如头痛、恶心、呕吐等。

（二）专科护理

密切观察患者的意识、瞳孔、生命体征、伤口敷料、局部皮肤、肢体活动、语言和吞咽功能等情况，正确评估患者的心理状态，并进行安全护理。

1. 观察意识状态：观察患者是否出现意识障碍等异常状态，如有异常及时通知医师。

2. 观察瞳孔：观察患者瞳孔大小、形状、对光反射等情况，如有异常及时通知医师。

3. 言语情况：注意患者的言语表达和交流能力，是否存在言语不清或无法理解语言的情况。

4. 肢体活动情况：注意观察患者肢体活动、肌力和协调性。

5. 了解肿瘤的位置，以便于判断患者可能会出现的神经功能缺损，及时给予预见性的护理。

6. 癫痫的观察：术前有继发癫痫的患者，因术区水肿、颅内出血等原因，癫痫在术后仍可出现，应观察患者癫痫前驱症状，包括自主神经症状，如面色苍白、心慌；躯体感觉，麻木过电感、咽喉部和胸部紧缩感；前庭感觉，旋转感、漂浮感、坠落感等，及时发现患者癫痫发作，给予及时救治。

（三）精准护理

1. 术后体位的精准护理　麻醉术后 6 小时给予去枕平卧位，意识清醒后给予患者抬高床头 15°～30°，有利于静脉回流，减轻脑水肿。注意肿瘤的位置，特别是肿瘤较大的患者，术后宜给予健侧卧位或平卧位，以免脑组织移位及伤口受压。

2. 术后气道的精准护理　开颅患者术后的气道管理非常重要，特别是对于一些可能出现吞咽困难或喉部感觉异常的患者。

（1）准确评估分辨肺部感染高危人群：包括有吸烟史或中重度肺气肿患者、年龄≥60 岁、手术时间＞3 小时、气管切开患者。

（2）监测呼吸：术后应密切监测患者的呼吸，包括呼吸频率和血氧饱和度。对于可能有呼吸困难的患者，需要更频繁地监测呼吸。

（3）保持气道通畅：确保患者气道通畅，避免气道阻塞。必要时可采取气道管理措施，如吸痰、气道导管置入等。

（4）药物应用：可给予糖皮质激素、支气管舒张剂和黏液溶解剂等药物进行雾化吸入。

（5）加强肺部物理治疗：针对肺部感染高危人群，加强叩背、指导有效咳嗽等措施。

3. 术后疼痛的精准护理　因术后脑水肿引起颅内高压及牵拉手术伤口，头痛是患者术后最常见的症状。

（1）疼痛评估：给予患者疼痛评分，常用疼痛评分表有疼痛程度数字评分法、面部疼痛表情量表法。

（2）给患者创造安静、温馨的环境，分散患者注意力。

（3）遵医嘱给予患者镇痛药，慎用吗啡、哌替啶等有抑制呼吸作用的镇痛药。

（4）注意头痛是否有伴随症状，如恶心、呕吐等，必要时给患者进行CT检查排除颅内出血。

（5）术后进行疼痛评估，进行预防性镇痛，以对乙酰氨基酚、非选择性非甾体抗炎药为基础用药，联合阿片类药物（如地佐辛注射液），以降低药物不良反应。

4. 发热的精准护理

（1）严密观察体温变化，定时监测体温，观察中枢性高热的特点。

（2）病室环境温度：保持病房干净整洁、通风良好，温、湿度适宜。冬季温度控制在18～25℃，湿度控制在30%～80%；夏季温度控制在23～28℃，湿度控制在30%～60%。

（3）皮肤护理：在给予物理降温时避免引发冻伤、压疮等；隔2小时辅助患者更换一次体位，并对局部皮肤进行按摩，以加速血液循环。及时更换浸湿的衣物。

5. 局灶神经功能障碍的精准护理　胶质瘤患者术后出现神经功能障碍，应尽早进行功能训练，可促进神经恢复，提高患者的术后生活质量。

（1）肢体功能训练：肢体偏瘫患者在病情稳定后应早期进行肢体的被动运动和主动运动，活动大关节，防止肌肉萎缩、关节僵硬。

1）运动训练：活动患者肢体各关节，指导患者通过主动活动健侧肢体带动患肢关节进行活动；先床边坐位平衡训练，再进行床边健侧至患侧起坐练习，然后进行站立平衡训练，再进行床边转移训练。适应后进行步行训练，每天上、下午各一次，每次30～60分钟，锻炼应循序渐进。

2）个人生活能力训练：包括进食、梳洗、穿脱上下衣、如厕训练，协助患者洗澡，防止其跌倒。评估患者自理能力进步情况，鼓励其自理。

3）良肢位摆放：患者卧床时患侧肢体给予良肢位。

①仰卧位：头固定于枕头上，避免过伸、过屈和侧屈，面部朝向患侧；患侧肩胛骨尽量向前伸，在肩胛骨下面垫一软垫；肩关节向外展与身体成45°；患侧上肢向外固定在枕头上，与躯干成90°或大于90°；肘关节、腕关节伸展，前臂旋后，掌心向上；手指伸展略分开，拇指外展；患侧臀部下面垫软垫，髋关节稍向内旋；膝关节垫起微屈并向内；膝下可垫一小枕；踝关节背曲保持90°，足尖向上；防止足下垂，在床尾放置枕头。

②健侧卧位（患者最舒适的体位，也对患侧肢体有利）：头固定于枕头上，避免向后扭转；背后放枕头，使身体放松；躯干略前倾。患侧上肢向前平伸，放在胸前的枕头上，和躯干成90°～130°，肘伸直，腕、指关节伸展放枕头上，避免腕及手悬空；患侧下肢髋、膝关节自然弯曲，放在身前似踏出一步远的枕头上，踝关节尽量保持在中立位，避免足悬空；健侧上肢自然放置；健侧下肢髋关节伸直，膝关节自然微屈。

③患侧卧位：床铺尽量平整；头固定于枕头上；躯干略后仰，背后放枕头固定，使身体放松；患侧上肢：患肩向前平伸（可由家属用手法向前轻柔牵伸），上肢和躯干成80°～90°，在床铺边放小台子，使肘关节尽量伸直，手指张开，手心向上；患侧下肢髋部伸展，膝微屈；健侧上肢自然置于身上或枕头上；健侧下肢保持踏步姿势，放在身前枕头上；膝关节和踝关节自然屈曲。

（2）语言功能训练：根据病情和失语类型进行针对性训练。

1）运动性失语：包括元音训练、数字/单字训练、动词+名词命名训练、词组训练、提示问答训练及听读训练。患者先学习单元音，后进行双元音练习。

2）命名性失语：患者先学习动词－名词命名训练后过渡到听读训练。

3）感觉性失语：患者先进行听－读－读的语言训练，后进行起始音提示训练。

（3）吞咽障碍训练：吞咽障碍易增加吸入性肺炎的发生率，故患者早期进行各个部位的训练，可增加协调功能，达到锻炼的目的，内容包括舌部训练、咳嗽训练、屏气发声运动、摄食训练等。在食物选择上通过改变食物的结构和黏度可增加患者吞咽的成功率。食物选择的原则：①密度均匀；②黏性适当；③不易松散；④稠的食物比稀的食物更安全；⑤兼顾食物的色、香、味及温度等。

6. 术后用药的精准护理　护理人员应严格按照医师的医嘱进行药物治疗，术后常用药物有抗生素、脱水类药物、肾上腺皮质激素、抗癫痫药物等。

（1）抗生素：明确抗生素的应用指征，合理使用抗生素，以免造成人体正常菌群失调，引发二次感染。

（2）脱水类药物：脱水药又称渗透性利尿药，是指能使组织脱水的药物，包括甘露醇、甘油果糖、高渗葡萄糖等。这些药物在相同浓度时，分子量越小，所产生的渗透压越高，脱水能力也越强。本类药物具有以下特点：在体内不被代谢或部分代谢；不易从血管透入组织中；易经肾小球滤过；不被肾小管再吸收。根据上述特点，此类药物在大量静脉注射后，可迅速升高血浆及肾小管液的渗透压，因而产生脱水和利尿作用。使用甘露醇脱水降颅内压时，应严密关注患者的尿量，谨防出现肾衰竭。

（3）肾上腺皮质激素：神经外科常用甾体类药物一般是指肾上腺皮质激素，其抗炎作用强，但存在水钠潴留、加重感染、骨质疏松等副作用。

（4）抗癫痫药物：常用药物有丙戊酸钠、左乙拉西坦等。抗癫痫药物使用原则是以控制癫痫发作的最低剂量为目标，应向患者详细讲解抗癫痫药物的使用原则，严格遵医嘱服用，不可私自停药、更改使用剂量等。

7.术后伤口及引流管的精准护理

（1）伤口护理：定时观察伤口敷料，若有渗血、渗液及敷料脱落等及时更换。在伤口护理过程中，应采取严格的无菌操作，头下铺无菌治疗巾，每日更换。为防止出现皮下血肿、积液，头部伤口敷料要求加压包扎，积极控制基础疾病，严格控制血糖，防止伤口迁延不愈或感染。如患者有减压性手术切口，应在敷料处予以标记，避免伤口处受压。

（2）专科引流管护理

1）硬膜外引流管：引流瓶或引流袋常规放置于床上或悬挂于床头，开口高度与瘤腔处于同一水平或略低于切口；保证引流管通畅，观察引流量、颜色；根据引流量适当调整引流瓶或引流袋的高度，控制引流量不高于300ml/d；患者外出检查时需夹闭引流管，防止因体位改变造成引流过多。硬膜外引流管通常于术后48小时内拔除。

2）脑室引流管：引流瓶的开口需高出侧脑室平面10～15cm，以维持正常颅内压；引流早期要特别注意引流速度，切忌引流过多、过快；控制引流量200～300ml/d，以避免引流过多使颅内压骤减造成脑室塌陷或桥静脉撕裂，引起硬膜下血肿；保持整个引流装置的密闭性，及时倾倒引流液，注意无菌操作；保持头部创口或穿刺点敷料干燥，如发现敷料潮湿应及时更换。

8.饮食的精准护理

（1）全身麻醉术后6小时内须禁食、水。

（2）6小时后意识清醒患者护士喂第一口水来评估患者有无吞咽障碍。根据洼田饮水试验法来判断评估，如患者无吞咽障碍即可进食。进食按照由少到多、由细到粗、由半流食到普食的原则，给予高蛋白、高维生素、高热量、低脂肪饮食。

（3）如昏迷或吞咽障碍者应尽早给予鼻饲饮食，促进患者胃肠道功能恢复。

9. 术后液体的精准管理　基于快速康复理论，术后补液的原则为快速减少静脉液体输注。

（1）术后早期进食水可极大地减少输液量。

（2）患者手术结束后至术后第1天每日补液量为2000ml左右，从术后第2天逐渐减少补液量，静脉补液量控制在1000ml左右。

（3）鼓励患者早期进食，补充身体需要的能量，保障胃肠道功能的正常运行。术后第3天即可停止输液。

10. 术后恶心呕吐（PONV）的精准护理　恶心呕吐是麻醉和术后常见并发症，在神经外科手术中，PONV的发生率为47%～70%。

（1）术前对PONV的危险因素进行预评估，推荐采用成人PONV简易风险评分量表（Apfel评分法）。

（2）对于高风险因素患者术后预防性给予1～2种止吐药物，以增加患者的舒适度。

（3）按压足三里、内关穴；口含1g剂量的生姜、呼吸控制等干预措施对抑制患者出现恶心呕吐均有较好的效果。

11. 术后皮肤的精准护理

（1）做好患者基础护理，保持皮肤清洁、干燥，卧床患者每2小时翻身一次，做到"三短六洁"（三短：头发、指甲、胡须短；六洁：头发、口腔、皮肤、会阴、指甲、床单位清洁）。

（2）对于老年人及行肠内营养的患者，应警惕失禁性皮炎的发生。可根据PAT会阴部皮肤评估量表得分，通过会阴部涂抹鞣酸软膏、改变饮食结构等方法预防失禁性皮炎的发生。

12. 活动及安全的精准护理

（1）如患者无肢体功能障碍鼓励其术后24～48小时下床活动，以利于患者恢复。应对术后第一次下床患者进行严格评估，谨防跌倒发生（图1-4）。

（2）额、颞部肿瘤术后精神障碍发生率明显高于其他部位，且症状多样，持续时间长，术后早期的精神障碍一般与麻醉药物的应用、大脑皮质受到手术刺激、患者的意识状态水平不高等有关；而术后长期精神障碍往往与术后的脑水肿、额颞叶皮质功能障碍、有无继发脑内出血等因素有关。当患者出现躁动、激惹，容易自行拔除气管插管及各种引流管、输液管、导尿管等，此时宜应用约束带进行约束，但要注意约束带松紧适宜，以能伸进1～2指为宜。过松起不到安全保护作用，过紧则容易引起患者受伤。限制患者活动的不正确措施，其结果会使患者产生明显逆反心理，如躁动增加、丧失尊严、恐惧及其他变化。约束用具在患者病情好转后，要逐渐撤去，并对患者的合作行为及时给予鼓励。此期患者很容易发生意外，如坠床、碰伤等，应根据病情采取相应的护理措施，如安装床栏、保护性约束，保证患者安全。

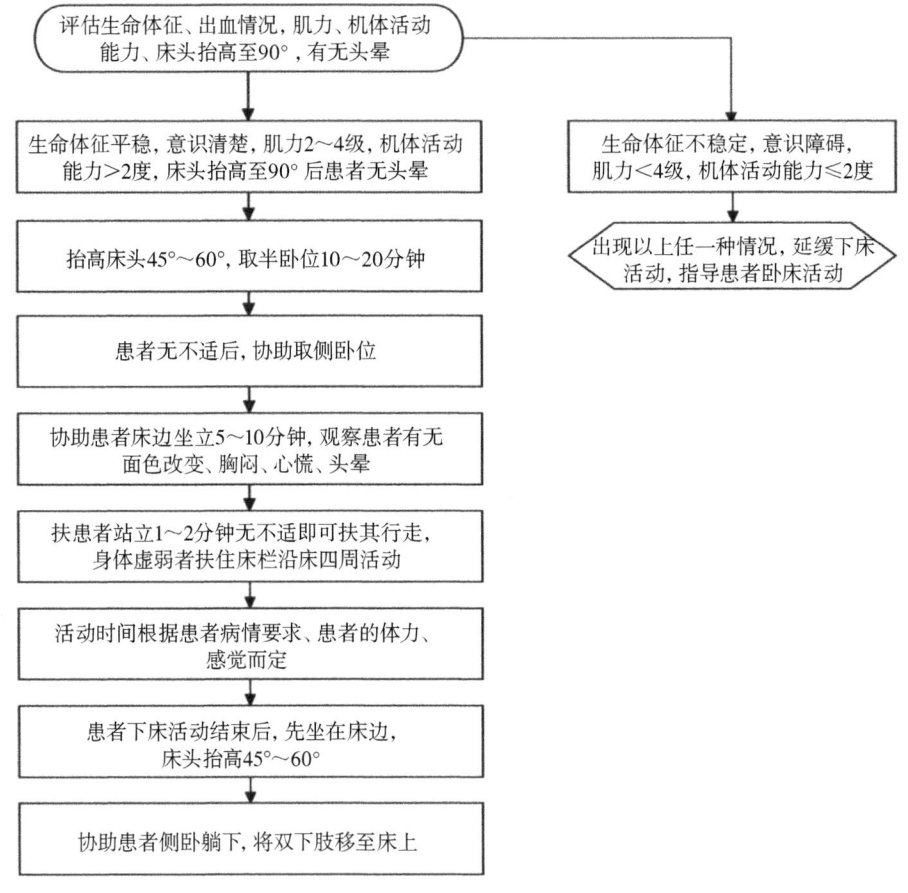

图1-4 预防跌倒流程

13. 便秘的精准护理

（1）指导患者家属每天按摩患者腹部，以脐部为中心顺时针环形按摩，每天4～5次，每次20～30分钟。

（2）可进食者晨起空腹饮用温开水200～300ml，病情稳定者鼓励患者早期下床活动。

（3）进食3天后未排便者，遵医嘱开塞露塞肛；一旦出现大便干硬给予0.2%肥皂水100ml低压不保留灌肠，配合口服缓泻剂，如乳果糖、麻仁润肠丸等。

（四）术后并发症的监测与处理

脑胶质瘤术后常见的并发症包括急性脑水肿、颅内出血、感染、癫痫、下肢静脉血栓等。

1. 急性脑水肿　术后3～5天为脑水肿的高峰期。严格遵医嘱使用脱水剂，准确记录24小时出入液量，限制水盐入量，注意监测水、电解质平衡情况；密切观察患者有无恶心、呕吐及意识、瞳孔的变化等。

2. 颅内出血　术后24～48小时是颅内出血高发期。

（1）每小时观察患者意识及瞳孔变化，如发现意识障碍、双侧瞳孔不等大情况，及时通知医师。

（2）关注患者呼吸、心率、血压情况，出现"二慢一高"（心率、呼吸减慢，血压升高）为颅内压增高表现，应警惕颅内出血可能。

（3）如患者发生剧烈头痛、呕吐、烦躁等，应及时报告医师。

（4）根据患者自身情况，严格控制血压，嘱患者避免做用力咳嗽等增高颅内压的动作。

3. 癫痫护理　额颞叶肿瘤、低级别脑胶质瘤、肿瘤直径≥5cm、部分切除、术后瘤周水肿≥2cm、术后瘤腔出血、术后未预防性用药、肿瘤复发是脑胶质瘤患者术后发生癫痫的危险因素。

（1）癫痫的观察及评估：针对癫痫高危因素的患者应警惕癫痫的发生，给予患者做好安全护理，如患者发生癫痫时，应观察患者癫痫发作类型，安抚患者家属，配合医师给予急救。

（2）癫痫急救：患者癫痫发作时应重点保持患者呼吸道通畅及安全（图1-5）。

（3）抗癫痫药的使用应个体化，不轻易借用他人的用药经验；不经医师允许不得随意更改抗癫痫药的剂量；换用不同厂家的抗癫痫药应提前咨询专科医师；如同时服用其他药物应注意配伍禁忌；严格按时按量服用，以确保用药效果；定时监测癫痫药物（丙戊酸钠）的血药浓度。

4. 颅内感染的护理

（1）术后严密关注患者的体温变化，术后3天患者出现低热，体温在38℃以下考虑为吸收热，术后体温＞38℃并持续上升，在排除其他原因（如肺部感染、泌尿系统感染）后，应予以高度警惕，及时报告医师。

（2）协助医师给予患者进行腰椎穿刺检查留取脑脊液标本，进行脑脊液细胞数、生化及细菌培养和药敏等检查。

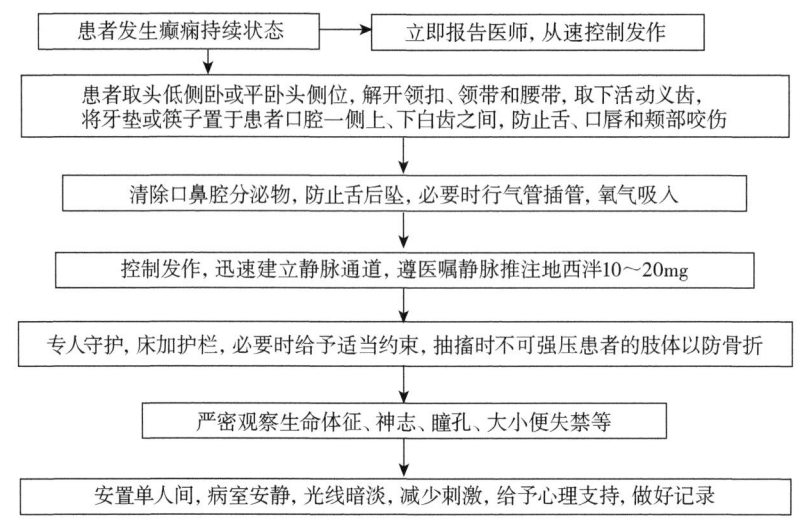

图1-5 癫痫急救流程

（3）颅内压的观察：由于炎症刺激脑膜粘连，导致脑脊液吸收障碍而循环受阻，出现颅内压增高，临床表现为头痛、呕吐、意识障碍、颈抵抗等。如发现患者出现这些症状应及时报告医师，做好降颅内压的处理。

（4）当体温波动在38～39℃时头部戴冰帽；体温在39℃以上时，头部戴冰帽、大动脉处冰敷，并给予全身温水擦浴或酒精擦浴等护理措施。

（5）引流管护理：引流管护理不当易引起逆行颅内感染，护理应严格无菌操作。

5. 下肢静脉血栓的护理　开颅术后因卧床时间相对较长，限制液体入量、肢体活动受限等因素，患者术后发生下肢静脉血栓的风险较高。

（1）鼓励患者尽早下床活动、指导患者行踝泵运动、控制血糖等。

（2）关注患者主诉，有无下肢疼痛、肿胀等不适感。

（3）术后下肢静脉血栓预防推荐使用机械预防，如逐级加压袜（graduated compression stocking，GCS）、间歇充气加压装置（intermittent pneumatic compression，IPC）、足底加压泵（venous foot pumps，VFPs）。

（4）必要时可使用抗凝血药物治疗，但应严密观察患者是否有出血倾向。

（5）当出现下肢深静脉血栓时，严禁患肢输液、按摩等，以防血栓脱落；抬高患肢，保持患肢高于心脏20～30cm，以利于静脉回流，减少患肢的肿胀。

（五）辅助治疗护理

放化疗、肿瘤电场治疗及分子靶向治疗是目前胶质瘤规范化治疗不可缺少的组成部分。

1. 放疗的护理

（1）饮食护理：指导患者进食清热解毒、滋阴生津的食物；忌食辛辣香燥等刺激性食物。

（2）休息与活动：指导患者充分休息（放疗后卧床休息30分钟），适当的活动（如每天适当的步行、做操、打太极拳、上下楼梯等）和相应的功能锻炼（语言、肢体、张口等）。

（3）放疗前讲解放疗时做到"三时同位"，即定位时、画野时、照射时。配合方法；保持定位时的体位，切忌自行移动。

（4）皮肤护理：手术伤口愈合不良患者应延迟放疗。指导患者穿棉质、宽松的内衣，照射野皮肤保持清洁、干燥，忌用强碱性肥皂、酒精等刺激性化学物品，避免摩擦、抓挠、直接暴晒；讲解放疗结束后6个月内需继续保护照射野皮肤。干性皮肤反应时，保持局部干燥，忌撕脱皮，明显瘙痒时可用皮肤保护剂涂患处；湿性皮肤反应时，局部涂皮肤保护剂、表皮生长因子等；溃疡坏死时，局部换药，给予消炎及表皮生长因子等治疗，并停止放疗。

（5）口腔护理：指导头颈部放疗患者放疗前拔除龋齿，治疗破损牙或牙周炎。指导患者用软毛牙刷刷牙，每天漱口4～5次，放疗开始后用漱口液漱口。

（6）颅内压增高：常见于脑部肿瘤放疗患者，表现为头痛、恶心、呕吐等。应严密观察病情变化，如意识、瞳孔、生命体征等，必要时遵医嘱使用利尿剂、脱水剂、激素等药物。

（7）心理护理：讲解放射治疗的目的、配合方法、操作过程，消除患者思想顾虑。

2. 化疗的护理

（1）饮食护理：化疗期间给予清淡、营养丰富、易消化的食物，注重食物的色、味、香、形，以增进食欲，保证营养。间歇阶段宜多给予具有补血、养血、补气作用的食物，以提高机体的抗病能力。

（2）保持个人卫生，加强口腔、皮肤、肛周的清洁，外出佩戴口罩，避免出现感染。

（3）恶心呕吐的护理：化疗所致恶心呕吐是化疗最常见的不良反应之一。

1）护理人员应了解抗肿瘤药物治疗所致不同类型恶心呕吐的治疗原则。

2）观察患者恶心呕吐发生的时间、次数，呕吐物的量和内容物。

3）根据抗肿瘤治疗方案、患者自身高危因素与既往发生恶心呕吐的严重程度，制订个体化防治方案。遵医嘱给予止吐药及胃黏膜保护剂等。

4）饮食护理：建议少食多餐，饮水以少量多次为宜，饮水量为3000ml/d，选择高热量、高蛋白、低脂肪、富含维生素、易消化的流质或半流质饮食，避免食用辛辣刺激性食物和难消化的食物，不吃过冷或过热的食物等。

5）非药物治疗：如穴位按摩、音乐疗法等。根据患者身体条件，鼓励患者参加适量运动，分散注意力以减轻恶心呕吐症状。

（4）白细胞减少症的护理：中性粒细胞减少为突出表现的白细胞减少症是肿瘤化疗引起的严重不良事件之一。

1）遵医嘱使用重组人粒细胞集落刺激因子。

2）饮食预防：可在饮食中加入中药元素，提高免疫力。

3）配合中医针灸治疗。

4）室内保持通风，环境清洁。

5）尽量不去人群聚集的公共场所，外出时佩戴口罩。

6）注意保暖，勿着凉，预防感冒，避免呼吸道感染，防止交叉感染。

7）保持口腔卫生及皮肤清洁，避免皮肤破损。特别注意保持会阴、肛门部位清洁，预防肛周脓肿。

8）对于白细胞计数过低的患者，需要预防性隔离。

（5）肝、肾功能障碍观察：定时监测患者的肝、肾功能，包括肌酐、转氨酶、胆红素等血生化指标，关注患者的尿量情况，是否出现水肿、心悸、恶心、乏力、皮肤瘙痒等情况。

（6）口腔护理：化疗患者易引起口腔炎，导致患者不适，甚至影响进食。

1）每天评估患者口腔情况。评估口腔黏膜破溃情况，并测量口腔内pH。口腔黏膜炎的评估使用世界卫生组织（WHO）口腔黏膜炎分级量表。

2）每天使用生理盐水棉球进行口腔护理，每天3次。护理前可让患者含漱2%利多卡因漱口液，以减轻疼痛，操作者动作轻柔，血小板低者不要强行去除白色假膜，避免增加出血量及扩大创面范围，降低口腔感染的风险。

3）漱口液的选择：根据患者的口腔情况选择不同的漱口液。

（7）癌因性疲乏护理：癌因性疲乏是指化疗患者有疲惫感或疲乏感，影响正常生活，增加患者的心理负担。

1）全面了解患者的症状，包括疼痛、疲劳、呕吐、恶心、焦虑、抑郁等，可使用疲乏视觉模拟量表或疲乏程度量表。做好疼痛及恶心呕吐等症状的护理。

2）根据每个患者的情况制订个性化疲劳管理计划，平衡休息和活动的时间。

3）情绪支持和心理教育：护士与患者建立良好的沟通关系。

（8）休息与活动：做到劳逸结合，积极参加娱乐活动，生活不能自理者应协助其做好生活护理。

3. 肿瘤电场治疗护理

（1）制订宣教内容：讲解电场治疗仪的使用方法、电极片更换方法等，讲解剃发的必要性及可能出现的不良反应，帮助其树立保护皮肤的意识；建立专人专管制度，延续性进行治疗督导，及时处理患者出现的不良反应，及时沟通以获得家属及患者的配合，强调坚持治疗的重要性。

（2）治疗时远离电源，避免电灼伤。

（3）保持充足的营养、稳定的情绪及良好的睡眠；禁食辛辣刺激性食物。

（4）睡眠时经常更换体位，选择舒适的枕头，避免头部同一部位长期受压，避免导线牵拉。

（5）保持室内合适的温度与湿度，减少运动及在阳光下暴露的时间，避免过度出汗引起皮肤损伤。

（6）皮肤评估和准备：评估患者头皮情况，了解患者的皮肤过敏史。治疗时避开头皮瘢痕。正确佩戴电极贴片，保证电极贴片和头皮良好接触。

（7）粘贴电极贴片前用温和的洗发水清洗头皮，再用75%酒精溶液浸湿纱布，清洁整个头皮并待干。

（8）每3～4天更换一次传感器，天气较热易出汗时可增加更换频率，避开有水疱或破损的皮肤；皮肤潮湿、电极片松动或出汗较多时及时更换。

（9）出现皮肤不良反应，如瘙痒、水疱、溃疡等，可给予0.1%糠酸莫米松软膏、莫匹罗星软膏涂抹患处，如有皮肤感染可遵医嘱给予抗生素治疗。

（10）为减少皮肤不良反应，可在电极片周围固定的胶布上打若干小孔，剪去部分重叠或多余的胶布，同时采用单手持贴片无张力自然垂放的原则粘贴。

（11）一旦皮肤出现开放性创口、疼痛、感染时，停止电场治疗，及时复诊。

4. 靶向药物治疗护理

（1）护士了解靶向药的药理作用、使用方法。

（2）用药安全：正式使用药物前，先询问患者是否有过敏史或对其进行过敏试验，输液前使用预防性抗过敏药物，同时确保抢救器材齐全，并置于易取处。

（3）输液时如使用静脉留置套管针，应选用上肢粗直静脉穿刺。

（4）若患者为初次用药，需配备心电监护，密切观察患者生命体征，如血压等。

（5）治疗后出现不良反应的患者极易出现焦虑和烦躁等情绪，护理人员应加强对此类患者的心理疏导，告知其正确发泄不良情绪的方法，使其以良好的心理状态继续治疗。

四、出院指导

（一）健康宣教

1. 伤口护理：伤口愈合 72 小时后可以洗头，洗头水温以 40～43℃为宜。

2. 活动：可每天短途步行 1～2 次，以后逐步增加运动量，运动以舒缓活动项目为主，如打太极拳、练八段锦等。

3. 营养：给予高热量、高蛋白、高维生素、易消化食物，如有吞咽障碍者，指导患者家属选择鼻饲食物的方法，如牛奶、鸡汤、鱼汤、新鲜果汁等，多吃新鲜蔬菜和水果，防止便秘。

4. 用药：遵医嘱定时服药，不可擅自停药、换药，以免加重原有症状。

5. 安全：指导患者家属做好家庭安全保护，防止患者跌倒等意外伤的发生。癫痫患者避免独处、不能开车等。

6. 复查：遵医嘱术后 3～6 个月到医院进行复查。

7. 患者如出现癫痫发作、头痛加剧、头晕耳鸣、颈部活动困难、肢体虚弱无力、体温＞37.8℃，手术切口处发红、肿胀、有异味或液体流出应立即就诊，避免延误病情。

（二）康复训练

脑胶质瘤术后常遗留各种功能缺失，认知障碍、肢体功能障碍、语言功能障碍等的康复是一个漫长的过程，在整个康复期间，家庭成员应给予患者足够的支持，鼓励患者积极面对，保持健康心态，学会用各种方式调节自己的情绪。除此之外，延续护理的干预也能大大提高患者术后自我管理能力、自理能力及生活质量。对轻度认知功能障碍患者每天可通过按摩掌心、按摩手背、抓指、张指、点指、数指、伸指、分指、按指等简单手部活动提升患者的认知能力。

参考文献

[1] Denita Ryan. 神经外科护理手册 [M]. 徐燕, 曹艳佩, 郎黎薇, 等译. 上海：上海科学技术出版社, 2022.

[2] 中国抗癌协会脑胶质瘤专业委员会. 中国抗癌协会脑胶质瘤整合诊治指南 [J]. 中国肿瘤临床, 2022, 49（16）：811-818.

[3] 尤永平, 江涛, 毛颖. 脑胶质瘤诊疗标准化操作规程（SOP）[M]. 南京：江苏凤凰科学技术出版社, 2020.

[4] 郑林林, 罗成, 郎锦义, 等. 高级别胶质瘤靶向及免疫治疗的现状与新进展 [J]. 肿瘤预防与治疗, 2023, 36（9）：806-814.

[5] 中国医师协会神经外科分会神经电生理监测专家委员会.中国神经外科术中电生理监测规范（2017版）[J].中华医学杂志，2018，98（17）：1283-1293.

[6] 苏炜杰.颅脑MRI多模态成像技术在颅内胶质瘤诊断中的征象表现及效用分析[J].黑龙江医药，2024，37（1）：195-197.

[7] 田落意，程传东，钱中润，等.功能区胶质瘤外科辅助技术进展[J].临床神经外科杂志，2024，21（1）：95-98.

[8] 疏义平，谢怀玉，杨新宇，等.颅内肿瘤术后早期癫痫风险预测模型的构建和评价[J].中国临床神经外科杂志，2022，11（27）：898-901.

[9] 梁新慧，贾瑶，胡梦依，等.中国脑胶质瘤患者术后发生癫痫危险因素的Meta分析[J].实用心脑肺血管病杂志，2024，32（3）：84-89.

[10] 王超，李聪，詹文刚，等.脑胶质瘤相关癫痫的影响因素分析[J].中国实用神经疾病杂志，2023，26（8）：993-996.

[11] 俞群，林吒吒，王爽，等.癫痫发作期护理评估内容的构建[J].中华护理杂志，2022，57（14）：1709-1716.

[12] 任红艳，尚晓辉，栗彦伟，等.脑胶质瘤手术患者预见性护理干预效果分析[J].中国实用神经疾病杂志，2018，5（21）：1019-1021.

[13] 仲丽芸，陆朋玮，邓岚，等.阶梯式语言康复训练在脑胶质瘤术后失语症患者中的应用[J].护士进修杂志，1-8[2024-04-26].http：//kns.cnki.net/kcms/detail/52.1063.R.20240403.0958.002.html.

[14] 李秀云，孟玲.吞咽障碍康复护理专家共识[J].护理学杂志，2021，36（15）：1-4.

[15] 代静静.5例胶质母细胞瘤患者接受电场治疗的皮肤护理[J].中华护理杂志，2021，4（56）：593-595.

[16] 中国医师协会脑胶质瘤专委会老年胶质瘤学组.中国老年胶质瘤患者术前评估专家共识（2019）[J].协和医学杂志，2019，10（4）：326-335.

[17] 中国卒中学会中国脑血管病临床管理指南撰写委员会.中国脑血管病临床管理指南—卒中康复管理[J].中国卒中杂志，2019，8（14）：823-831.

[18] 刘海红.多学科协作干预对脑胶质瘤术后患者心理状况及神经功能恢复的影响[J].癌症进展，2020，9（18）：1932-1935.

[19] 陈悦，刘化侠，姜文静，等.社区轻度认知功能障碍老年人手指操锻炼效果研究[J].护理学杂志，2016，9（31）：90-96.

[20] 李京连，仲丽芸，陆朋玮，等.开颅术后胶质瘤患者症状群及前哨症状的研究[J].护士进修杂志，2023，38（24）：2303-2307.

[21] 中国医师协会脑胶质瘤专业委员会.中国神经外科术后加速康复外科（ERAS）专家共识[J].中华神经外科杂志，2020，36（10）：973-983.

[22] 中国脑胶质瘤协作组，中国医师协会脑胶质瘤专业委员会.唤醒状态下切除脑功能区胶质瘤手术技术指南（2018版）[J].中国微侵袭神经外科杂志，2018，23（8）：383-388.

[23] 马晓蕾.全麻术中唤醒和电生理监测下脑功能区手术的护理配合[J].当代护士（中旬刊），221，28（2）：76-78.

[24] 赵梓佳，赵丹，陈碧贤，等.术后恶心和呕吐非药物管理的最佳证据总结[J].护理学报，2021，28（11）：33-39.

[25] 中国抗癌协会脑胶质瘤专业委员会，胶质母细胞瘤的肿瘤电场治疗专家共识撰写组，张伟，等．胶质母细胞瘤的肿瘤电场治疗专家共识[J]．中华神经外科杂志，2021，37（11）：1081-1089．

[26] 杜宜华，陆培华，丁军利．肿瘤分子靶向治疗的规范化护理流程管理及对患者的影响[J]．中国肿瘤临床与康复，2018，25（7）：837-840．

[27] 刘竞辉，王樑，徐晶，等．改良电场贴片操作方法对胶质母细胞瘤肿瘤电场治疗患者头皮不良反应的影响[J]．临床神经外科杂志，2024，21（1）：12-16．

[28] 中国中西医结合学会血液病专业委员会．肿瘤放化疗后白细胞减少症中西医结合治疗专家共识（2022年版）[J]．中华肿瘤防治杂志，2022，29（23）：1641-1646，1652．

[29] 漆松涛，江涛，牟永告，等．胶质瘤诊疗新进展[M]．北京：中国协和医科大学出版社，2021．

[30] 仲丽芸，何川，赵慧娟，等．基于智慧病房床旁交互系统的视频宣教对唤醒手术语言功能区胶质瘤患者的干预效果研究[J]．护士进修杂志，2022，37（23）：2176-2180．

第 2 章

显微外科手术和神经内镜手术治疗颅咽管瘤

第一节 概 述

一、定义

颅咽管瘤起源于颅咽管的上皮细胞或 Rathke 囊的残留（造釉型）或由原始口凹残留的鳞状上皮细胞化生而来（乳头型），是一种常见的先天性颅内良性肿瘤，大多位于蝶鞍之上，少数在鞍内。颅咽管瘤可从垂体-下丘脑轴的任何一点发生并沿此轴发展，肿瘤部位可从蝶鞍到第三脑室，约 50% 的肿瘤起源于第三脑室底水平的漏斗或灰结节区域，主要向第三脑室发展。

二、流行病学调查

颅咽管瘤 WHO 组织学分级为Ⅰ级，占所有脑肿瘤的 1%～3%，占儿童脑肿瘤的 5%～10%，占儿童鞍区肿瘤的 54%。年龄分布呈双峰形，5～14 岁为第一个高峰，50～75 岁为第二个高峰。整体预后较差。既往颅咽管瘤在组织学上可分为两种亚型，即牙釉质细胞瘤型颅咽管瘤（ACP）和乳头状型颅咽管瘤（PCP），前者见于儿童及成人，后者多见于成人。

三、临床表现

1. **颅内压增高症状** 头痛、呕吐、视神经乳头水肿、展神经麻痹、精神状态改变等。儿童患者头围增大，头部叩击呈破罐声、头皮静脉怒张等。

2. **视神经、视交叉受压症状** 表现为视力、视野改变及眼底变化等。因其生长方向无一定规律导致压迫部位不同，使视野缺损变异很大，可为象限性缺损、偏盲、暗点等。

3. **内分泌功能障碍** 系肿瘤压迫垂体和（或）下丘脑所致。垂体前叶 4 种激素分泌减少，产生相应症状。儿童患者表现为生长发育迟缓，如身材矮小，女孩无月经、乳房不发育，男孩睾丸小等。成年患者则表现为性功能障碍，如男性表现为勃起功能障碍，女性常表现为闭经；抗利尿激素减少可出现尿崩症；少数情况下也可出现部分内分泌功能亢进症状，如儿童性早熟、成人肥胖等。

4. 侵袭邻近组织症状　肿瘤可向四周生长，如向两侧生长，侵入颞叶，可引起颞叶癫痫；肿瘤向下扩展，侵及大脑脚，可产生痉挛性偏瘫，部分患者可出现精神失常，表现为记忆力减退甚至丧失，情感淡漠；如向鞍旁生长者可产生海绵窦综合征，引起第Ⅲ、Ⅳ、Ⅵ对脑神经障碍等；向蝶窦、筛窦生长者可致鼻出血、脑脊液鼻漏等；向颅前窝生长者可产生精神症状，如记忆力减退、定向力差，以及癫痫、嗅觉障碍等；向颅中窝生长者可产生颞叶癫痫和幻嗅、幻味等精神症状。

四、治疗原则

（一）基本原则

手术是颅咽管瘤最主要的治疗手段，通过全切除肿瘤，彻底治愈患者。次全切除或部分切除的手术方法会使患者在短期内肥胖和尿崩症的发生率升高。

（二）手术治疗

颅咽管瘤的手术方式主要分两种：内镜手术（经鼻蝶入路）和开颅手术。手术入路选择主要参考因素包括外科分型、生长方式、神经功能障碍情况等。

1. 经鼻蝶入路　此入路是通过蝶窦打开鞍底进入蝶鞍进行肿瘤的切除，其操作空间狭小，基本限于蝶鞍内部，此入路适合小型肿瘤。手术时长短、难度低、恢复快是这一手术入路的优势。视野受限致使全切率低及复发率高是这一手术入路的劣势。

2. 翼点入路　是开颅手术的最常用入路方式，所有的开颅手术入路中翼点入路提供了到达鞍上和鞍旁最短的距离。此入路的优点是：入路切口及骨窗与肿瘤的距离短，将脑外侧裂作为切除肿瘤的路径，最大限度地减少对正常脑组织的破坏，使鞍区4个间隙得到充分利用，对肿瘤进行良好的显露。

3. 额下入路　适合切除鞍上生长沿中线发展的肿瘤，对视交叉和颈内动脉的良好显露是此手术入路的一大优点。额窦的开放有增加颅内感染的可能，术中额叶的牵拉会加重术后水肿和精神症状的发作。

4. 纵裂-终板入路　适用于鞍上及第三脑室前间隙肿瘤的切除。此入路对三脑室前诸结构显露良好且较少刺激颈内动脉。视上区穿支血管的损伤是此入路术中常出现的并发症。此外，此入路易出现额叶损伤及静脉回流障碍等并发症。

5. 胼胝体-穹窿间入路　适用于突入三脑室及合并脑积水的患者。此入路采用额中部将纵裂分开,切开胼胝体对三脑室肿瘤进行切除。此入路利用生理性腔隙,最大限度地减少对大脑皮质及功能区的破坏,减少术后癫痫和偏瘫的发生。合并梗阻性脑积水的患者,必要时可以进行三脑室底造瘘。部分患者可产生短暂或永久性记忆丧失。

（三）Ommaya 囊使用技术

Ommaya 囊是由巴基斯坦神经外科医师 Ommaya 于 1963 年发明的。它由一个扁平状的囊和一根引流管相接而成。该囊发明的最初目的是治疗真菌性脑膜炎,进行侧脑室持续给药。它的发明既实现了药物通过此囊在颅腔内进行持续给药,又可以通过此囊经颅腔抽吸体液。

Ommaya 囊置入并核素放疗是治疗囊性颅咽管瘤的一种方法,对于一些不愿意接受手术的儿童患者,可以通过置入 Ommaya 囊推迟手术治疗。接受 Ommaya 囊置入并不影响远期预后,可以有效推迟手术时间。但囊液会刺激周围组织形成肉芽组织,导致引流管的各个洞口周围有组织包绕引流管生长,甚至长入引流管的引流口内,加大手术切除的难度。对患囊性颅咽管瘤并拒绝开颅手术的患者,可置入 Ommaya 囊,并腔内使用 α- 干扰素治疗。

（四）放射治疗

术后肿瘤有残余者,可辅以放射治疗。常用的放射治疗方法包括外部放射治疗、内部照射治疗、立体定向放射治疗、射波刀放射治疗、质子治疗。射线可杀死有分泌能力和形成囊肿的细胞,减少肿瘤的血供、抑制肿瘤生长,延长肿瘤复发时间,延长生存期。射波刀近年来越来越多地被应用到颅内肿瘤治疗中,射波刀颅骨及脊柱定位系统可以在治疗中实时监控治疗位置和肿瘤位置的一致性,并且对加速器的方向及位置做出调整,准确进行头颈部肿瘤的立体定向放射治疗。

（五）化学疗法

目前,尚无特殊有效的化学药物。采用博来霉素注入肿瘤囊腔后使肿瘤细胞退化,通过开颅或内镜技术瘤腔内置储液囊并应用 α- 干扰素治疗,对囊性颅咽管瘤效果较好,对实质性肿瘤疗效差。

第二节　评估颅咽管瘤的临床新技术

一、神经影像学技术

神经影像学技术包括计算机断层扫描（CT）、磁共振成像（MRI）等。这些技术可以通过不同的方式获取神经系统的结构和功能信息，帮助医务人员全面评估患者的病情和手术风险，提供实时的影像引导，评估手术效果和患者的恢复情况，从而为围手术期管理提供重要参考。

（一）神经影像学技术在术前评估的应用

神经影像学技术可以通过对患者的脑部或神经系统进行扫描，获取详细的影像信息，例如，CT和MRI可以提供脑部解剖结构和异常病灶的准确定位，有助于医务人员制定手术方案和预测术后恢复情况。

（二）神经影像学技术在术中导航的应用

神经影像学技术可以与手术导航系统相结合，提供实时的影像引导，帮助医务人员在术中准确定位病灶、保护重要脑功能区，从而避免手术损伤。

（三）神经影像学技术在术后评估的应用

神经影像学技术可以在术后进行影像学检查，帮助医务人员评估手术效果和患者的恢复情况，及时发现并处理手术并发症，如脑脊液漏、颅内出血等。

二、视觉功能评估

视觉功能评估主要包括患者视力、视野及眼底检查。自适应光学眼底检查技术实现了活体细胞水平的视网膜成像，从微观层面捕捉人眼结构和生理功能变化，为疾病的诊断和治疗提供新视角。

第三节　颅咽管瘤围手术期精准护理

一、术前准备

（一）一般评估

1. 入院评估　患者入院后，护士即对其进行简单的病史询问及生命体征的测量，以初步掌握患者的基本情况。了解患者的吸烟饮酒情况，做好围手术期准备，告知患者戒烟戒酒。

2. 病史评估　详细了解患者的病史，包括既往病史、手术史、药物过敏史、家族病史等。同时进行全面的体格检查。

3. 实验室检查　根据患者的病情，进行相关实验室检查，如血常规、生化指标、凝血功能、免疫等；完善心血管病相关检查：评估短时间内停用抗凝血药物的风险。

4. 心肺功能评估　年龄在60岁及以上人群常合并心血管和呼吸系统疾病，

除完善心电图、胸部X线片、超声心动图外，护士在测量患者的心率、呼吸频率、血压等生命体征时，如发现异常应及时记录并报告医师。

5.心理评估与支持　视力、视野障碍及形象改变等可引起患者烦躁不安、焦虑等心理反应；了解患者及其家属对疾病的认知和适应程度。

（二）专科评估

1.评估患者有无闭经、溢乳、不育、巨人症、面容改变、向心性肥胖、满月脸、饥饿、多食、多汗、畏寒、性欲下降、头痛等。

2.评估患者有无其他神经和脑损害的表现，如尿崩症、高热、癫痫及嗅觉障碍等；有无多饮多尿导致水、电解质紊乱；有无视力、视野障碍，意识障碍等。

3.内分泌评估

（1）儿童患者需要询问其生长发育情况，了解身高增长速度、Tanner分期和骨龄。

（2）激素水平检查：检查各项激素，包括促甲状腺激素（TSH）、生长激素（GH）、胰岛素样生长因子1（IGF-1）、卵泡刺激素（FSH）、促肾上腺皮质激素（ACTH）、游离三碘甲状腺原氨酸（FT_3）、游离甲状腺素（FT_4）、雌二醇（E_2）、睾酮（T）、孕激素（P）和催乳素（PRL）。

（3）垂体功能减退患者需给予相应激素替代治疗。如果患者同时存在继发性肾上腺皮质功能减退症和继发性甲状腺功能减退症，需避免优先补充甲状腺激素，因为甲状腺激素会促进糖皮质激素（GC）代谢清除，有诱发肾上腺危象的风险。

（三）术前宣教

1.根据患者的饮食习惯、口味，术前给予高蛋白、高热量、高营养、易消化清淡饮食，以提高机体抵抗力和术后组织的修复能力。提高患者机体耐受力。不能进食者给予脂肪乳、氨基酸等静脉营养治疗。

2.指导患者术后正确的深呼吸、咳嗽，防止术后发生坠积性肺炎。

3.基于快速康复理论，在麻醉师的许可下，缩短术前禁食、禁饮时间。无胃肠道动力障碍的患者推荐术前6小时禁食固体饮食，术前2小时禁饮。

4.告知患者保持大便通畅，晚间使用开塞露灌肠协助排便，使其减轻肠道的负担。

5.指导患者及其家属正确的踝泵运动方法，预防术后下肢深静脉血栓形成。

6.告知患者手术方式、术中及术后注意事项等，满足患者的心理需求，减轻患者的心理压力。

7. 不同手术方式术前训教

（1）经鼻蝶入路手术术前宣教

1）适应性训练：经口呼吸训练——使用鼻夹训练呼吸。使用专用鼻夹夹闭两侧鼻翼，指导患者放松全身并自行调节呼吸频率，进行张口呼吸训练，每天训练3次，每次10分钟。针对有常年吸烟史及肺部感染高风险的老年患者，术前进行预康复训练，指导患者腹式呼吸、缩唇呼吸训练。

2）体位适应训练：取半坐卧位训练，上半身抬高30°～45°，肩下垫软枕，头后仰30°，锻炼床上排空大小便，床上使用一次性护理垫或大小便器。

3）术前1天剪鼻毛，保持鼻腔清洁，可给予抗生素滴鼻剂滴鼻。

（2）开颅手术术前宣教：术前1天理发、洗头，清洁头皮油脂。

二、颅咽管瘤切除术中精准护理

（一）物品准备

1. 用物准备

（1）敷料类：包括无菌治疗巾、无菌手术衣、无菌手套、无菌注射器、止血材料、手术缝合线。

（2）特殊耗材：包括鸿鹄钻、人工硬膜、常规开颅器械、敷料包、骨蜡、双极电凝镊、冲洗球、头皮夹、明胶海绵、电刀、吸引器。

2. 器械准备

（1）基础器械类包括开颅基础器械、动力系统器械（钻铣磨）、软轴牵开器械、颅骨固定器械、神经外科显微器械、头架系统等。特殊器械类包括超声震动取瘤刀、超声骨刀激光刀器械、导航器械、超声监测器械、电生理监测器械等。

（2）手术床：检查手术床是否处于功能完好状态，根据手术医师及实际情况调整手术体位。

（3）头架：检查头架固定牢固，术前定位CT后，再次检查头架头钉固定无移位，检查内镜是否使用功能完好。

（4）手术使用的电机、马达处于功能完好状态。

3. 药物准备　复方鱼肝油滴鼻液、抗生素（注射用头孢唑林钠、注射用头孢呋辛钠）、人纤维蛋白黏合剂（根据医嘱）、0.9%氯化钠注射液等静脉滴注液体。

4. 患者准备

（1）头架。

（2）药物准备：通过术前评估及相关实验室检查内容判断患者肾上腺皮质

功能减退症，术前30分钟给予氢化可的松琥珀酸钠0.1g静脉滴注。

5. 医务人员准备

（1）严格无菌操作：神经外科手术对无菌操作要求极高，护士还需要保持手术室的整洁和无菌环境，遵循手术室相关操作规范和消毒流程，降低感染风险。

（2）术前安全核查：护理人员核对患者身份信息，确认患者信息无误。手术室护士应当在麻醉前、术前、术后同手术医师及麻醉医师对照手术安全核查表内容逐项核对，共同签字。

（二）麻醉方式

全身麻醉。

（三）术中配合

1. 显微外科技术的应用　显微外科是研究利用光学放大设备和显微外科器材，进行精细手术的学科。其中最重要的条件是利用光学放大设备手术。神经显微镜外科已被广泛应用，显微镜下实施手术，组织被放大，有利于医师精确解剖、切开和缝合。显微外科手术对医师的技术要求较高，需经过专业训练。显微外科的手术特点如下。

（1）组织创伤小：由于显微外科手术在手术放大镜或手术显微镜下进行，医师可以使用特殊精细的器械和材料，对细微组织进行修复与重建，从而减少对组织的损伤。

（2）手术质量高：显微外科技术能够提供更高的手术精度，使得手术过程更加精细，从而提高手术质量。

（3）手术范围扩大：显微外科技术的应用扩大了手术范围，使得一些在肉眼下无法进行的手术得以实施。

（4）保持皮瓣血供：显微外科技术能够充分保持皮瓣的血供，选择合适的基底床保证植皮成活。

近年来的新一代显微手术系统兼容了神经导航系统，可直接将导航图像投射到3D4K屏幕上，进一步提升了手术效果。

2. 内镜治疗技术的应用

（1）神经内镜经鼻蝶入路治疗创伤小，到达鞍区路径短，鞍区显露清楚。对于较小肿瘤此种手术方式可安全、彻底地辨识和处理肿瘤假包膜、正常颅咽管及其毗邻结构，进一步提高肿瘤的内分泌症状治愈率。

（2）扩大经鼻蝶入路以神经内镜经鼻蝶入路为基础，根据肿瘤的侵袭方向及向周边扩展范围的不同，分为神经内镜经鼻腔 – 蝶窦 – 鞍结节或蝶骨平台入路、神经内镜经鼻腔 – 筛窦 – 翼突 – 蝶窦 – 海绵窦入路、神经内镜经鼻腔 – 翼突 –

岩尖入路和神经内镜经鼻腔－蝶窦－斜坡入路等。扩大经鼻蝶入路可广泛显露腹侧颅底，适用于侵袭性肿瘤的切除，临床效果良好。

3. 显微外科技术切除颅咽管瘤护理配合关注点

（1）手术前准备好显微镜，完成调试，提前套好无菌保护罩，保证手术使用。

（2）手术配合中传递器械要准确、轻巧、稳定，避免动作幅度过大、过快，精准地传递到术者手中，及时到位。

（3）手术配合中观看显示屏，随时关注手术步骤及手术进展，预知下一步将要使用的手术器械，提前做好准备。

（4）手术配合中及时清除显微器械上的血迹，动作轻柔，并注意显微器械的正确使用和保护。

4. 神经内镜切除颅咽管瘤术中护理配合关注点

（1）摆体位：取仰卧位，肩下垫软枕，使头后仰15°～30°。妥善固定气管插管，避免打折。

（2）协助医师及洗手护士接好内镜、导航等仪器。术中及时供应台上所需物品，密切观察患者生命体征及各种管路是否通畅，协助麻醉师计算尿量变化。

（3）导航注册：协助医师安装头架及导航系统。

（4）术中安全：在患者骶尾部预防性贴减压贴。患者前额垫无菌减压贴，防止脑室镜压迫患者前额造成压力性损伤。

（5）术中保温：由于手术时间长等原因，易出现术中低体温。可开启升温毯，将温度调节在35～36℃，术中保证温盐水冲洗。

三、术后护理

（一）一般护理

1. 病房准备　保持患者病房内环境整洁，将病房内的温度控制在18～20℃，将湿度控制在50%～60%。

2. 搬运患者　患者术后返回病房，搬运患者至病床，防止患者坠床。

3. 生命体征监测　心电监护监测心率、血压、血氧饱和度、呼吸。

4. 保持呼吸道通畅　给予患者鼻导管吸氧（2～4L/min，如患者氧饱和度＜90%，可酌情给予面罩吸氧）。

5. 观察伤口敷料　观察伤口敷料有无渗血、渗液情况。

6. 静脉液体管理　颅咽管瘤患者易发生尿崩症，合理的静脉补液及护理有助于患者的术后恢复。术后常规补液原则如下。

（1）有序输注静脉液体，优先使用止血、降颅内压、抗感染、止吐的药物，继而行营养神经、静脉补液等治疗。

（2）根据患者术后情况，调整用药顺序及滴注时间，若出现电解质紊乱，优先积极纠正电解质。

7．了解患者手术方式和入路方式　根据患者手术入路不同，提前做好预见性护理，如有精神障碍风险患者给予防止非计划拔管、坠床等预防措施。

（二）专科护理

1．视力视野的观察　术后连续性观察患者视力、视野变化，并与术前做比较，如发现视力下降或视野缺损应及时报告医师，给予行颅脑CT检查排除颅内出血。

2．观察患者的意识状态及瞳孔情况　判断患者是否出现意识障碍、瞳孔大小及对光反射情况等异常状态，如有异常及时通知医师。

（三）术后精准护理

1．术后体位的精准护理

（1）术后麻醉未清醒者，给予平卧位头偏向健侧，以利于呼吸道分泌物的排出。

（2）清醒后血压正常者，床头抬高15°～30°，有利于颅内静脉回流减轻脑水肿及改善脑循环代谢，是开颅手术患者的最佳体位。

（3）经鼻蝶入路手术患者，麻醉清醒后取半坐卧位，上半身抬高30°～45°，肩下垫软枕，头后仰30°。此体位既利于静脉回流亦可缓解蝶鞍部压力，促进伤口愈合。

2．术后饮食的精准护理

（1）全身麻醉未苏醒患者禁食、水，6小时后给予流质饮食。

（2）口唇干燥者可蘸少量温水湿润口唇，清醒后即可少量饮水。

（3）以清淡、易消化、高蛋白、高纤维饮食为主。避免食用高糖食物，以防止渗透性利尿的发生。

3．术后伤口的精准护理

（1）定时观察伤口敷料，若有渗血、渗液及敷料脱落等及时给予更换。

（2）在伤口护理过程中，应采取严格的无菌操作，头下铺无菌治疗巾，每天更换。

（3）为防止出现皮下血肿、积液，头部伤口敷料要求加压包扎，积极控制基础疾病，糖尿病患者控制血糖在正常范围，防止伤口不愈或感染。

（4）经鼻蝶入路手术患者应关注鼻腔渗血、渗液情况及鼻腔填塞物是否脱出。

4．口腔的精准护理　颅咽管瘤经鼻蝶入路手术患者术后口腔护理尤为重要，如护理不当易引发逆行颅内感染。

（1）术后需要及时清洁口腔，每天早晚刷牙，进食后及时漱口，以保证口腔清洁。

（2）漱口液选择清水、5%碳酸氢钠溶液等。

（3）进行口腔清洁时，患者应注意不可低头，可采取侧卧位。

（4）缓解口腔干燥：因经口呼吸，口腔干燥是经鼻蝶入路颅咽管瘤患者术后的常见问题，可适当增加病房湿度，给予口腔雾化吸入、涂润唇膏等措施增加患者的舒适度。

5. 鼻腔的精准护理　经鼻蝶入路患者鼻腔护理是术后护理的关键。

（1）观察鼻腔渗出液的性状、颜色及量，术后24小时内鼻腔渗血较多。

（2）严禁做抠鼻、擤鼻、回吸鼻腔渗液的行为，避免用力咳嗽、打喷嚏。

（3）无脑脊液漏患者可经鼻腔滴入复方鱼肝油滴鼻剂以缓解鼻腔干燥，润滑鼻腔。

（4）术中鼻腔填塞碘仿纱条、膨胀海绵或纳吸棉用于压迫止血，术后应观察鼻腔填塞物是否出现滑落，如填塞物脱出鼻腔，严禁塞回并报告医师进行处理。

6. 安全的精准护理　颅咽管瘤患者因手术入路、电解质紊乱等因素可诱发精神症状、记忆力减退、视力下降等。安全护理对于颅咽管瘤患者至关重要。

（1）安放床档，防止患者坠床，针对不同情况采取不同措施。

（2）有精神症状、记忆力减退患者要留有专人24小时陪护，防止患者走失。

（3）给予患者动态评估导管滑脱风险，针对不同的评估等级采取相应的护理措施，如应用约束工具约束患者身体，防止管路滑脱。

（4）病床高度合适，日常物品放于患者易拿取处；下床活动时穿防滑拖鞋，保持地面清洁干燥；提供足够的照明措施，避免光线过暗，使用设备带灯带或房间内照明设备。

（5）如厕、转身、起步、夜间等重点时段加强关注和巡视，防止跌倒。

7. 疼痛的精准护理　因术后脑水肿引起颅内高压、手术伤口及鼻腔填塞物致使头痛。

（1）疼痛评估：给予患者连续的疼痛评分，常用疼痛评分表有疼痛程度数字评分法、面部疼痛表情量表法。

（2）给予患者创造安静、温馨的环境，分散患者注意力。

（3）经鼻蝶入路患者疼痛评分≥4分，采取鼻部或前额冰敷镇痛，但应注意避免液体流入鼻腔。

（4）疼痛评分≥7分，遵医嘱给予患者镇痛药，慎用吗啡、哌替啶等有抑制呼吸作用的镇痛药。

（5）注意头痛是否有伴随症状，如恶心、呕吐、视力视野下降等，必要时给予患者行CT检查排除颅内出血。

（6）进行预防性镇痛，以对乙酰氨基酚、非选择性非甾体抗炎药为基础用药，以降低药物不良反应。

（四）术后并发症的护理

1. 尿崩症的精准护理　术中分离肿瘤对下丘脑牵拉损伤导致抗利尿激素分泌受到影响，引起尿量的大量增加和尿比重的下降，是颅咽管瘤术后常见的并发症，发生率为75%～100%。

（1）尿崩症表现：成人尿崩时尿量常超过200ml/h，比重<1.010；儿童尿崩症的诊断标准：尿量>2.5ml/（kg·h）、血浆渗透压>300mOsm/（kg·H_2O）、尿渗透压<200mOsm/（kg·H_2O）。

（2）术后应密切关注尿量，每小时记录患者尿量，观察尿液的颜色。

（3）在排除治疗手段引起尿量增多的情况下，监测患者的尿量和离子水平，必要时监测中心静脉压。

（4）尿崩导致大量液体丢失，应适当补液，一般给予1500～2000ml/d的静脉输液量，脱水和利尿药物尽量避免使用。

（5）患者尿崩严重，应警惕过量的补液造成水利尿的可能。垂体后叶素和醋酸去氨加压素（弥凝）是用来控制尿崩的有效药物。

（6）指导患者少量多次饮水，严禁一次性大量饮水。

（7）下丘脑损伤程度不严重的患者可发生一过性尿崩，术后7天内可好转。

2. 电解质紊乱的精准护理　电解质紊乱最常表现为钠、钾离子紊乱，严重的电解质紊乱甚至会导致患者围手术期死亡。颅咽管瘤手术后电解质紊乱的发生往往比较顽固且复杂，术后早期常表现为高钠血症，经过处理后钠离子水平下降常不能稳定在正常范围，可继续下降发生低钠血症。

（1）高钠血症表现：是指血钠浓度>150mmol/L，最初可以有轻度口渴。进一步发展可以出现皮肤干燥无汗、眼窝深陷、躁狂谵妄等，严重者可以发生昏迷。

（2）高钠血症发生时应注意控制输液中氯化钠的比重，输液时将0.9%氯化钠溶液更换为5%葡萄糖溶液。

（3）叮嘱患者适当增加饮水，对于尿崩症患者给予抗利尿药物。

（4）低钠血症是指血钠浓度<135mmol/L，包括两种类型：脑性耗盐综合征（CSWS）和抗利尿激素分泌失调综合征（SIADH）。由于致病机制不同，因

而需要采取的治疗方案也有所区别。

（5）CSWS的处理以补液+补钠为主，通过钠盐的补充和液体的补充纠正低钠血症和恢复有效血容量。

（6）补液时钠盐的补充不可过快，以50ml/h为宜，如患者出现肌肉无力、协调困难、眼球运动障碍、言语障碍和吞咽困难，应警惕因钠盐补充过快引起脑桥髓鞘溶解坏死。

（7）给予患者静脉补钠时应随时关注患者的意识变化。

（8）SIADH的处理以限制水分摄入为主，将摄水量控制在500～1000ml/d。

3. 内分泌紊乱的精准护理　由于颅咽管瘤的侵袭性生长特点，术前肿瘤的侵袭及术中牵拉往往会造成下丘脑和垂体的损伤，常表现为各种不同激素分泌的不足。

（1）术前应详细进行内分泌评估，严格按时间抽取患者血标本并送检（常选取时间为8：00、16：00、0：00），并根据结果决定是否进行替代治疗。

（2）糖皮质激素补充：糖皮质激素的应用过程中应逐渐减量，以免激素水平出现较大波动。

（3）甲状腺激素补充：术后甲状腺功能减退尤其儿童患者，可视情况给予激素替代治疗，一般给予口服左甲状腺素。

（4）口服激素患者应告知不可擅自停药、减药。

（5）垂体功能低下的判断：护士应仔细观察患者有无精神差、全身无力、畏寒、食欲缺乏等症状，与电解质紊乱相鉴别。

（6）警惕垂体危象的发生：垂体功能低下患者未及时系统补充激素易发生垂体危象，护士应关注患者是否有畏寒乏力、皮肤粗糙苍白少弹性、表情淡漠、行动迟缓、低血压、低血糖及昏迷、体温不升等，如发生垂体危象及时报告医师，给予患者抗休克、抗感染、保温等措施。

4. 体温调节功能障碍的精准护理　手术损伤下丘脑的体温调节中枢后，机体的体温恒定将不能被很好地维持。

（1）冰毯冰帽使用：给难以控制的高热患者戴冰帽、铺降温毯措施，注意将冰毯平铺在患者身下，使患者肩部至臀部完全接触毯面，温度设置为33～35℃。

（2）体温监测：每4小时测量一次患者体温并及时记录。

（3）病室环境温度：保持病房干净整洁、通风良好，温、湿度适宜，冬季温度控制在18～25℃，湿度控制在30%～80%，夏季温度控制在23～28℃，湿度控制在30%～60%。

（4）呼吸道护理：及时清除患者呼吸道分泌物，雾化吸入祛痰化湿药物或使用排痰仪辅助患者排痰，每天2次。

（5）皮肤护理：在给予患者冰毯干预过程中，在冰毯上铺一层床单，避免引发冻伤、压力性损伤等；每2小时辅助患者更换一次体位，并对局部皮肤进行按摩，以加速血液循环。

5. 脑脊液漏的精准护理　术后脑脊液漏的发生率为2.6%～5.8%，经鼻蝶入路的手术发生率显著高于开颅手术。常因术中破坏鞍膈或术后护理不当所致。

（1）术后仔细观察鼻腔是否有无色透明清水样液体流出。如有持续不断的水样分泌物流出或患者主诉咽部有水流下感时应高度怀疑脑脊液鼻漏。经葡萄糖定性和定量检测，如漏出液葡萄糖浓度＞1.7mmol/L，可明确证实为脑脊液鼻漏。

（2）病房每天通风2～3次，每次30分钟；保持病房安静，减少探视次数，对探视人数进行限制；保持病房整洁，每天用氯消毒剂对桌面和地面进行至少2次的消毒处理。

（3）体位管理：抬高床头15°～30°，枕上垫无菌巾并每日更换，直至漏液停止后3～5天。嘱患者尽量患侧卧位，借重力作用使脑组织与撕裂脑膜处紧密贴附，以利于自行闭合。

（4）保持鼻周部清洁，及时用盐水纱布拭去鼻腔周围渗液及血渍，并可用碘伏棉球擦拭清洁鼻孔周围皮肤。

（5）切忌向鼻腔内填塞、滴药或冲洗，忌从鼻腔置胃管或吸痰。

（6）保持大便通畅、防止感冒，忌用力排便、咳嗽、打喷嚏、擤鼻。

（7）饮食宜清淡，少刺激，以免引起大便干燥。

（8）遵医嘱应用抗生素预防感染。

（9）腰大池引流管护理：脑脊液鼻漏严重者留置腰大池引流管，注意观察引流液的颜色、性状及量，引流不宜过快，全天引流量以200～300ml为宜，患者保持去枕平卧位，观察穿刺处敷料是否干燥，如有渗液及时更换敷料。

（10）注意关注患者体温，如出现中枢性感染，应给予冰袋冷敷等物理降温措施，同时给予脑脊液细菌培养。

6. 癫痫的精准护理　颅咽管瘤术后癫痫的发生多与肿瘤对脑组织的侵袭、手术入路有关。有文献报道代谢性酸中毒、低钠血症、脑水肿也是诱发癫痫发作的重要因素，因此对癫痫的预防必须给予足够的重视。

（1）术后对患者进行癫痫高危因素评估，额下入路、电解质紊乱患者是特别关注的对象，给予预防性应用抗癫痫药物。

（2）癫痫急救：患者癫痫发作时应重点保持呼吸道通畅及患者安全。癫痫持续状态急救流程参见（图1-5）。

（3）抗癫痫药的使用是个体化的，不能轻易借用他人的用药经验。不经医师允许不得随意更改抗癫痫药的剂量。换用不同厂家的抗癫痫药应提前咨询医师。如同时服用其他药物应注意配伍禁忌。严格按时按量服用，以确保用药效果。定时监测癫痫药物血药浓度。

7. **精神障碍的精准护理** 包括性格改变、注意力不集中、焦虑和社会问题，甚至还存在记忆和认知障碍等。有研究显示，颅咽管瘤患者术后精神障碍发生率在24%～75%。

（1）分辨高危人群：下丘脑侵袭范围大、肿瘤侵犯第三脑室、肿瘤最大直径≥3.0cm者，术后精神障碍发生率较高，应给予预见性护理。

（2）评估患者的精神障碍类型：常用评估量表如蒙特利尔认知评估量表（Montreal cognitive assessment，MoCA）、简易精神状况检查（mini-mental state examination，MMSE）、神经精神问卷（neuropsychiatric inventory，NPI）、汉密尔顿焦虑量表（hamilton anxiety scale，HAMA）、汉密尔顿抑郁量表（hamilton depression scale，HAMD）。

（3）药物疗法：可遵医嘱给予患者对症药物治疗。

（4）非药物疗法：主要通过鼓励患者表达、家属陪护、听音乐等方式来缓解其焦虑、抑郁情绪；根据患者认知障碍的程度和类型，制订个性化的认知功能训练计划，包括注意力、记忆、语言、执行功能等方面的训练。

8. **上消化道出血的精准护理** 丘脑下部受损及术后大量应用激素的患者出现应激性溃疡的概率升高，常在术后3～7天出现。轻者出现呕吐、粪便隐血试验阳性；重者出现呕吐大量咖啡色胃内容物，伴有呃逆、腹胀、黑便、低血压、休克等。

（1）术后密切观察患者血压、胃液及呕吐物情况。

（2）术后预防性给予质子泵抑制剂保护胃黏膜。

（3）轻度上消化道出血患者，宜给予清淡、易消化且微凉的流食，并严密关注出血情况。

（4）对上消化道出血严重的患者，密切观察生命体征变化；迅速建立静脉通道；让患者绝对卧床休息，保持安静，使头偏向一侧，保持呼吸道通畅；暂禁食、禁饮；留置胃管，给予冰生理盐水洗胃、肾上腺素等胃管注入。

9. **下肢静脉血栓的精准护理** 开颅手术后因卧床时间相对较长，限制液体入量、肢体活动受限等因素，患者术后发生下肢静脉血栓的风险较高。

（1）鼓励患者尽早下床活动、指导患者行踝泵运动、控制血糖等。

（2）关注患者主诉，有无下肢疼痛、肿胀等不适感。

（3）术后下肢静脉血栓预防推荐使用机械预防，如逐级加压袜（graduated compression stocking，GCS）、间歇充气加压装置（intermittent pneumatic compression，IPC）、足底加压泵（venous foot pumps，VFPs）。

（4）必要时可使用抗凝血药物治疗，但应严密观察患者是否有出血倾向。

（5）当出现下肢深静脉血栓时，严禁患肢输液、按摩等，以防血栓脱落；抬高患肢，保持患肢高于心脏20～30cm，以利于静脉回流，减少患肢的肿胀。

四、出院指导

1. 对于术后垂体功能低下者，指导患者应遵医嘱行激素替代疗法，按时、按量服药，不可突然停药、改药及增减药量，以免加重病情。

2. 对于有永久性尿崩症的患者，需按医嘱长期服用药物，指导患者监测每天出入量，使用食物含水量表进行入量的换算，出现食欲减退、恶心呕吐、反应淡漠、疲软乏力，提示可能发生低钠血症，应及时就医。定期复查血生化，保持水、电解质平衡。

3. 宜进食高热量、高蛋白（如鱼、鸡蛋、豆浆、奶）、富含纤维素（如韭菜、麦糊、芹菜）、富含维生素（如蔬菜、水果）、低脂肪、低胆固醇饮食，部分患者合并尿崩症，应避免高糖水果，少食多餐。

4. 限烟酒、浓茶、咖啡、辛辣等刺激性食物，并注意饮食卫生，禁止暴饮暴食。

5. 注意休息，适度锻炼，不要过度劳累，避免着凉，保持心情舒畅。3个月内避免体力劳动和剧烈运动（包括快跑、游泳、提重物）。一般术后1个月以散步活动为主，术后2～3个月可进行有氧活动，如打太极拳、做有氧操、练八段锦、慢跑等。

6. 注意鼻腔护理，避免感冒，不要用力咳嗽、打喷嚏，术后可在耳鼻喉科门诊进行鼻腔检查及清理。

7. 保持大便通畅，避免压力增高引起出血，多吃含纤维素较高的水果及蔬菜。大便困难者可使用开塞露纳肛或口服乳果糖帮助排便。

8. 积极治疗基础疾病，如高血压、糖尿病等。

9. 为置入Ommaya储液囊患者讲解家庭护理储液囊的相关知识。每天查看局部皮肤颜色、温度、张力，切口有无红肿、压痛等感染症状，穿刺点处有无漏液等情况发生。储液囊附近头皮护理可使用磨砂膏、75% 酒精，去除渗血渗液和多余的皮脂，注意动作轻柔，避免过分用力，以免破坏皮肤完整性。避免储液囊附近受压、免受暴力。

10. 术后复查：手术前激素水平高者，出院时应予以复查。术后 3～6 个月复查头颅 MRI，如有不适及时就医。

参考文献

[1] 中华医学会神经外科分会小儿神经外科学组. 颅咽管瘤诊治中国专家共识（2024）[J]. 中华医学杂志，2024，104（4）：251-261.

[2] 斯良楠，陈金桃，林志雄. 颅咽管瘤分型 [J]. 中国现代神经疾病杂志，2023，23（10）：914-923.

[3] 赵继宗. 神经外科学 [M]. 4 版. 北京：人民卫生出版社，2019.

[4] 魏宜功（综述），徐建国（审校）. 颅咽管瘤的诊治现状 [J]. 中国临床神经外科杂志，2020，25（12）：890-893.

[5] 国家卫生健康委. 儿童颅咽管瘤诊疗规范（2021 年版）[J]. 全科医学临床与教育，2021，19（8）：676-679.

[6] 张新红，康静波，温居一，等. 射波刀立体定向放射治疗技术在复发头颈部肿瘤再程放射治疗中的应用 [J]. 中国医学装备，2023，20（4）：38-41.

[7] 张影，张荟颖，姚进. 基于自适应光学的视网膜成像技术应用进展 [J]. 国际眼科杂志，2023，23（12）：1978-1982.

[8] 刘杰，姚勇. 神经外科颅底手术进展 [J]. 中国现代神经疾病杂志，2021，21（8）：621-626.

[9] 马文斌，王裕，王樑，等. 中国老年胶质瘤患者术前评估专家共识（2019）[J]. 协和医学杂志，2019，10（4）：326-335.

[10] 中国医师协会脑胶质瘤专业委员会. 中国神经外科术后加速康复外科（ERAS）专家共识 [J]. 中华神经外科杂志，2020，36（10）：973-983.

[11] 马晓蕾. 神经导航辅助内镜下鼻蝶入路垂体瘤切除术的手术配合 [J]. 天津护理，2015，23（4）：311-312.

[12] 宋翾，徐萍. 颅咽管瘤切除术患者围术期护理方案的构建及应用研究 [J]. 当代护士（上旬刊），2023，30（6）：68-72.

[13] 陆朋玮，李京连，桂松柏，等. 成人颅咽管瘤术后精神障碍研究进展 [J]. 中国实用神经疾病杂志，2023，26（12）：1569-1572.

[14] 肖莉萍. 尿钠浓度监测在颅咽管瘤术后液体管理中的作用评价及护理体会 [J]. 临床医药文献电子杂志，2020，7（18）：123.

[15] 刘云霞，牛瑜，时天鹭，等. 以中枢性尿崩症为首发症状的颅咽管瘤一例 [J]. 海南医学，2023，34（10）：1474-1477.

[16] 黄涛，王宝，田启龙，等. 儿童颅咽管瘤术后水电解质紊乱的管理方案 [J]. 中国临床神经外科杂志，2022，27（5）：360-362.

[17] 苗玉麒，吴迪. 儿童颅咽管瘤术后内分泌评估及激素替代治疗 [J]. 中国实用儿科杂志，

2020，35（6）：446-450.
[18] 金素艳.综合护理干预策略联合冰毯冰帽在脑出血中枢性高热患者中的应用效果[J].医疗装备，2020，33（11）：165-166.
[19] 汪乐生，杨邦坤.垂体腺瘤经鼻蝶入路神经内镜切除术后脑脊液鼻漏的危险因素[J].中国临床神经外科杂志，2022，27（7）：541-543.
[20] 胡傲，李雨晨.脑脊液鼻漏并发颅内感染患者的护理[J].实用临床护理学电子杂志，2019，4（35）：144，157.
[21] 胡佳佳，吕小恒，欧阳小苹.肺癌脑膜转移患者经Ommaya泵行鞘内化疗的护理体会[J].护理与康复，2021，20（2）：46-47.
[22] 陈旋，韦秋菊，冯舒爽，等.1例颅脑手术伴Ommaya囊植入术后并发颅内感染的护理[J].当代护士（下旬刊），2023，30（6）：146-150.

第3章

神经导航辅助切除脑膜瘤

第一节 概　述

一、定义

脑膜瘤是一种起源于脑膜的肿瘤，脑膜是覆盖在大脑和脊髓表面的膜。脑膜瘤通常是良性的，但是少数可能会发生恶变。它们可以生长在颅腔或椎管内的任何位置，最常见于大脑镰旁、矢状窦旁、颅底等部位。

脑膜瘤的生长速度较慢，早期可能没有明显症状。随着肿瘤的增大，它可能会压迫周围的脑组织或神经，导致头痛、恶心、呕吐、视物模糊、听力下降、肢体无力、癫痫等症状。

二、流行病学调查

1. **发病率**　脑膜瘤占原发性颅内肿瘤的14.3%～19%。但具体的发病率可能因地区、年龄、性别等因素而有所差异。脑膜瘤的流行病学调查结果显示，脑膜瘤的发病率呈逐年上升趋势。据统计，我国脑膜瘤的发病率为每年（2.5～3.5）/10万。

2. **年龄分布**　脑膜瘤可发生于各个年龄段，但常见于成年人，发病高峰为45岁左右，主要集中在40～60岁。

3. **性别差异**　总体上，脑膜瘤好发于女性，发病率女性∶男性为1.8∶1。

4. **生存期**　脑膜瘤大多为良性肿瘤，但恶性脑膜瘤或特殊位置的脑膜瘤可能会对生存期产生影响。

三、临床表现

脑膜瘤的临床表现因肿瘤的部位、大小、生长速度等因素不同而异，常见的临床表现包括以下方面。

1. 头痛　头痛是脑膜瘤最常见的症状之一，通常为持续性或间歇性的头痛，位于大脑半球部位或鞍区的肿瘤疼痛位置常为前额及颞部。

2. 颅内压增高症状　伴随颅内压增高会出现恶心、呕吐、视物模糊等症状。

3. 局灶症状　脑膜瘤压迫周围脑组织或神经可能出现以下局灶症状。①视力下降：多发生在鞍区、眼眶、视神经等部位脑膜瘤患者；②听力下降：多发生在桥小脑角等部位的脑膜瘤患者；③嗅觉减退：多发生在额叶、嗅沟等部位的脑膜瘤患者；④肢体无力：多发生在额叶、顶叶等部位的脑膜瘤患者；⑤共济失调：多发生在小脑等部位的脑膜瘤患者。

4. 癫痫发作　癫痫发作也是脑膜瘤常见的症状，肿瘤压迫脑组织可能导致癫痫发作，多发生在额叶、颞叶等部位的脑膜瘤，表现为突然的意识丧失、抽搐等。

5. 认知改变　较大的脑膜瘤可能会导致记忆力减退、注意力不集中等认知改变。

这些症状可能会逐渐出现或突然发作，而且在不同患者严重程度也可能有所不同。有些脑膜瘤可能在早期没有明显症状，而是在体检或其他原因进行脑部影像学检查时被发现。

四、治疗原则

（一）非手术治疗

如果脑膜瘤较小，没有引起症状且生长缓慢，可以定期进行影像学检查（如磁共振成像等），以监测肿瘤的生长情况。

（二）手术治疗

对于大多数脑膜瘤，手术切除是主要的治疗方法。手术的目的是完全切除肿瘤，同时尽量保护周围的脑组织和神经结构。手术方式和切除范围取决于肿瘤的大小、位置、生长方式及患者的整体健康状况。对于无法手术切除的脑膜瘤，可以考虑放射治疗。

根据脑膜瘤的切除程度通常被分为 5 级，称为 Simpson 分级。Ⅰ级：肿瘤全切除并切除肿瘤累及的硬膜和颅骨；Ⅱ级：肿瘤全切除并用激光或电灼肿瘤附着硬膜；Ⅲ级：肿瘤全切除，肿瘤附着的硬膜没有任何处理；Ⅳ级：部分切除肿瘤；Ⅴ级：单纯肿瘤减压或活检。

1. 手术适应证

（1）肿瘤引起明显症状：如头痛、呕吐、视力障碍、听力下降、肢体无力等。

（2）肿瘤较大：压迫周围脑组织或神经结构。

（3）肿瘤生长速度较快：年生长速度＞2mm，或3个月内肿瘤显著增大。

（4）存在恶变倾向：脑膜瘤的影像学特征显示可能为恶性，或经病理检查证实为恶性。

（5）肿瘤位于关键部位：脑膜瘤位于颅底、脑干附近等重要神经结构周围，即使肿瘤较小，也可能需要手术。

（6）患者身体状况允许：患者的一般身体状况良好，能够耐受手术。

2.手术禁忌证

（1）严重的全身性疾病：如心、肝、肾等重要器官功能衰竭，无法耐受手术。

（2）凝血功能障碍：患者存在出血倾向或正在使用影响凝血功能的药物，手术可能会导致严重出血。

（3）难以控制的高血压：高血压可能会增加术中和术后的出血风险。

（4）严重的神经系统疾病：如严重的脑血管疾病、脑干病变等，手术可能会加重神经功能障碍。

（三）放射治疗

脑膜瘤的放射治疗是一种利用放射线来治疗肿瘤的方法。外部放射线照射通常使用直线加速器等设备，将放射线照射到肿瘤区域。需要几周或几个月，具体时间取决于治疗的剂量和方案。常用放射治疗方法——伽马刀，是根据立体几何定向原理，将颅内正常组织或病变组织选择性地确定为靶点，使用钴-60产生的伽马射线进行一次性大剂量聚焦照射，使之产生局灶性坏死或功能改变而达到治疗疾病的目的。

但放射治疗并不能保证完全消除脑膜瘤，而且它也可能对周围正常组织造成一定的损伤。因此，在治疗过程中，患者需要密切配合医师进行定期随访和检查，以监测治疗效果和副作用。放射治疗适应证如下。

（1）无法完全切除的脑膜瘤：脑膜瘤的位置或大小使得完全手术切除变得困难或危险。在这种情况下，放射治疗可以帮助控制肿瘤的生长。

（2）复发脑膜瘤：即使脑膜瘤已经通过手术切除，但仍有复发的可能。放射治疗可以用于治疗复发的脑膜瘤，以减少肿瘤的生长和复发的风险。

（3）恶性脑膜瘤：恶性脑膜瘤具有较高的复发风险，即使在完全切除后。放射治疗可以作为一种辅助治疗，降低复发的可能性。

（4）不适合手术的患者：对于一些身体状况不适合手术的患者，放射治疗可能是一种替代治疗选择。

（四）药物治疗

药物治疗在脑膜瘤治疗中起到辅助作用，主要用于缓解症状或治疗与脑膜瘤相关的并发症。可改善症状和提高生活质量。

1. **抗生素药物** 常用抗生素为第一代或第二代头孢菌素，为开颅手术预防性应用抗生素药物。

2. **脱水药物** 又称渗透性利尿药。高渗脱水剂常用药物包括甘露醇、甘油果糖、高渗葡萄糖、高渗盐水等；利尿类脱水剂包括呋塞米、托拉塞米；其他脱水剂主要包括地塞米松、白蛋白等。

3. **抗癫痫药物** 用于控制神经系统的异常放电，如丙戊酸钠、苯巴比妥、左乙拉西坦等。

4. **镇痛药物** 如布洛芬、双氯芬酸钠、乙酰氨基酚、吲哚美辛等药物。

第二节 评估脑膜瘤的临床新技术

一、多模态影像技术

神经导航辅助技术在脑膜瘤的诊断和治疗中发挥着重要作用。以下是一些常见的多模态影像学技术。

1. **磁共振成像（MRI）** MRI是脑膜瘤诊断的常用影像学方法。它可以提供清晰的脑部结构图像，帮助医师确定肿瘤的大小、位置、形态和与周围组织的关系。不同的MRI序列，如T_1加权像、T_2加权像和增强扫描，可以提供更多的信息。

2. **计算机断层扫描（CT）** CT可以提供脑部横截面图像，对于脑膜瘤的定位和钙化情况的评估有一定帮助。颞骨高分辨率CT，显示颞骨的细微结构，横断位扫描后，在CT工作站上行多平面重组或曲面重组及容积再现重建，实现对颞骨内各种精细解剖结构直观、清晰的显示。对于侧颅底脑膜瘤的术前评估起到重要作用。

3. **功能磁共振成像（fMRI）** fMRI可以评估大脑的功能活动，对于位于功能区的脑膜瘤，有助于术前评估和手术规划。

4. **弥散张量成像（DTI）** DTI可以显示脑白质的纤维束走向，对于保护重要的神经纤维束具有重要意义。

二、电生理监测技术

1. **肌电图（EMG）** 通过记录肌电图的情况，了解支配肌肉的神经功能状态，并在术中有目的地刺激神经以评价运动神经通路的完整性或在术野确定神经的位置。肌电图分为自由描记肌电图和激发肌电图。理论上肌电图记录可以用来监测任何带有运动成分的神经。常用于桥小脑角区肿瘤监测。

2. **听觉诱发电位（AEP）** 包括脑干听觉诱发电位（BAEP）、耳蜗电图（ECochG）和听觉动作电位（NAP）。颅后窝附近的手术极易损害听觉通路，在这类手术过程中，对听觉系统的监测可以帮助确定关键的解剖结构，提供即时预警，防止永久性神经损伤。

三、基因检测和个体化治疗

基因检测在脑膜瘤的个体化治疗中扮演着越来越重要的角色。通过对脑膜瘤进行基因检测，可以了解肿瘤的基因突变、基因表达等信息，为个体化治疗提供依据。以下是基因检测在脑膜瘤个体化治疗中的应用。

1. **辅助诊断** 基因检测可以帮助确定脑膜瘤的亚型，不同亚型的脑膜瘤可能对治疗的反应不同。

2. **监测治疗和复发** 基因检测还可以用于监测治疗过程中肿瘤基因的变化，以及早期发现肿瘤的复发或耐药情况。

通过结合多种影像学技术，医师可以更全面地了解脑膜瘤的特征，为诊断、治疗方案的选择和手术规划提供更准确的信息。多模态影像学技术的综合应用可以提高脑膜瘤诊断的准确性，并为个体化治疗提供依据。

第三节　神经导航辅助切除脑膜瘤围手术期精准护理

一、术前准备

（一）一般评估

1. **病史和体格检查** 医师会详细询问患者的病史，包括症状、疾病史、家族史等。

2. **影像学检查** 磁共振成像（MRI）、计算机断层扫描（CT）、脑血管造影、磁共振血管造影（MRA）、计算机断层血管造影（CTA）。

3. **实验室检查**

（1）全血细胞计数：检查红细胞、白细胞和血小板的数量，以及血红蛋白水平。这可以提供关于患者整体健康状况和贫血、感染等方面的信息。

（2）生化检查：包括肝功能、肾功能、电解质水平等指标的测定。这些检查可以评估患者的肝、肾功能状态，以及是否存在电解质紊乱。

（3）凝血功能检查：如凝血酶原时间（PT）、活化部分凝血活酶时间（APTT）等。凝血功能检查对于评估手术出血风险和决定是否需要特殊的凝血管理非常重要。

（4）传染病筛查：常见的包括乙型肝炎、丙型肝炎、梅毒和艾滋病等的筛查。这是为了确保手术过程中的安全，并采取适当的防护措施。

（5）其他特定检查：根据患者的个体情况，可能还需要进行其他针对性实验室检查，例如内分泌功能检查、肿瘤标志物检测等。

4. 心脏和肺部功能检查

（1）心脏功能检查

1）心电图：记录心脏的电活动，检查是否存在心律失常、心肌缺血等问题。

2）心脏超声或多普勒超声：评估心脏的结构和功能，包括心脏瓣膜、心室和心房的功能等。

3）心肌酶谱和肌钙蛋白检测：用于检测心肌损伤或心肌梗死的标志物。

（2）肺功能检查：肺活量测定。测量患者的肺活量、用力肺活量（FVC）和第1秒用力呼气量（FEV_1）等指标，以评估肺功能，分析检测血液中的氧气和二氧化碳水平，了解肺部的换气功能。

5. 麻醉评估　根据患者的年龄、健康状况、手术类型等因素，评估麻醉过程中可能出现的风险，并制订相应的麻醉方案。

6. 术前治疗　如果患者有高血压、糖尿病等慢性病，需要在术前将病情控制在稳定状态。

7. 患者教育　医师会向患者及其家属详细介绍手术过程、手术风险及注意事项，让患者做好心理准备。

8. 签署知情同意书　患者和家属需要了解手术的风险和获益，并签署知情同意书。

（二）专科评估

1. 影像学评估　脑膜瘤的详细评估包括根据分析影像学检查结果，如MRI、CT等，以确定脑膜瘤的大小、位置、形态、与周围组织的关系，以及是否存在脑积水等情况。

2. 手术入路的选择

（1）肿瘤位置：不同部位的脑膜瘤需要不同的手术入路。如幕上脑膜瘤选择经额入路或经颞叶入路,而幕下脑膜瘤选择经枕下入路或经小脑幕入路。

(2)肿瘤大小和形态:较大的脑膜瘤可能需要更广泛的手术显露,而形态复杂的脑膜瘤可能需要特殊的手术入路。

(3)周围结构:要考虑肿瘤与重要神经血管结构的关系,选择合适的入路以最大程度保护这些结构。

(4)个体情况:患者的健康状况、年龄、既往手术史等因素也可能影响手术入路的选择。

(5)医师经验和技术:医师的手术经验和技能也是选择手术入路的重要因素之一。

3. 神经功能评估

(1)意识状态评估:观察患者的清醒程度、注意力、反应能力等。

(2)肌力测试:检查肌肉的力量,包括四肢、面部等部位的肌肉。

(3)感觉测试:评估触觉、痛觉、温度觉等感觉功能。

(4)反射检查:检查腱反射、病理反射等,了解神经反射的情况。

(5)协调和平衡测试:观察患者的肢体协调性、平衡能力等。

(6)语言和认知功能评估:语言表达、理解、记忆等认知功能。

(7)脑神经检查:视力、听力、面部表情、吞咽等脑神经功能。特别是颅后窝脑膜瘤应重点检查后组脑神经损伤情况。

1)舌咽神经检查:包括咽反射、软腭运动及舌后部的味觉。

2)迷走神经检查:主要是各种相关的迷走神经反射。

3)副神经检查:观察胸锁乳突肌有无萎缩,转颈是否有力。

4)舌下神经检查:伸舌有无偏斜,是否居中。

4. 护理评估 评估患者的自理能力、心理状态等,为患者提供个性化护理计划。

(三)术前宣教

1. 向患者宣教各项术前检查的意义和注意事项,如影像学检查、血液检查等。根据患者的具体情况,可能需要进行其他特殊准备。

2. 如果患者有高血压、糖尿病等基础疾病,需在术前将血压和血糖控制在稳定范围内。

3. 术前停止使用抗血小板药、抗凝血药等可能增加手术风险的药物。

4. 心理支持:关注患者的心理状态,提供心理支持和指导,帮助患者减轻焦虑和恐惧,鼓励患者提出问题和疑虑,与患者进行充分的沟通和交流。

5. 指导练习床上排便:对于需要卧床的患者,提前练习床上排便,以减少术后的不适。

二、脑膜瘤术中精准护理

（一）准备工作

1. 手术设备和器械准备　确保手术所需的各种设备和器械齐全、功能正常，如手术显微镜、电凝器、吸引器等。

2. 麻醉设备和药物准备　检查麻醉机、监护仪等设备，准备好合适的麻醉药物。

3. 手术室环境准备　进行严格的清洁和消毒，保持手术室的无菌状态。

4. 手术团队准备　确保手术医师、护士、麻醉师等人员到位，并且熟悉手术流程和患者情况。

5. 患者信息核对　仔细核对患者的身份信息、手术部位等，确保准确无误。

6. 特殊器械和物品准备　根据手术需要，准备特殊的器械和物品，如止血材料、显微手术器械等。

7. 应急预案准备　制订手术中可能出现的突发情况的应急预案，如大出血、心律失常等。

8. 手术体位准备　根据手术入路和患者情况，调整手术床的位置和角度，使患者保持舒适和安全的体位。

9. 影像学资料准备　将患者的影像学资料如CT、MRI等带入手术室，以便手术医师随时参考。

10. 无菌操作准备　所有参与手术的人员都要严格遵守无菌操作规范，防止感染。

11. 手术安全核查　在手术开始前进行最后的安全核查，确保患者、手术部位、手术方式等信息准确无误。

这些准备工作的认真执行可以提高手术的安全性和成功率。手术室工作人员会在手术前仔细检查和准备，以确保手术的顺利进行。

（二）麻醉方式

1. 全身麻醉　这是大多数脑膜瘤手术常用的麻醉方式。患者在手术过程中处于完全无意识状态，感受不到疼痛。全身麻醉可以通过静脉注射或吸入麻醉药物来实现。

2. 局部麻醉联合镇静　对于一些简单的脑膜瘤手术或患者存在某些特殊情况时，可能会采用局部麻醉联合镇静的方式。局部麻醉可以使手术部位麻木，而镇静可以让患者放松并减轻焦虑。

3. 神经阻滞麻醉　对于特定部位的脑膜瘤手术，如颅后窝或脊柱附近的脑膜瘤，可能会选择神经阻滞麻醉。这种方式可以阻断手术区域的神经传导，达到止痛和麻醉的效果。

在选择麻醉方式时，医师会综合考虑患者的健康状况、合并疾病、手术的要求及患者的意愿。术前医师会与患者进行详细的讨论，解释不同麻醉方式的优缺点，并根据患者的情况做出最佳决策。

麻醉方式的选择可能因医院、医师和患者的具体情况而有所不同。最终的麻醉方案将由麻醉师根据患者的个体状况和手术需要来确定。

（三）神经导航辅助技术术中护理配合关注点

1. 手术体位　根据手术需要，协助患者摆放合适的手术体位，确保患者的舒适和安全，同时要注意防止体位相关的并发症。

2. 监测生命体征　持续监测患者的心率、血压、呼吸、血氧饱和度等生命体征，及时发现并处理异常情况。

3. 数据注册　手术医师为患者上头钉与头架固定，协助医师上好头戴式参考架，用导航棒将患者面部数据进行注册。

4. 清点器械、敷料等用物的数目及完整性　协助手术医师消毒、铺巾，粘贴手术贴膜，定位注册后根据肿瘤的位置确立手术入路。

5. 器械传递　熟练配合手术医师，准确、迅速地传递手术器械和物品，确保手术操作的顺利进行。

6. 出血处理　密切观察手术区域的出血情况，及时协助医师进行止血处理，保持手术视野清晰。

7. 尿量监测　监测患者的尿量，维持体液平衡。

8. 无菌操作　严格遵守无菌操作原则，防止手术部位感染。

9. 保暖措施　手术过程中，患者的体温可能会下降，需要采取适当的保暖措施，如使用加热毯等。

10. 心理支持　在手术过程中，给予患者适当的心理支持，缓解患者的紧张和焦虑。

11. 手术记录　准确记录手术过程中的相关信息，如手术时间、出血量、用药情况等。

12. 应急处理　做好应急准备，如备好急救药品和设备，以应对手术中可能出现的突发情况。

三、术后护理

（一）一般护理

1. **密切观察病情**　术后要密切观察患者的生命体征、意识状态、瞳孔变化等，及时发现并处理异常情况。

2. **伤口护理**

（1）保持伤口清洁：术后要注意保持伤口的清洁，定期用无菌生理盐水或遵医嘱使用消毒剂轻轻擦拭伤口周围。避免伤口接触水或其他污染物，以免引起感染。

（2）观察伤口情况：密切观察伤口的愈合情况，包括有无红肿、渗液、出血等。如果发现伤口有异常，如出血、感染等，应及时告知医师。

（3）避免碰撞和摩擦：伤口部位要避免受到碰撞和摩擦，以免影响伤口愈合。

（4）按时换药：按时更换伤口敷料。换药时要注意操作轻柔，避免损伤伤口。

（5）注意饮食：保持均衡的饮食，摄入足够的蛋白质、维生素和矿物质，有助于伤口的愈合。

（6）避免剧烈运动：在伤口愈合期间，应避免进行剧烈运动，以免伤口裂开。

（7）遵医嘱使用药物：按照医师的要求使用抗生素等药物，以预防感染。

3. **体位护理**

（1）卧床休息：术后需要一段时间的卧床休息，以减轻头部压力，促进伤口愈合。卧床时，头部可以稍微抬高，以促进头部血液回流。

（2）头部姿势：根据手术部位，患者需要保持特定的头部姿势。例如，颅底手术后，一般采取平卧位，头略偏向健侧，以利于引流，防止术后积血、积液。颅后窝术后，一般采取侧卧位，避免压迫手术切口，防止切口受压导致局部血液循环障碍，影响切口愈合。

（3）翻身和活动：定期翻身可以预防压疮的发生。在翻身过程中，要注意保护头部和手术部位，避免过度用力或突然的动作。

（4）避免头部剧烈运动：剧烈的头部晃动或转动，可能使切口缝合处的张力增加，导致切口裂开，影响愈合。也会引起颅内压异常及影响脑组织恢复。

（5）下床活动：根据患者的恢复情况，鼓励患者尽早下床活动。在下床活动时，要注意缓慢起身，避免突然站立引起头晕或其他不适。

（6）保持舒适：患者的体位应尽量保持舒适，可使用枕头等辅助物品来支撑身体，以减轻不适感。

4. 疼痛护理

（1）评估疼痛程度：使用疼痛评估工具，如数字评分法或视觉模拟评分法，定期评估患者的疼痛程度。这样可以帮助了解患者疼痛的变化，及时调整治疗方案。

（2）药物治疗：根据患者的疼痛程度，遵医嘱给予相应的镇痛药物。患者应按医嘱按时服药，不要自行增减剂量。

（3）非药物治疗：除药物治疗外，还可以采用一些非药物方法来缓解疼痛，如冷敷或热敷、按摩、放松技巧（如深呼吸、冥想）等。

（4）注意体位：保持舒适的体位可以减轻疼痛。医护人员仔细评估后调整患者的头和身体的位置，以增加舒适度。

（5）分散注意力：通过听音乐、阅读、与家人朋友交流等方式，分散注意力，减少对疼痛的关注。

（6）心理支持：疼痛可能会导致患者出现焦虑、抑郁等情绪，心理支持可以帮助患者应对疼痛带来的心理压力。

（7）沟通与反馈：患者应及时向医师反馈疼痛的变化情况，以便医师调整治疗方案。

（8）预防并发症：积极预防术后并发症，如感染、出血等，也有助于减轻疼痛。

5. 饮食护理

（1）逐步恢复饮食：术后患者的消化功能可能会受到一定影响，因此饮食应逐渐恢复。开始时，可以先给予流质或半流质食物，如米汤、稀粥、果汁等，然后逐渐过渡到软食和正常饮食。

（2）高蛋白饮食：蛋白质是伤口愈合和身体恢复所必需的营养物质。患者可以多食用富含蛋白质的食物，如瘦肉、鱼类、蛋类、豆类等。

（3）高维生素饮食：维生素对于身体的恢复也非常重要。多吃新鲜的蔬菜和水果，以补充足够的维生素。

（4）低脂肪饮食：避免食用高脂肪食物，以免影响消化和吸收。

（5）适量饮食：避免过度进食，遵循少食多餐的原则，有助于减轻胃肠负担。

（6）注意饮食卫生：保持食物的清洁和新鲜，避免食用生冷、辛辣、油腻等刺激性食物。

（7）摄入适量水分：适量的水分摄入有助于维持身体的正常代谢，促进伤口愈合。

（8）避免吸烟和饮酒：吸烟和饮酒可能会影响伤口愈合和身体恢复，应尽量避免。

（9）特殊情况：如果患者有特殊的饮食需求，如患有糖尿病、高血压等，应按照医师的建议进行饮食调整。

6. 活动指导

（1）早期活动：在医师允许的情况下，尽早开始下床活动。早期活动可以促进血液循环，预防并发症，如深静脉血栓形成。

（2）循序渐进：活动应逐渐增加，从床上活动开始，如翻身、活动四肢等，逐渐过渡到下床站立、行走。

（3）注意安全：在活动过程中，要注意防止跌倒。如果患者有头晕、乏力等不适，应立即停止活动，休息片刻。

（4）避免剧烈运动：术后一段时间内，应避免剧烈运动和重体力劳动。

（5）适度锻炼：根据患者的身体状况，可以进行适度的锻炼，如散步、打太极拳等。锻炼有助于提高身体的抵抗力和康复能力。

（6）注意休息：活动和锻炼要注意适度，不要过度劳累。保证充足的休息和睡眠，对身体恢复也非常重要。

（7）遵循医师建议：不同患者的恢复情况可能有所不同，因此要遵循医师的具体建议，根据个人情况制订合适的活动计划。

（8）康复训练：如果术后存在肢体活动障碍等问题，可能需要进行专门的康复训练。在康复师的指导下，进行针对性的训练，以提高肢体功能。

7. 基础护理　保持患者的口腔、皮肤、呼吸道等的清洁。

8. 心理护理

（1）提供支持和理解：患者在术后可能会感到焦虑、恐惧或不安。家属和医护人员应给予患者充分的支持和理解，让他们感受到被关心和重视。

（2）信息沟通：及时向患者提供关于手术效果、康复进程和可能出现的并发症等信息，帮助患者更好地了解自身状况，减少不必要的担忧。

（3）鼓励患者表达情感：创造一个安全的环境，鼓励患者表达内心的感受和困惑。倾听他们的担忧和恐惧，给予适当的安慰和建议。

（4）心理疏导：可以通过放松训练、深呼吸、冥想等方式，帮助患者缓解紧张情绪，减轻心理压力。

（5）树立信心：帮助患者树立战胜疾病的信心，鼓励他们积极参与康复训练，关注身体的恢复情况。

（6）社会支持：鼓励患者与家人、朋友保持联系，分享自己的感受，获得更多的情感支持。

（7）关注心理变化：定期评估患者的心理状态，如发现异常，及时寻求专业心理咨询或治疗。

（8）良好的生活环境：为患者创造一个安静、舒适、整洁的生活环境，有利于患者的身心恢复。

9.康复训练

（1）肢体活动训练：如果手术影响了肢体活动，患者需要进行针对性的康复训练，这可能包括肌肉力量训练、关节活动度训练、平衡训练等。根据需要，使用辅助器具，如拐杖、轮椅等。指导家属协助患者进行康复训练，确保患者活动环境安全，防止跌倒等意外发生。鼓励患者长期坚持，有助于神经功能的恢复。

（2）语言功能训练：对于术后出现语言障碍的患者，可以进行语言功能训练，如发音练习、词汇训练、语言理解和表达训练等。

（3）认知功能训练：部分患者术后可能出现认知功能下降，如记忆力、注意力等方面的问题。可以通过认知训练游戏、记忆训练等方法来提高认知功能。

（4）日常生活能力训练：帮助患者恢复日常生活的自理能力，如穿衣、洗漱、进食等。这有助于提高患者的生活质量和自信心。

（5）神经肌肉电刺激：某些情况下，电刺激治疗可以帮助促进神经功能的恢复。

（6）有氧运动：适当的有氧运动，如散步、慢跑、游泳等，可以提高身体的耐受力和免疫力，促进整体康复。

（7）职业康复训练：如果患者需要返回工作岗位，可能需要进行职业康复训练，以适应工作的要求。

（二）专科护理

1.神经功能监测

（1）意识状态：观察患者是否清醒、嗜睡或昏迷。

（2）瞳孔变化：观察瞳孔大小、对光反射等。

（3）语言功能：注意患者的语言表达、理解和反应能力。

（4）吞咽功能：评估吞咽是否顺畅。

（5）面部表情：观察面部肌肉运动是否对称。

（6）运动功能：评估四肢的活动情况，包括力量、协调性和灵活性。

（7）感觉功能：检查肢体的感觉，如触觉、痛觉、温度觉等。

（8）视力检查：观察视力是否正常，有无视物模糊、失明等异常。

（9）听力检查：留意听力是否受损。

（10）神经反射：如膝跳反射、肱二头肌反射等。

2. 引流管护理

（1）妥善固定：妥善固定引流管，防止其滑脱、扭曲或受压。

（2）观察引流液：包括颜色、性质（如血性、脓性等）和量的变化，并记录。

（3）保持通畅：避免引流管堵塞，定时挤压引流管。

（4）高度适宜：根据医嘱调整引流管的高度，以利于引流。

（5）防止逆流：卧床时注意引流袋的位置，不要高于引流口。

（6）无菌操作：更换引流袋时遵循无菌原则。保持引流口周围皮肤清洁干燥，预防感染。

（7）指导患者及其家属注意保护引流管，避免意外拔管。

（8）拔管护理：医师拔除引流管后，注意观察伤口愈合情况。

（三）症状的精准护理

1. 头痛的精准护理　头痛是脑膜瘤术后常见的症状之一。护理时，患者应保持舒适的体位，避免头部过度活动。可遵医嘱使用镇痛药，但要注意药物的剂量和使用频率。同时，保持环境安静，避免强光和噪声刺激。

2. 术后发热的精准护理　术后发热可能是身体对手术的应激反应，也可能是感染的迹象。护理时要注意监测体温，根据体温情况进行适当的降温处理，如物理降温或药物降温。同时，要注意患者的个人卫生，保持伤口清洁。

3. 恶心、呕吐的精准护理　与手术麻醉或颅内压变化有关。患者应尽量避免仰卧位，可以采取侧卧位或半坐卧位。饮食上要注意清淡易消化，避免油腻和刺激性食物。预防性使用止吐药物。

4. 吞咽困难的精准护理　吞咽障碍的患者术后应早期进行康复训练，康复的目的是尽快恢复患者吞咽功能，避免误吸引起吸入性肺炎和窒息。

（1）对患者吞咽功能变化情况进行综合评定，常用方法有洼田饮水试验。

（2）功能康复训练

1）体位：患者取平卧位或半坐卧位。

2）基础训练：对吞咽障碍的各个部位进行早期训练，可明显增加协调功能。训练时，先清洁口腔，再用少许液状石蜡按摩口腔黏膜及舌。在患者未出现吞咽反射的情况下，先进行舌肌、咀嚼肌的按摩。

3）口腔、咽喉部的冷刺激与空吞咽治疗师佩戴橡胶手套，将手指于冰水混合物中浸泡片刻，用手指轻轻按摩患者口唇、颊部及咽腭弓处，然后嘱其进行空吞咽。

4）训练舌部运动治疗师用示指用力下压患者舌的前 1/3 并做小幅度水平震动，时间不超过 5 秒。

5）咳嗽训练：强化咳嗽、促进喉部闭锁的效果，建立排出气管异物的防御反射。

6）摄食训练：包括调整食物形态（半糊状食糜团吞咽）、进食体位（30°～60°仰卧位+颈前屈位）、用最易吞咽的糊状食物逐渐过渡到稀流食、半固体和固体食物；进食时一般以一口量为原则，训练包括侧方吞咽、头部左右转动进食；颈部尽量前屈，点头样吞咽，每次进食后饮水 1～2ml，诱发吞咽反射和去除咽部残留。

5. 视觉障碍的精准护理

（1）视觉障碍患者专人陪伴，并尽快让患者熟悉病房环境。

（2）注意眼部休息，眼睛疲劳或有复视时，尽量闭眼休息。

（3）创造方便的日常活动环境，如使用大字的阅读材料和书本，呼叫器置于患者手边等。必要时给予帮助。

（4）常用的物品按安全、方便取用的原则定位放置，尽量避免碰伤、烫伤及跌倒。

（5）多食肝、奶酪等富含维生素 A 的食物。

（6）如因血管痉挛引起供血不足导致视力减退的患者，遵医嘱给予应用复方樟柳碱注射液患侧颞浅动脉旁皮下注射。

6. 眩晕的精准护理

（1）一般护理

1）保持病房安静，减少噪声干扰，创造舒适安静的环境。

2）掌握好患者下床活动时机，如患者眩晕严重应延缓下床活动时间，指导患者卧床活动，协助患者保持舒适体位，避免突然改变姿势加重眩晕症状。

3）密切观察患者病情变化，记录眩晕的症状及严重程度和持续时间。

（2）药物治疗：遵嘱使用治疗眩晕药物并观察药物疗效。

（3）非药物治疗

1）指导患者进行放松训练，如深呼吸、冥想等。

2）指导患者在安全的情况下进行适应性训练，逐渐增加活动量，改变体位等。

（4）皮肤护理：患者因眩晕易导致长时间保持固定体位，应关注受压处皮肤情况，指导患者缓慢活动定时改变卧位。

7. 肢体活动障碍的精准护理　如果肿瘤位于脑部运动区，术后可能会出现肢体活动障碍。定期评估肢体的活动范围、肌力等。护理时要注意协助患者进行肢体的摆放和关节活动，预防肌肉萎缩和关节僵硬。定期翻身，避免长时间受压，根据患者的恢复情况，进行理疗、康复训练等，逐步培养其自理能力。

8. 语言障碍的精准护理　位于语言区的脑膜瘤术后可能会影响语言功能。护理时要鼓励患者多说话，从简单的词语开始练习，逐渐增加难度。同时，可以借助一些辅助工具，如图片、写字板等，帮助患者表达自己的需求。

（四）术后并发症的护理

1. 颅内出血的护理

（1）头痛评估：评估头痛的程度、性质及有无加重。

（2）神经系统评估：观察肢体活动、感觉、语言等神经功能。

（3）体位护理：抬高床头，促进脑部血液回流。保持头部相对固定，避免剧烈晃动。

（4）控制血压：维持血压稳定，避免血压过高。

（5）镇静与镇痛：根据患者情况，给予适当的镇静和镇痛药物。

（6）做好急救准备：备好急救设备和药品，以应对突发情况。

2. 颅内感染的护理

（1）体温管理：根据患者体温情况，进行降温处理。

（2）严格无菌操作：包括护理操作、医疗器械使用等。

（3）协助医师进行检查：如血常规、脑脊液检查等。

（4）用药护理：遵医嘱使用抗生素，注意观察药物的不良反应。严格按照用药时间和剂量给药。

（5）限制探视：减少感染的机会。

3. 脑水肿的护理

（1）体位护理：抬高床头，促进脑部血液回流。

（2）头痛评估：了解头痛的程度、性质及变化。

（3）神经功能评估：观察肢体活动、感觉、语言等。

（4）控制液体摄入：避免过多液体摄入，减轻脑水肿。

（5）维持出入量平衡：准确记录出入量。

（6）用药护理：遵医嘱使用脱水剂等药物。观察药物不良反应。

（7）定期复查：如头颅 CT 等，了解脑水肿情况。

4. 癫痫发作的护理

（1）安全保护：立即将患者平卧，头偏向一侧，移除周围危险物品。避免患者跌倒、撞伤等。

（2）保持呼吸道通畅：及时清理口腔分泌物，防止误吸。

（3）发作记录：详细记录发作的时间、症状、持续时间等。

（4）监测生命体征：包括血压、心率、呼吸等。

（5）遵医嘱用药：按时给予抗癫痫药物。观察药物的不良反应。

（6）休息与活动：保证患者充足的休息，避免过度劳累。

（7）提高警惕：指导患者避免诱因，如闪光、噪声等。注意观察患者有无癫痫发作的先兆。

（8）定期复查：根据病情定期复查脑电图等。

（9）发作时禁忌：不要强行按压患者的肢体。不要在患者口中放置任何物品。

（10）建立应急预案：医护人员熟练掌握癫痫发作的急救处理。

5. 脑脊液漏的护理　术后常见脑脊液漏有脑脊液鼻漏、脑脊液耳漏。

（1）体位护理：脑脊液耳漏的患者应采取患侧卧位，脑脊液鼻漏的患者可抬高床头 15°～30°。

（2）密切观察：注意脑脊液的颜色、量。观察患者的意识、生命体征等。

（3）避免用力：指导患者避免用力咳嗽、打喷嚏等增高颅内压的动作。

（4）预防感染：严格遵循无菌操作原则。保持病房清洁，头下铺无菌治疗巾，每天更换。

（5）限制活动：患者应卧床休息，减少活动。

（6）发生脑脊液漏的患者严禁冲洗及填塞鼻腔或外耳道。

6. 精神异常的护理

（1）安全护理：为患者提供安静、舒适的环境。确保患者的安全，防止意外发生。

（2）密切观察：持续监测患者的精神状态、行为表现等。

（3）沟通与交流：鼓励患者表达、家属陪护等方式来缓解其焦虑、抑郁情绪。

（4）药物治疗：遵医嘱给予镇静药物，如口服奥氮平、肌内注射苯巴比妥钠等。

（5）规律作息：帮助患者建立规律的作息时间。

（6）避免刺激：尽量避免可能引起患者精神异常的因素。

（7）其他干预疗法：根据患者喜好，采取相应的干预措施，如听音乐等。

（8）关注陪伴家属心理状态：及时给予陪伴家属心理疏导，缓解家属不良情绪。

7.肺部感染的护理

（1）体温监测：密切观察体温变化，根据需要进行降温处理。

（2）咳嗽咳痰护理：鼓励患者有效咳嗽，协助排痰。给予雾化吸入、祛痰药物，感染严重时可使用振肺排痰仪以加速痰液排出。

（3）休息与体位：保证患者有充足的休息时间，协助患者采取舒适的体位，以促进呼吸。

（4）呼吸功能锻炼：如深呼吸、腹式呼吸等。

（5）病情观察：注意呼吸频率、节律、深度的变化。观察咳嗽、咳痰的情况。监测血氧饱和度等指标。

（6）预防交叉感染：严格执行无菌操作。限制探视人数，避免交叉感染。

8.下肢静脉血栓的护理

（1）卧床休息：急性期应卧床休息，抬高患肢，促进血液回流。

（2）密切观察：观察患肢的皮肤颜色、温度、肿胀程度等变化，定期测量下肢周径：了解肿胀消退情况。

（3）适度活动：病情稳定后，可在医师指导下进行适度的活动，如踝泵运动。避免挤压：避免按压、揉捏患肢，防止血栓脱落。

（4）穿着弹力袜：按照医师建议选择合适的弹力袜，促进下肢血液循环。

（5）严格遵医嘱用药：如抗凝血药物等，注意观察药物的不良反应，使用药物期间应严格观察患者的出血倾向。

（6）如出现呼吸困难、胸痛、咯血、晕厥、心悸等症状应警惕肺栓塞的发生。

四、出院指导

健康宣教

1. 伤口护理　保持伤口清洁。干燥，避免抓挠、摩擦，防止伤口裂开或感染。如发现有红肿、渗血、渗液、疼痛加重或发热等异常，及时就医。

2. 活动　生活起居保持充足睡眠，作息规律，避免过度劳累。术后3个月内避免剧烈运动和重体力劳动，逐渐增加活动量。

3. 饮食护理　给予高热量、高蛋白、高维生素、易消化食物。如患者有吞咽障碍，指导患者家属如何进行鼻饲食物的选择，如牛奶、鸡汤、鱼汤、新鲜的果汁等，多吃蔬菜水果，防止便秘。

4. 用药指导　遵医嘱定时服药，不可擅自停药、改药，以免加重原有症状。

5. 安全指导　做好家庭安全保护，防止患者跌倒等外伤的发生。癫痫患者避免独处，不能开车等。

6. 定期复查　遵医嘱术后3～6个月到医院进行复查。

7. 其他　患者如出现癫痫发作，头痛加剧，头晕耳鸣，呕吐，视物模糊，肢体无力等症状或新发症状应立即就诊，避免延误病情。

参考文献

[1] 王飞,李一田,王婷.脑膜瘤术后神经功能缺损患者康复训练的效果观察[J].中国肿瘤临床与康复,2021,28:1227-1229.

[2] 唐小璐,李小强,何小宇,等.优质护理对脑膜瘤切除术后并发症的预防效果[J].中国肿瘤临床与康复,2022,29(4):480-483.

[3] 中国医师协会神经外科分会神经电生理监测专家委员会.中国神经外科术中电生理监测规范(2017版)[J].中华医学杂志,2018,98(17):1283-1293.

[4] 张静,郭东波,夏晓晨,等.基于加速康复外科的精细化护理干预在脑膜瘤术后患者中的应用[J].中华现代护理杂志,2021,27:4015-4019.

[5] 李梦澹.心理护理干预对脑膜瘤切除术后患者的护理效果及对患者负情绪的影响研究[J].贵州医药,2021,45:496-497.

[6] 田红.围手术期护理对脑膜瘤手术患者心理状态及护理满意度的影响[J].中国医药指南,2024,22:171-173.

[7] 王振美,左妍,苑雪月.脑膜瘤术后并发症护理干预研究进展[J].糖尿病之友,2023(10):287-288.

[8] 杨雪,余文静.神经导航系统辅助显微镜下11例大型听神经瘤切除术的护理配合[J].当代护士(下旬刊),2021,28(2):110-111.

[9] 冷晓磊,韩鹏,李旭琴,等.显微手术治疗岩斜区脑膜瘤的临床疗效分析[J].现代肿瘤医学,2021,29(22):3925-3929.

[10] 王思思,张琼芳,付芝明,等.脑膜瘤患者围手术期护理及研究进展[J].养生保健指南,2021(18):288.

[11] 覃先军,尹大玉.脑膜瘤患者围手术期护理干预措施及实施效果分析[J].养生保健指南,2022(6):88-91.

[12] 陈利娜.快速康复理念用于大脑凸面脑膜瘤围术期病人护理中效果评价[J].智慧健康,2022,8(15):161-163.

[13] 张立朵.手外伤患者术后康复护理及功能锻炼指导的应用效果[J].养生大世界,2021(4):176.

[14] 李娟,陈小玲.颅脑术后严重脑水肿的临床护理及效果评价[J].中国卫生标准管理,2020,11(4):156-158.

[15] 薛晓晓,李莹昕.颅脑术后发生严重脑水肿的护理干预效果观察[J].养生保健指南,2020(22):128.

[16] 俞傲丽,陆铭铭.老年脑肿瘤开颅术后颅内血肿的早期观察及护理[J].饮食保健,2019,6(52):115-116.

[17] 曹文娟.针对性护理对脑肿瘤患者伽马刀术后不良反应的影响[J].当代护士（下旬刊），2018，25（11）：100-102.
[18] 张旭东.伽玛刀治疗良性颅底脑膜瘤的效果观察及不良反应分析[J].白求恩医学杂志，2018，16（6）：594-595.
[19] 王秀红.开颅手术后并发癫痫的护理[J].齐齐哈尔医学院学报，2004，25（1）：79-80.
[20] 普布卓玛.颅脑手术后并发精神障碍的原因及护理措施[J].心理医生，2017，23（35）：229-230.

第4章

手术切除联合放化疗治疗髓母细胞瘤

第一节 概 述

髓母细胞瘤是一种高度恶性的胚胎性肿瘤,是儿童最常见的中枢神经系统恶性疾病。儿童中枢神经系统肿瘤是指在儿童时期发生于颅内或脊髓内的肿瘤性病变。这些肿瘤可分为多种类型,包括良性肿瘤(如脑膜瘤、神经鞘瘤)和恶性肿瘤(如胶质瘤、髓母细胞瘤)。它们的特点在于生长速度快,易对周围组织产生压迫,并对患者的神经功能产生不同程度的影响。

一、定义

髓母细胞瘤(medulloblastoma,MB)是起源于小脑早期神经祖细胞的胚胎性肿瘤,其细胞形态很像胚胎期的髓母细胞,因此采用这个名称。其生长迅速,侵犯广泛,是儿童颅内恶性肿瘤中最常见的类型,是颅内恶性程度最高的神经上皮源性之一。肿瘤主要生长于小脑蚓部,侵犯第四脑室、脑干,常压迫和阻塞中脑导水管或第四脑室侧孔和正中孔,最常见是小脑功能障碍及颅内压增高的症状及体征,常伴有严重的远期不良反应,如智力下降、生长发育迟缓、内分泌功能紊乱、神经认知功能损伤。

二、流行病学调查

髓母细胞瘤是儿童最常见的胚胎性脑瘤,占所有儿童中枢神经系统肿瘤的20%、中枢神经系统胚胎性肿瘤的63%,占儿童颅后窝肿瘤的29%。髓母细胞瘤发病呈双峰形,发病高峰在3～4岁和8～9岁,中位发病年龄为8岁,70%的髓母细胞瘤发生在10岁以下儿童,10%～15%发生在婴儿期。髓母细胞瘤在成人中罕见,在成人中枢神经系统肿瘤中占比不到1%。男性多于女性(1.8∶1)。目前,经规范治疗后,年龄≥3岁的标危型髓母细胞瘤患者的5年无复发生存率＞80%,高危型髓母细胞瘤患者的5年无复发生存率约为60%。而年龄＜3

岁的髓母细胞瘤患者因放疗有远期不良反应，需延迟放疗或不做放疗，生存率为30%～70%。

三、临床分期

肿瘤侵犯范围评估对于临床分期、危险度分层和后续治疗方案选择非常重要。髓母细胞瘤肿瘤侵犯范围定义见表4-1。

表4-1 肿瘤的分期

	肿瘤位于原位的分期
T1	肿瘤直径＜3cm；局限于蚓部脑室顶或部分侵入小脑半球
T2	肿瘤直径≥3cm；进一步侵犯邻近结构或部分填塞第四脑室
T3	肿瘤侵入两个以上邻近结构或完全填塞第四脑室（延伸至导水管、第四脑室后正中孔或两侧）并伴明显脑积水
T4	肿瘤进一步通过导水管延伸至第三脑室或向下延伸至上段颈髓
	肿瘤播散转移的分期
M0	无蛛网膜下腔转移证据
M1	脑脊液细胞学检查发现肿瘤细胞
M2	在脑部蛛网膜下腔或侧脑室发现结节性转移
M3	在脊髓蛛网膜下腔发现结节性转移
M4	中枢神经系统外转移

四、危险分层

根据年龄、手术切除程度、有无转移将髓母细胞瘤分为两组，见表4-2。

表4-2 髓母细胞瘤危险因素

高危因素	低危因素
年龄＜3岁	年龄＞3岁
大部切除肿瘤	全或近全切除肿瘤
肿瘤侵犯脑干或转移	无脑干侵犯或转移

五、临床表现

1. 颅内压增高症状　表现为头痛、视物模糊、呕吐、意识改变等。
2. 躯体性共济失调症状　表现为步态异常，走路不稳。
3. 局限神经功能障碍　表现为复视、斜视、眩晕、吞咽呛咳和锥体束征、背部疼痛和截瘫等。
4. 婴儿独特症状　表现为非特异性的嗜睡、眼球运动异常、落日征、精神运动延迟、发育迟缓和喂养困难；婴儿囟门18个月前还未闭合。

六、治疗原则

髓母细胞瘤的治疗主要以手术切除为主，辅以全脑全脊髓放射治疗及多种药物联合的化疗。

（一）手术治疗

手术方式

（1）肿瘤切除术：尽可能安全地最大程度切除肿瘤、重建脑脊液循环、明确诊断是手术治疗的目的。手术切除的程度是影响儿童髓母细胞瘤患者预后的重要因素。术后瘤体残留越少，其预后越好。手术入路多采用后正中入路或旁正中入路。如果术中发现肿瘤已经侵及脑干，则不应该盲目追求全切，否则导致严重的不良后果。术后肿瘤残余 > $1.5cm^2$ 者在临床上被归为高危组，需要更加激进的治疗，预后也相对较差。术后72小时内行颅脑MRI检查评价肿瘤切除程度。

（2）脑室腹腔分流手术：不建议术前行脑室腹腔分流手术。如果患者术后或者在放化疗过程中出现了脑室扩大、颅内高压表现且不能缓解，可行脑室腹腔分流术，重建脑脊液循环平衡。

（二）放射治疗

时机选择

（1）初诊年龄 ≥ 3岁髓母细胞瘤患者，最佳放疗时机应在肿瘤切除术后接受放疗，术后4～6周是放疗最理想的时机。放疗前应充分评估患者的年龄、生长发育、手术切除范围、术后体能情况、影像学检查评估有无转移、脑脊液检查的结果及术后病理类型。根据不同危险度，采用不同的放疗策略。

（2）初诊年龄 < 3岁髓母细胞瘤患者，术后不建议放疗，应延迟放疗或不做放疗。

1）标危患者无转移、无残留的促纤维增生/广泛结节型和（或）SHH分子亚型（无 *TP53* 突变）的髓母细胞瘤，术后行全身化疗联合脑室内化疗，不做放疗。

2）高危患者应先行化疗，延迟至3岁后再行放疗。转移的患者可根据具体情况行放疗。随着年龄增长，患者3岁后，可参照年龄≥3岁髓母细胞瘤的放疗剂量和范围进行治疗。

（三）系统化疗

时机选择

（1）初诊年龄≥3岁髓母细胞瘤患者：采用标准的手术—放疗—化疗，5年无事件生存率可达81%，总生存时间达86%。高危髓母细胞瘤约占60%。标危患者放疗结束后4周可开始辅助化疗。虽然髓母细胞瘤对化疗敏感，但研究证实，先行化疗再行放疗生存率较低，因此建议先放疗后化疗（图4-1）。

（2）初诊年龄＜3岁髓母细胞瘤患者：放疗对年幼儿童生长发育、内分泌功能和神经认知能力有影响，术后应延迟放疗或不做放疗，建议先接受化疗。对年龄＜3岁标危髓母细胞瘤，可不做放疗，但需要同时加强全身系统的化疗。强化化疗方案包括环磷酰胺、大剂量甲氨蝶呤、依托泊苷、卡铂和长春新碱等药物（图4-2）。

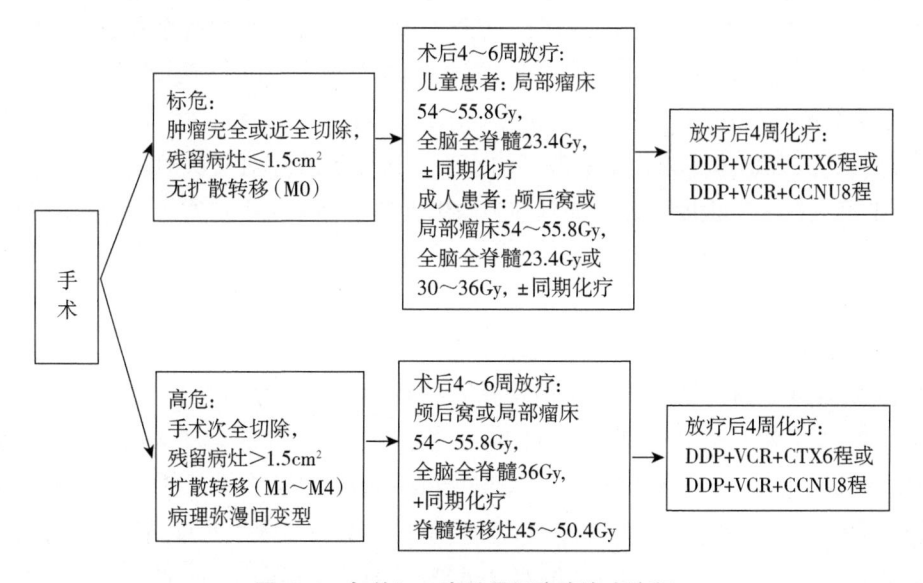

图4-1 年龄≥3岁髓母细胞瘤治疗流程

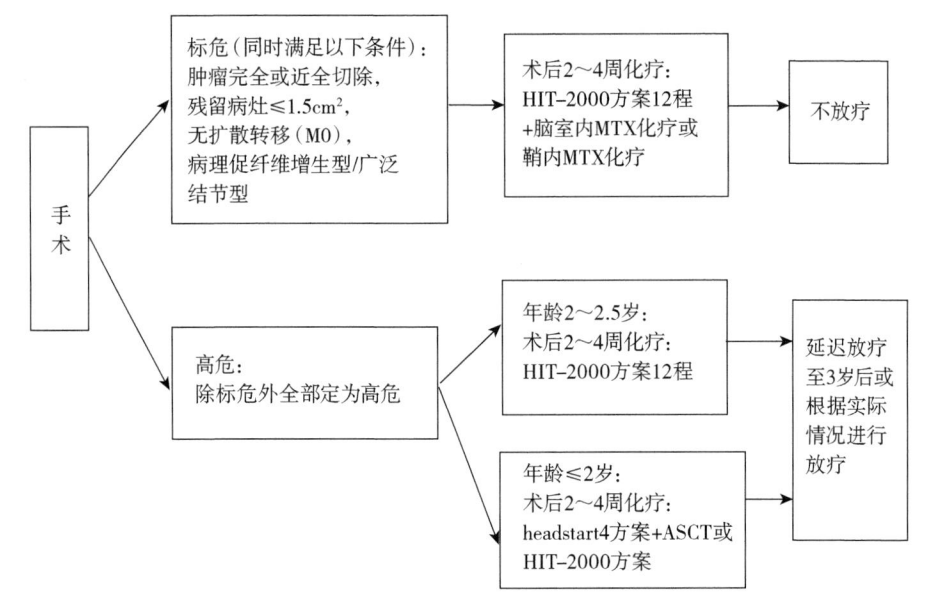

```
                              ┌─────────────────┐    ┌─────────────────┐
                              │标危(同时满足以下条件):│    │术后2~4周化疗:    │    ┌─────────┐
                         ────▶│肿瘤完全或近全切除,│───▶│HIT-2000方案12程  │───▶│不放疗   │
                        │     │残留病灶≤1.5cm²,  │    │+脑室内MTX化疗或  │    └─────────┘
                        │     │无扩散转移(M0),   │    │鞘内MTX化疗       │
                   ┌────┴┐    │病理促纤维增生型/广泛│    └─────────────────┘
                   │手   │    │结节型           │
                   │术   │    └─────────────────┘
                   │     │                          ┌─────────────────┐
                   └────┬┘                     ┌───▶│年龄2~2.5岁:      │
                        │    ┌─────────────────┐│    │术后2~4周化疗:    │    ┌─────────┐
                        │    │高危:            ││    │HIT-2000方案12程  │───▶│延迟放疗  │
                         ───▶│除标危外全部定为高危│────┤                 │    │至3岁后或 │
                              └─────────────────┘│    └─────────────────┘    │根据实际  │
                                                 │    ┌─────────────────┐    │情况进行  │
                                                 │    │年龄≤2岁:         │    │放疗     │
                                                 └───▶│术后2~4周化疗:    │───▶└─────────┘
                                                      │headstart4方案+ASCT或│
                                                      │HIT-2000方案      │
                                                      └─────────────────┘
```

图 4-2 初诊年龄＜3 岁髓母细胞瘤治疗策略

（四）自体造血干细胞移植

自体造血干细胞移植（ASCT）一直作为血液恶性肿瘤的治疗方法，近年来被用于髓母细胞瘤患者的治疗。对于髓母细胞瘤的低年龄儿童患者而言，术后放疗会促使其认知障碍的发展。研究显示，6 岁以下的儿童化疗后行 ASCT，其智力、记忆力总体评分处于一般平均水平，避免了放疗对其认知能力的损害。ASCT 可以在一定程度上提高髓母细胞瘤患者的生存率及生存质量，但还需更多的临床研究予以验证。

（五）靶向治疗

随着基因组学的发展，髓母细胞瘤被分为 WNT 型、SHH 型、Group3（G3）型和 Group4（G4）型，每个亚型均具有独特的分子组学和临床特征。新一代 DNA 甲基化阵列和 RNA 测序又将 WNT 型、SHH 型、G3 型和 G4 型细分为不同的亚组。随着分子型的出现，髓母细胞瘤的治疗也从手术后的放化疗逐渐向分子特异性靶向治疗发展。在多模式治疗下，目前发达国家儿童髓母细胞瘤的 5 年总生存率已达 65%～71%。虽然分子靶向治疗仍处在临床前的研究和临床试验阶段，随着代谢组学、高通量蛋白质组学、表观遗传组学、全转录组测序的发展，从而为髓母细胞瘤靶向治疗提供更安全、有效的治疗方案。

第二节　评估髓母细胞瘤的临床新技术

一、磁共振评估与定位技术

使用 MRI 评价脑和脊髓。

1. 颅脑 MRI　术后 72 小时内完成扫描。当残留肿瘤无法明确时，术后 2～3 周进行颅脑 MRI 复查。治疗期间每两个治疗周期扫描一次 MRI 评价治疗反应，不要少于每 3 个月一次。扫描序列：常规 MRI 平扫及增强：平扫 T_1/T_2/FLAIR/DWI，增强后推荐 3D 扫描。

2. 脊髓 MRI　理想状态是术前即进行脊髓 MRI 筛查，如果无条件筛查，则推荐术后 72 小时内完成脊髓 MRI 扫描。如果此时评价困难，推荐术后 2～3 周后复查脊髓 MRI。

二、病理组织学诊断技术

髓母细胞瘤分为以下组织学亚型。

1. 经典型　最常见，占髓母细胞瘤的 70% 以上。

2. 促纤维增生/结节型　多见于小脑半球，而非第四脑室，占髓母细胞瘤的 20%，但在年龄＜3 岁者中则占 47%～57%。

3. 广泛结节型　发生率较低，占髓母细胞瘤的 3%，几乎只发生在婴儿中，其为促纤维增生/结节型 MB 的发展延伸。

4. 大细胞/间变型　占髓母细胞瘤的 10%，可见于任何年龄段。

5. 其他亚型　除了上述几个亚型外，髓母细胞瘤还有 2 个特殊组织学结构：髓母细胞瘤伴肌源性分化，既往称为髓肌母细胞瘤；髓母细胞瘤伴黑色素分化，既往称黑色素性髓母细胞瘤缺乏明确的临床意义，但因罕见，易被误诊为其他肿瘤。

三、分子分型技术

髓母细胞瘤主要分为以下几种分子亚型，每种亚型与不同的基因组特征、临床行为和预后相关。

1. WNT 活化型　占髓母细胞瘤的 10%，主要发生于 4 岁至年轻成人（中位年龄 11 岁），男女比例均衡。

2. SHH 活化型　SHH 活化型占髓母细胞瘤的 25%，有两个明确发病年龄群，＜3 岁的婴儿和＞17 岁的成人，占这些年龄组患者的 2/3。

3. 非 WNT/非 SHH 活化型　非 WNT/非 SHH 活化型包括 Group 3（G3）和 Group 4（G4）两个亚型，但二者并非同一细胞起源。G3 亚型占髓母细胞瘤的 25%，主要发生于婴儿和儿童，超过 18 岁的人群中几乎不发生。

四、家族基因检测技术

对伴有髓母细胞瘤发病相关的遗传性癌症易感综合征的患者，需进行遗传咨询和相关基因检测。检测髓母细胞瘤发病相关的胚系突变基因对受累的儿童、兄弟姐妹、父母，以及潜在的其他家庭成员，在癌症检测、预防、诊断和治疗都有着重要的作用。

第三节　髓母细胞瘤围手术期精准护理

一、术前准备

术前准备是确保患者手术成功和患者安全的重要环节。需要对患者的病史、用药情况、过敏史等信息进行详细的沟通。同时，还需要对患者进行全面的评估，包括神经系统评估、全身功能评估和精神状态评估等，以确保手术的安全性和有效性。

（一）一般评估

1. 入院评估　入科后护士介绍本科室的环境及儿童中枢神经肿瘤的相关知识、护理及注意事项。在与患者及其家属进行沟通时，应随时关注患者的心理状态。患者都是低龄儿童，要及时采取有针对性的护理措施来指导，如有不配合、哭闹等表现，应用转移注意力、做游戏等方法进行缓解，取得患者的信任。

2. 病史评估　详细了解患者的病史，包括既往疾病、手术史、药物过敏史、家族病史等。同时进行全面的体格检查，以评估患者的一般情况和有无其他并发症。

3. 心肺功能评估　神经外科手术对心肺功能要求较高，根据儿童生理特点评估呼吸、脉搏等，评估患者有无呼吸道感染，呼吸道感染会使围手术期呼吸道并发症的风险增加 2～7 倍。有研究显示，儿童的年龄与呼吸道感染引起肺部并发症的风险有关，与 5 岁以上的儿童相比，5 岁以下儿童面临的风险显著增加。患者有明确的下呼吸道感染症状（如喘息、咳嗽、胸部 X 线检查结果异常及全身症状）应选择暂停手术，另外还应关注患者是否患有先天性心脏病等。

各年龄组小儿呼吸、脉搏正常范围见表 4-3。

表 4-3　各年龄组小儿呼吸、脉搏正常范围　　（单位：次/分）

年龄	呼吸	脉搏	呼吸：脉搏
新生儿	40～45	120～140	1：2
＜1岁	30～40	110～130	1：(3～4)
2～3岁	25～30	100～120	1：(3～4)
4～7岁	20～25	80～100	1：4
8～14岁	18～20	70～90	1：4

4. 实验室检查　根据患者的病情，进行相关实验室检查，如心电图、磁共振成像、CT、血常规、生化指标、凝血功能、肿瘤标志物等。

5. 神经功能评估　针对儿童生理特点，应采取适用于儿童的评估量表，包括儿童格拉斯哥评分量表、儿童跌倒风险因素评估表、BradenQ 儿童压疮风险评估量表、儿童疼痛评估量表（FLACC）。护士需要对患者进行神经功能评估，以确定患者的神经功能状态。包括对患者的感觉、运动、认知等方面进行评估，患者检查是否能配合，以帮助医师对病情的准确评估。

6. 心理评估　患者的心理状况评估也是围手术期不容忽视的环节，儿童的生理和心理健康需求与成人比较有显著不同，受认知能力有限、缺乏自我控制、需要依赖他人及其对医疗知识的缺乏等因素，导致儿童在生理和心理上更容易受到手术的影响。因此，术前焦虑可能会导致儿童产生更加严重的生理反应，而这会导致其在麻醉诱导期间的不良反应并影响术后恢复，对儿童的健康和发育造成短暂或长期的不良影响。常用的焦虑评估量表包括改良耶鲁术前焦虑量表（m-YPAS）适用于在 2～12 岁儿童；儿童围手术期多维焦虑量表（CPMAS）适用于 7～13 岁儿童；STAI-C 是目前测量儿童焦虑程度应用最广的量表，也是公认的焦虑筛查"金标准"，适用于 9～12 岁儿童。

（二）专科评估

髓母细胞瘤最常见的是颅内压增高及小脑功能障碍的症状及体征，故意识与肌力是评估的重点。

1. 术前运动症状评估　在评估运动障碍常采用肌力评定表作为评价工具。患者对抗阻力向各个可能的方向运动，从四肢远端向近端逐一检查各关节，两侧对比，注意各部位肌力。

2. 非运动症状评估　对患者病情进行评估，包括生长发育和营养，心、肺、肾等功能状况，密切关注患者有无生命体征的变化，观察瞳孔、意识，有无恶心、呕吐，有无偏瘫失语或精神症状。

3. **意识评估** 意识障碍患者常采用儿童格拉斯哥评分表。

4. **疼痛评估** 患者对疼痛的评估常采用儿童疼痛评分表作为评价工具，如 NIPS 评分法、CRIES 评分法、FLACC 评分法。评估方法：由经过培训的护士站在患者床边10分钟，观察外露的身体和下肢，根据观察的患者情况与量表中的内容对照，将所有项目的评分相加即为患者最后评估总分。当患者疼痛评分＜3时，护理人员可对患者进行非药物镇痛护理，疼痛评分＞3时及时进行镇痛治疗。

5. **脊髓评估** 已发生脊髓种植的髓母细胞瘤患者应注意脊髓症状评估，观察患者是否出现强迫头位、颈部疼痛、肢体无力麻木、肢体疼痛，大小便障碍等。

（三）影像学技术评估

MRI 与 CT 检查评估的护理关注点如下。

1. **患者准备** 指导患者去除身上的金属饰品，以免影响检查效果。检查时体位保持不动，配合指令，检查时的安静可以确保脑部图像清晰度。

2. **配合医师** 评估患者配合度，对不配合的患者要在医师指导下服用镇静催眠药，确保安全用药。

3. **心理护理** 检查过程中，患者可能会感到紧张和恐惧，护理人员应密切关注患者的心理变化，给予心理支持和安慰。

4. **监测生命体征** 检查过程中，密切监测患者的意识、心率、呼吸等生命体征，确保患者的安全。

（四）术前宣教

术前1天，护理人员对患者及其家属进行物品准备、术前注意事项等进行指导。

1. 一般术前8小时禁固体食物；4～6小时禁水，以防术中呕吐导致误吸。

2. 术前1天备皮、洗头，操作轻柔，避免损伤头皮；较小的患者头皮胎脂和污垢较厚，可使用肥皂水充分泡软后再理发，理发时可以分散患者注意力，以防外伤。

3. 肠道准备：基于快速康复理念认为，儿童术前口服泻药或灌肠具有一定的局限性，易导致患者肠道菌群失调及水、电解质紊乱。此外，患者因灌肠不适剧烈哭闹还会引起肠胀气，更不利于术后胃肠道功能的恢复。故儿童手术患者可不进行常规灌肠。

4. 术日晨取下随身佩戴的物品。

5. 髓母细胞瘤患者多有长期频繁的呕吐，要注意防止误吸，保持呼吸道通畅，并观察有无水、电解质紊乱的征象，保证足够的营养供给。

二、髓母细胞瘤术中的精准护理

（一）准备工作

1. 物品准备

（1）常规物品：无菌治疗巾、无菌手术衣、无菌手套、无菌注射器、止血材料、手术缝合线。

（2）特殊耗材：小儿面罩、牙垫、小儿麻醉回路管、气管插管、相应插管铜心、小儿吸痰管、小儿测压袖带、小儿血氧饱和度仪、手术器械、脑肿瘤切除显微器械一套、适合患者的手术器械、各种角度枪状咬骨钳、止血粉、脑膜补片等。

2. 器械准备　护士要在手术开始前仔细核对手术器械，确保手术所需的器械，并处于良好的工作状态。

（1）手术床：检查手术床功能是否处于功能完好状态，根据手术医师及实际情况调整手术体位。

（2）头架：检查头架固定牢固，术前定位CT后，再次检查头架头钉固定无移位。

（3）手术使用的电机、马达处于完好状态。

3. 药品准备　利多卡因、抗生素（首选第一、二代头孢菌素）、止血药物等。

4. 医务人员准备

（1）严格无菌操作：神经外科手术对无菌操作要求极高，护士还需要保持手术室的整洁和无菌环境，遵循手术室相关的操作规范和消毒流程，降低感染风险。

（2）术前安全核查：护理人员核对患者的身份信息，对于年幼患者护士应与家属反复确认手腕带信息，以确保患者信息无误，手术室护士在麻醉前、术前、术后同手术医师及麻醉师对照《手术安全核查表》内容逐项核对，共同签字。

（3）了解患者的相关资料，特别了解患者体重。由于术中麻醉用药及计算输液量、输液速度、输血量，都相对要求精确。

5. 患者准备

（1）患者头架固定牢固，疼痛在可耐受范围，心理状态平稳。

（2）患者已根据要求，保持空腹状态。

（3）常规准备：安抚患者，手术间可播放儿歌等分散患者注意力。

（二）麻醉方式

麻醉方式采用全身麻醉，髓母细胞瘤手术时间比较长、手术难度比较大，在手术前，麻醉师应对患者进行充分的麻醉评估。

三、术后护理

（一）一般护理

1. **环境准备** 保持患者病房内环境的整洁，年长儿将病房内的温度控制在 18～20℃，将湿度控制在 50%～60%，幼儿患者病房温度控制在 20～22℃，湿度控制在 55%～56%。

2. **生命体征监测** 给予患者持续低流量吸氧，持续床旁心电监护监测生命体征，密切监测体温、血压、心率、呼吸等。

3. **体位的护理** 全身麻醉未苏醒患者取平卧位。清醒后若病情平稳则抬高床头 15°～30°，以利于手术腔引流，减轻头面部水肿。

4. **气道护理** 髓母细胞瘤切除手术时间长，故麻醉时气管插管时间长，拔管后易发生喉头水肿，可致呼吸骤停。再因手术牵拉脑干生命中枢，易引起术中、术后中枢性呼吸障碍而危及生命。

（1）术后应特别注意呼吸功能的监护，包括呼吸频率和血氧饱和度。防止舌后坠、麻醉药代谢异常等导致的呼吸暂停。

（2）观察呼吸的节律、频率、深度及呼吸模式，并注意有无皮肤、唇、指（趾）甲发绀等现象。当患者出现呼吸过快、过慢或呼吸不规则时，要及时通知医师。

（3）如因呼吸道分泌物多，咳嗽反射减弱，排痰不畅导致呼吸道梗阻，应立即清除分泌物，如痰液较黏稠不易吸出或有吸气性呼吸困难等喉痉挛表现，宜早期评估气管切开，以确保呼吸道通畅。若呼吸浅慢，频率<8次/分，血氧饱和度<90%，则及时采用同步人工呼吸机辅助呼吸，包括鼻导管吸氧、面罩吸氧、简易呼吸器辅助呼吸、呼吸机辅助通气等。

（4）如留置人工气道患者，应妥善固定气道，防止脱管。气道湿化可采用人工鼻、雾化吸入等措施，湿化效果适宜的表现为患者安静，分泌物稀薄，呼吸道通畅，吸引管能顺利通过，管内没有痰栓，听诊时气管内无干鸣音或大量痰鸣音。定时监测气囊压力，推荐气囊压力为 20～25cmH$_2$O。

5. **饮食护理** 术后禁食，第 2 天根据患者意识及吞咽功能酌情给予流食或半流食，逐渐进普食，宜选择高蛋白、高维生素及易消化的食物，少食多餐，以保证营养供给，从而促进伤口愈合；如术后患者出现吞咽功能障碍，应暂给予禁食或给予鼻饲饮食，摄入不足时应增加静脉肠外营养支持治疗。

6. 皮肤护理

（1）保持皮肤清洁和干燥，注意保暖，防止受凉，密切观察皮肤情况。

（2）每1~2小时协助患者翻身一次，消瘦的患者给予垫软枕或在骨隆突出处粘贴敷料预防，预防患者发生压疮。

7. 口腔护理

（1）保持口腔清洁，每天至少进行口腔护理2次。

（2）预防口腔干燥：患者可能因口腔干燥而有哭闹，可使用湿棉球湿润口唇和口腔黏膜。

（3）观察口腔情况：患者自主性差，要定期观察患者的口腔状况：口腔黏膜有无破损、溃疡、出血、异味等。

8. 管路护理

（1）引流管护理：部分患者肿瘤切除前先做脑室引流，可暂时缓解颅内高压，特别是可以避免术前因小脑扁桃体疝而导致呼吸骤停。

1）术后脑室引流期间要严格无菌操作，防止颅内感染。将引流袋挂在床头，要调节适宜高度，不能过高或过低。

2）一般引流管最高距侧脑室额角的距离为20~25cm，过高达不到引流目的，过低则易引起颅内低压，并注意随体位改变而调整脑室引流袋的高度。

3）防止引流管脱落扭曲。应特别注意引流速度，禁忌流速过快。

（2）留置导尿管护理

1）每天冲洗会阴，在翻身时要防止导尿管滑脱，避免尿液外溢。

2）密切观察尿量、性状、颜色变化等，训练患者膀胱功能。

3）如患者术后病情平稳，应尽早拔除留置导尿管。

（二）专科护理

密切观察患者的意识、瞳孔、肢体活动、语言和吞咽功能等情况。

1. 观察意识状态　观察患者是否出现意识模糊、嗜睡、昏迷等异常状态，如有异常及时通知医师。注意患者哭闹情况：患者哭闹常常是头痛、身体不适等异常症状的反应，了解患者哭闹情况可及时发现病情变化。

2. 观察瞳孔　观察患者瞳孔大小、形状、对光反射等情况，如有异常及时通知医师。髓母细胞瘤术后患者瞳孔的异常表现为双侧瞳孔对光反射差，瞳孔不圆、大小多变，眼球分离或眼球游动。一旦出现颅内高压危象或脑疝，则表现为双侧瞳孔散大，对光反射消失。

3. 言语情况　注意患者的言语表达和交流能力，是否存在言语不清或无法理解语言的情况。

4. 肢体活动情况　注意观察患者肢体活动能力、肌力和协调性。

（三）症状的精准护理

1. 头痛的精准护理　髓母细胞瘤术后疼痛的原因多种多样，包括颅内压增高、手术切口、神经功能恢复、药物副作用、并发症和心理因素等。合理的疼痛管理可以提高患者的生活质量和手术恢复效果。

（1）评估患者的疼痛程度和特点，结合患者的年龄个人差异，选择适合的评估量表进行评估，采用适当的疼痛管理措施。

（2）主要镇痛措施包括药物治疗、物理治疗、心理干预等，同时密切观察患者的疼痛反应和不良反应，及时调整和改进护理措施。

（3）儿童镇痛药物推荐使用非阿片类药物，如布洛芬、对乙酰氨基酚等。

（4）对于儿童的特殊性，给予制订个性化镇痛方案，如吸吮安抚奶嘴、听音乐、玩玩具、看动画片等。

2. 高热的精准护理　术后高热的原因包括术后体温调节中枢受损；术后瘤腔积液过多导致皮下积液；切口脑脊液漏；颅内感染。

（1）术后严密观察热型及持续时间，区别中枢性高热与肺部、泌尿系统感染所致高热。

（2）如为中枢性高热，使用解热药效果欠佳。可予以头枕冰袋、温水擦浴等物理降温，尽量将体温控制在38.5℃以下。降温处理30～60分钟后监测体温。

（3）一种方法效果不佳时可交替使用其他方法，并做好记录；同时高热患者降温后应注意及时补充水分，防止脱水的发生。

（4）保持室内温、湿度适宜，空气清新，定时通风，注意保暖，及时更换汗湿的衣被，保持床单清洁、干燥。

3. 术后恶心呕吐的精准护理　恶心呕吐是髓母细胞瘤术后常见症状，儿童术后恶心呕吐常见危险因素包括年龄＞3岁、手术时间≥30分钟、既往有呕吐史。

（1）缩短术后禁食时间是缓解恶心呕吐的方法之一，患者术后麻醉清醒后即可少量进食。

（2）及时清理呕吐物，保持患者口腔、鼻腔清洁，避免感染。

（3）遵医嘱给予药物治疗，如止吐药、胃肠道动力药等，缓解呕吐症状。

（4）给予半坐卧位，避免平卧，以减轻胃肠道负担。

（5）呕吐患者可在呕吐间歇期给予营养支持，避免高脂肪、高糖、高蛋白食物。

（6）患者术后呕吐可能导致焦虑、恐惧等负面情绪，护士应加强与患者的沟通，了解患者需求，给予心理支持。

（7）指导患者进行放松训练，如深呼吸，以减轻焦虑情绪。

4. 小脑功能障碍的精准护理

（1）患者术后拔除引流管 24～48 小时即可下床活动，遵循三步起床法：先床上坐起 30 秒，双腿下垂 30 秒，再床边站起 30 秒，再过渡到在床边活动，循序渐进。

（2）患者术后常出现平衡功能障碍，要教会患者及其家属正确的功能锻炼方法。肢体功能障碍患者，术后 1～2 天，指导患者在床上做伸、屈关节、旋内、旋外、梳头、捏皮球的方法训练，开始可借助健肢帮助，从被动运动过渡至主动运动；术后 3 天起，嘱患者下床，指导患者做站立练习，开始在有依靠下站立，如背靠墙、扶拐等，每次 10～20 分钟，每天 3～4 次，同时指导其坐站练习，每次 10～20 分钟，每天 3～4 次，前两种训练交替进行。开始由家属帮助，以后逐渐无依靠站立，然后步行；术后第 5 天起，指导患者台阶练习，每次 10～15 分钟，每天 3 次，改善下肢肌力；所有训练要循序渐进，以患者有轻度疲劳感为宜。

（3）如言语障碍患者，在语言治疗的最初期，要多进行日常口语对话、手势语、指物品名称或音调练习。要坚持听、视、说、写四者并重，可用讲故事、提问等形式提高语言的趣味性。

5. 谵妄躁动的精准护理

（1）髓母细胞瘤患者术后有少数患者会出现谵妄、躁动的精神症状。做好安全防护工作，必要时使用约束具，及时评估。

（2）护理人员应与患者建立良好的信任关系，倾听患者的心声，了解其心理需求，给予针对性的心理支持和疏导。

（3）与患者家属及时沟通，取得家庭的支持。

（4）关心鼓励患者，帮助树立信心，积极配合治疗。

6. 记录出入量的精准护理　髓母细胞瘤术后有水肿期，准确记录出入量可为医师判断病情提供强有力的治疗依据（表 4-4）。

表 4-4　出入量统计表

日期/时间	入量				出量		
	饮水、流食		固体食物		尿量(ml)	大便	其他（呕吐、引流物等）
	名称	ml	名称	个			

（1）精准入量

1）每天饮水量，用有刻度的容器记录其量：年长儿为其提供有刻度的专用量杯；母乳喂养的患者，指导家属用吸奶器吸出母乳后用有刻度的奶瓶进行喂养，以便计量。

2）食物中的含水量：固体类食物用专用电子秤称重后参照食物含水量表计算其含水量（表4-5）。

3）输液、输血量：根据医嘱及当班实际输入量记录即可。

儿童入量的参考标准：1～2岁时，每天水分的总摄入量为1300ml，即奶水及其他水分。2～3岁儿童应每天摄入水分600～700ml，4～5岁儿童可摄入700～800ml，5～7岁儿童则可以摄入800ml。7～10岁儿童的每天饮水量为1000ml，11～13岁儿童的每天饮水量为1100～1300ml，14～17岁儿童的每天饮水量为1200～1400ml。

（2）精准出量：每天排出量主要为尿量，还包括其他途径的排液量，如大便及呕吐物等含水量、咯出物（咯血、咳痰）、出血量、引流量、创面渗液量等。

表 4-5　医院常用食物及水果含水量

医院常用食物含水量

食物	单位	原料重量（g）	含水量（ml）	食物	单位	原料重量（g）	含水量（ml）
米饭	1中碗	100	240	藕粉	1大碗	50	210
大米粥	1大碗	50	400	鸭蛋	1个	100	72
大米粥	1小碗	25	200	馄饨	1大碗	100	350
面条	1中碗	100	250	牛奶	1大杯	250	217
馒头	1个	50	25	豆浆	1大杯	250	230
花卷	1个	50	25	蒸鸡蛋	1大碗	60	260
烧饼	1个	50	20	牛肉		100	69
油饼	1个	100	25	猪肉		100	29
豆沙包	1个	50	34	羊肉		100	59
菜包	1个	150	80	青菜		100	92
水饺	1个	10	20	大白菜		100	96
蛋糕	1块	50	25	冬瓜		100	97
饼干	1块	7	2	豆腐		100	90
煮鸡蛋	1个	40	30	带鱼		100	50

各种水果含水量

水果	重量（g）	含水量（ml）	水果	重量（g）	含水量（ml）
西瓜	100	79	葡萄	100	65
甜瓜	100	66	桃	100	82
西红柿	100	90	杏	100	80
萝卜	100	73	柿子	100	58
李子	100	68	香蕉	100	60
樱桃	100	67	橘子	100	54
黄瓜	100	83	菠萝	100	86
苹果	100	68	柚子	100	85
梨	100	71	广柑	100	88

1）尿量：对于年长儿童，为其提供有刻度的专用量杯计量；对于小婴儿和不能配合的儿童应用尿不湿称重法。先测量干尿布的重量，再测量湿尿布的重量，两者之差即为尿量。

2）大便含水量：称重后参考大便含水量来计算液体出量。便秘：含水量5%～15%，硬度类似老玉米粒；正常排便：含水量20%～30%，硬度类似面团或香蕉；糊状便：含水量50%～80%；稀水样便：含水量达80%以上。

（3）呕吐物：将呕吐物同样用称重法来计量。

（4）不显性失水量：儿童不同年龄的不显性失水量可参考《儿科学》第9版，见表4-6。

表4-6　不同年龄的不显性失水量

不同年龄或体重	不显性失水量[ml/(kg·d)]
早产儿或足月新生儿	
750～1000g	82
1001～1250g	56
1251～1500g	46
＞1500g	26
婴儿	19～24
幼儿	14～17
儿童	12～14

（5）小儿尿量：详见表4-7。

表4-7　小儿尿量

年龄段	正常尿量	少尿
婴儿	400～500ml	＜200ml
幼儿	500～600ml	＜200ml
学龄期儿童	600～800ml	＜300ml
学龄儿童	800～1400ml	＜400ml

7. 吞咽呛咳的精准护理

（1）调整吞咽方式：低头吞咽，可保护气管通道，避免食物或水太快流入咽喉，让进食更安全。长期卧床的患者，采取半卧位，成30°～60°（建议45°左右）。

（2）调整食物的质地：选择软食、半流食或糊状的黏稠食物。对于水或稀流质食物吞咽呛咳的患者，可适当使用食物增稠剂，增加液体的浓稠度。

（3）调整进食的速度与量：小口吞咽，可减少食物在咽部的残留量。选择适合患者的一口量（2～4ml），逐渐增加，最多不超过20ml，吞咽食物后指导患者做几次空吞咽，防止食物口腔残留。

（4）调整进食习惯：进餐时不要讲话，减少进餐时环境中分散注意力的干扰因素；保证充足的进餐时间。

（5）针对口咽部肌肉运动障碍的护理干预措施

1）指导患者用硅胶牙刷按摩口腔双颊，每天2次，每次30分钟，增强患者口腔本体感觉。

2）进食流食时，要求患者用吸管吸食，来加强患者的口腔肌肉力量。

3）伸缩舌和舌的侧方交替运动，来提高患者的口腔协调运动。

4）护士利用患者喜欢的棒棒糖或巧克力棒放在口内或口边，让患者用舌来舔。

5）对年龄较小、不能自行伸舌的患者，护理人员用纱布将其舌包住，并辅助其舌进行上下左右牵拉运动。充分咀嚼食物时不仅增强了口腔肌肉的力量，而且舌在搅拌食物的过程中，其灵活度、肌肉及本体感均得到了良好的锻炼。

8. 腰椎穿刺的配合与精准护理　髓母细胞瘤术后因病情的需要将实施特殊的检查与治疗，即腰椎穿刺。

（1）配合医师协助患者取侧卧位，去枕、背齐床沿；头部和两膝尽量屈向胸部，腰背部向后弓。

（2）严格执行无菌操作。穿刺过程中及穿刺后密切观察患者意识、脉搏、呼吸、瞳孔的变化，注意有无剧烈头痛、呕吐等症状。

（3）穿刺后注意观察穿刺点有无出血等现象。术后需去枕平卧4～6小时，颅内压高者平卧24小时，颅内压低者取头低足高位，并适当补液。留取的标本应立即送检，以免影响结果。

9. 手术伤口的精准护理

（1）护理人员对患者的伤口进行定期观察和评估，注意伤口渗液、红肿、感染等情况的变化。

（2）伤口下铺无菌治疗巾，指导患者定时变换体位，防止伤口受压。

10.认知障碍的精准护理

（1）根据患者认知障碍的程度和类型，制订个性化认知功能训练计划，包括注意力、记忆、语言、思维、执行功能等方面的训练。

（2）营造安静、整洁、有序的居住环境，降低患者认知负担。合理安排作息时间，确保患者充足休息。

（3）在医师的指导下，合理使用抗认知障碍药物。

（四）术后并发症的护理

1.脑脊液漏护理　因后枕部入路伤口肌层较厚，加之颈部活动度较大，故伤口愈合较慢，易出现脑脊液漏。

（1）由于患者年龄小，保持患者安静，避免哭闹，防止出汗，保持伤口敷料干燥。防止自行拔出引流管，必要时予以约束。

（2）术后保证患者营养，给予高蛋白饮食。

（3）定时观察伤口敷料包扎及干燥情况，观察患者伤口愈合是否良好，拔管后是否出现伤口漏液，必要时手术缝合。

（4）给予头下铺无菌治疗巾、禁做腰椎穿刺、保持漏出液引流通畅等措施。

2.颅内感染的护理

（1）保持脑室引流及腰大池引流的有效性，保持管路通畅，防止逆流、脱落、打折，观察引流液的颜色、性状，保持敷料的清洁、干燥，如有渗湿或被呕吐物污染时及时更换。

（2）保持室内空气清新，定时开窗通风，减少探视和人员流动。

（3）遵医嘱应用抗生素，定时监测体温变化，定期留取脑脊液做脑脊液的常规及生化检查、细菌培养，及时评估颅内感染情况。

3.中枢性面瘫的护理

（1）颅脑术后有神经功能损害的可能，遵医嘱予以患者尽早使用神经营养药物。由于面瘫患者容易将食物潴留在口腔内，在患者哭闹时易引发呛咳、误吸，进食后及时漱口清理患侧颊齿间的食物残渣。

（2）保障充足的休息，注意面部的防寒保暖，外出检查时可戴口罩，避免寒风刺激，不要用冷水洗脸。

（3）物理治疗：可采用针灸等治疗手段，促进头面部血液循环，继而改善面部神经功能。

（4）表情肌自我锻炼：第一步抬眉，第二步皱眉，第三步闭眼，第四步耸鼻，第五步示齿，第六步噘嘴，第七步鼓腮，第八步吹气。

4. 小脑缄默症的护理　小脑缄默症是自限性症状，以缄默为特征性表现并伴有认知功能障碍、共济失调、构音障碍、淡漠、情绪不稳、厌食、大小便障碍等症状。

（1）小脑缄默症的临床表现复杂多变，缺乏诊断标准。不同患者的缄默潜伏期、缄默持续时间、运动功能损害、吞咽功能障碍持续时间及程度不同，术后应密切观察患者的病情变化。

（2）鼓励患者在日常生活活动中独立思考。

（3）选择患者喜欢的游戏、玩具、音乐来培养患者的认知能力和操作能力，缓解精神症状，促进情感障碍恢复，使其可以配合临床治疗。

（4）儿童患者对声音及光线变化敏感，应保持病室内安静、光线柔和。集中治疗和护理的时间，减少不必要的人员走动。

（5）淡化言语问题。对于患者的缄默，指导患者家属不要过分关注，更不能逼迫患者讲话，以免进一步加重患者的紧张焦虑情绪，甚至出现反抗心理。可以采取转移注意力的方法，如陪患者做游戏、讲故事等，分散其紧张情绪。

（6）指导患者家属对孩子多鼓励，当患者主动和人交流时，包括眼神、手势、躯体姿势、言语等，要给予赞扬。

（7）语言功能是缄默症最后恢复的症状，甚至绝大多数患者缄默症状消失后仍遗留不同程度的构音障碍。

1）根据患者反应，将其分为3个等级：有反应，即对语言诱导、听力刺激和各种表情动作反应快；反应迟钝，即对各种诱导、刺激反应缓慢；无反应，即对各种诱导、刺激均无反应。

2）评估的同时观察患者对何种刺激方式敏感、更容易接受，制订个性化护理方案。

3）护士以一对一的形式对患者进行术后语言训练、复述词句、阅读练习及非语言交流训练。第一阶段指导患者做口腔操、舌运动、发音训练；第二阶段，进行复述词句训练，从单字、单词练习，如好、不好、要、不要，也可利用鲜艳的图片、熟悉的照片逐渐进行较长句的对话；第三阶段，进行阅读练习，读大标题、杂志、喜爱的书等加速语言功能恢复的训练；第四阶段，进行非语言交流训练，针对患者的紧张、恐惧心理，并与患者进行肢接触，让患者感受到护士能理解其处境和心理，经常给患者放其喜欢的音乐节目刺激患者语言能力的提高，在训练过程中注意声音由小到大。

（五）化疗护理

1. **心理护理** 在患者化疗过程中需要加强患者家属的心理护理，在护理过程中要注意和家属之间的交流、沟通，从而建立良好的医患关系。

2. **用药护理** 加强对患者的用药指导护理：在化疗过程中需要护理人员对化疗方案严格执行，在用药过程中准确记录液体的用量。

3. **药物不良反应观察**

（1）环磷酰胺：注意观察患者骨髓抑制情况，白细胞减少较血小板减少较为常见，用药后1~2周达到最低。

（2）甲氨蝶呤：注意观察肾损伤表现，应动态监测血清肌酐及肾小球滤过率水平，注意观察患者尿量，用药期间保持尿pH＞7、24小时尿量＞$2.5L/m^2$。

（3）依托泊苷：同环磷酰胺观察要点，应观察患者骨髓抑制情况。

（4）长春新碱：应警惕周围神经病变，观察患者有无手指麻木或其他部位的麻木等。有研究显示，在儿童患者中随着年龄增长，发生周围神经病变的概率越高。

4. **饮食护理** 护理人员需要对患者的饮食习惯及营养状况进行完全掌握，并且进行综合评估，在饮食过程中指导患者食用半流质及流质食物，而且要保证食物为易消化的，同时增加蛋白质、维生素、热量较高食物的摄入量，注意在饮食中避免食用刺激性食物。

5. **口腔护理** 指导患者在日常生活中使用软毛牙刷刷牙，早、晚各1次，保持患者口腔清洁，避免出现牙龈出血等不良现象。化疗后，低龄儿童可给予盐水漱口，由护理人员擦拭和冲洗口腔。

6. **管路护理** 化疗常见管路包括PICC置管及输液港。

（1）PICC护理

1）妥善固定导管，发现敷料潮湿、卷边、穿刺点渗血及时给予更换，防止导管脱出。

2）避免穿刺侧上肢做剧烈运动，防止导管移位。

3）每周进行一次导管维护，严格无菌操作，防止感染发生。注意观察肢体肿胀、疼痛等症状，及时发现并处理静脉血栓。

4）封管时使用0.9%氯化钠注射液20ml脉冲式正压冲管。

（2）输液港护理

1）输液港置入后需密切观察患者有无心律失常、呼吸困难、出血、血胸、气栓、气胸等术后并发症；术后24小时需换药1次。

2）术后 3 天关注有无疼痛、红肿、渗血、渗液、感染等。

3）安抚患者情绪，告知家属和患者禁止上肢做剧烈外展运动。

4）每 4 周进行一次维护，严格无菌操作，如发现穿刺部位红肿、疼痛、渗液等异常及时处理。

5）输液完毕后用 0.9% 氯化钠溶液 20ml 进行脉冲式冲管，注射用肝素钠封管液 5ml 正压封管。

（六）放疗护理

1. 体位摆放护理　儿童患者因年龄小，自制力差，易对陌生环境及医护人员产生恐惧心理，放疗实施时极易发生哭闹、挣扎等不配合行为，放疗期间常使用全身麻醉药或镇静药，故在使用镇静药之前家属宣教不安排患者小憩，以免影响镇静效果，其间还应注意观察患者的生命体征变化。

2. 童趣游戏心理护理　放疗期间可通过播放动画片、故事等方式安抚患者焦虑的心理。

3. 颅内高压的观察　放射性脑水肿是脑部肿瘤术后最常见的并发症，好发于术后 1～7 天，特别是髓母细胞瘤全脊髓放疗后更容易发生。

（1）放疗期间应严密观察患者颅内高压症状，放疗前后可遵医嘱静脉滴注甘露醇注射液降低颅内压。

（2）避免用力咳嗽和排便，积极预防感冒，进食富含粗纤维食物。

（3）无禁忌证时床头抬高 30°，利于静脉回流，减轻脑水肿。

4. 皮肤的护理　儿童皮肤娇嫩，易发生放射性皮炎，指导患者家属给患者穿宽大柔软、吸水性强的棉质衣物，避免对皮肤进行冷、热敷，避免肥皂、乙醇等刺激性物品接触皮肤，避免阳光直接照射。

5. 口腔护理　保持口腔卫生，使用软毛牙刷并经常更换，避免进食对口腔有刺激性食物，可使用康复新液漱口预防口腔炎的发生，蜂蜜水、芦荟汁漱口可预防口腔念珠菌感染。

四、出院指导

1. 患者家属或看护人员应注意患者的病情变化，如若再次出现颅内压增高、小脑和其他脑神经损害症状，建议立刻到医院就诊，因以上症状可能提示脑积水和肿瘤复发。

2. 定期复查：治疗后的患者一般需要每隔 2～3 个月去医院复查全身状况、认知和精神心理状况、体格检查，必要的辅助检查如血常规、肝肾功能、颅脑脊髓磁共振，确定治疗的效果，观察有无肿瘤复发，有无不良反应。每个患者病情不同，复查时间可能不同，具体以医师安排为主。

3. 饮食应以清淡、高热量、优质蛋白（蛋、牛奶、鱼肉）为主，搭配新鲜的蔬菜和水果。少吃或尽量不吃辛辣刺激、油炸食品。

4. 若四肢肌肉力量尚可，可在康复医师的指导下，进行专业肢体锻炼，改善平衡能力，延缓共济失调性残疾，如肩部前屈、外展训练、指鼻训练、平衡训练、原地踏步迈步训练等。

5. 家属或陪护人员应加强看护，合理摆放家具，减少尖锐、易移动家电设备，以免患者跌倒受伤。

6. 关注患者认知功能，合理饮食，饮食中可加入如 Omega-3 脂肪酸、二十二碳六烯酸（DHA）等膳食补充剂和益生菌、益生元等，积极参加社会活动如聚会、兴趣小组活动等增强认知储备，家属或陪护需耐心、细心照顾，及时满足患者的需求。

参考文献

[1] 王忠诚. 神经外科学[M]. 武汉：湖北科学技术出版社，2005.

[2] 中国抗癌协会神经肿瘤专业委员会. 中国髓母细胞瘤整合诊治指南. 癌症，2023（3）：146-149.

[3] Franceschi E, Hofer S, Brandes AA, et al. EANO-EURACAN clinical practice guideline for diagnosis, treatment, and follow-up of postpubertal and adult patients with medulloblastoma[J]. Lancet Oncol, 2019, 20（12）: e715-e728.

[4] 孙晓非，甄子俊. 儿童髓母细胞瘤多学科诊疗专家共识（CCCG-MB-2017）[J]. 中国小儿血液与肿瘤杂志，2018；23（4）：169-174.

[5] 王永军，马骁. 儿童髓母细胞瘤的诊疗进展[J]. 天津医科大学学报，2024，30（2）：180-184.

[6] 崔焱，张玉侠. 儿科护理学[M]. 7版. 北京：人民卫生出版社，2022.

[7] 唐治菊，鲜继淑，张兴芬. 45例髓母细胞瘤病人术后观察与护理[J]. 西南国防医药，2011，21（1）：84.

[8] 周良辅，蒋红，郎黎薇，等. 神经外科围手术期的临床护理[M]. 上海：复旦大学出版社，2006.

[9] 中华医学会小儿外科分会，中华医学会麻醉学分会小儿麻醉学组，唐维兵，等. 加速康复外科指导下的儿童围手术期处理专家共识[J]. 中华小儿外科杂志，2021，42（12）：1057-1065.

[10] 吴为平. 中枢性发热[J]. 中国实用医学杂志，2000，20（11）：650-651.

[11] 陈志芳，羊正祥，唐雪芬. 延髓髓内血管母细胞瘤的观察与护理[J]. 现代护理，2020，14（5）：663.

[12] 张填波，陆四方，肖哲，等. 儿童髓母细胞瘤35例临床分析[J]. 河北医学，2021（3）：256-258.

[13] 曹朋，王冉，郝艳丽，等.青少年、儿童术前焦虑评估量表研究进展[J].重庆医学，2022，51（21）：3755-3759.

[14] 郭娜，赵丽，宋绪彬.小儿颅内肿瘤切除128例围术期护理[J].齐鲁护理杂志，2010，16（27）：22-23.

[15] 董贝贝，于泳浩.儿外科手术患者的麻醉前评估[J].医学综述，2019，25（21）：4291-4295.

[16] 秦强.儿童气道湿化治疗[J].中国实用儿科杂志，2021，36（3）：184-188.

[17] 夏姗姗，丁亚平，周红琴，等.机械通气患儿呼吸道管理的研究进展[J].中华急危重症护理杂志，2021，2（6）：553-556.

[18] 李巧秀，徐悦洋，常艳玲，等.吞咽治疗结合家庭康复训练改善脑瘫儿童吞咽障碍的效果[J].中国护理管理，2019，19（11）：1734-1737.

[19] 朱瑞芳，仲丽芸，宫剑.髓母细胞瘤患儿术后小脑缄默综合征危险因素分析[J].护理研究，2023，37（15）：2838-2841.

[20] 李珊，杨晓会，郭二坤，等.儿童神经外科术后颅内感染的危险因素分析[J].河北医药，2022，44（20）：3096-3099.

[21] 张满英.循证护理干预对儿童急性白血病患者化疗的影响[J].内蒙古医学杂志，2019，51（9）：1135-1137.

[22] 方键蓝，方涌文，肖亮杰，等.乐园化引导干预可提升儿童放疗摆位精度[J].中国医学物理学杂志，2022，39（10）：1204-1207.

[23] 沈丹，陈姬，郑卓君，等.1例弥漫性中线胶质瘤伴偏瘫患儿放疗期间的全程护理[J].当代护士（上旬刊），2024，31（1）：122-124.

[24] 袁雅文，吴娟，沈安乐，等.儿童长春新碱诱导周围神经病变的流行病学及危险因素研究[J].药物流行病学杂志，2022，31（11）：720-724.

[25] 李莲叶，王春立，吴心怡，等.血液肿瘤患儿放化疗相关口腔黏膜炎预防的最佳证据总结[J].中华现代护理杂志，2021，27（15）：1992-1997.

[26] 胡吉，项冬仙，谢淑萍.儿童髓母细胞瘤全脑全脊髓放疗的护理[J].中国基层医药，2010，17（24）：3449-3450.

[27] 王妍捷，薛晓燕.血液肿瘤患儿植入式静脉输液港的护理[J].中国卫生标准管理，2020，11（7）：146-148.

[28] 脑认知健康管理中国专家共识制定委员会，《中华健康管理学杂志》编辑委员会，唐毅，等.脑认知健康管理中国专家共识（2023）[J].中华健康管理学杂志，2023，17（12）：881-892.

中篇 脑血管病篇

第5章

颅内动脉瘤介入栓塞

随着医疗技术的不断革新，颅内动脉瘤的介入栓塞治疗取得了显著进展。栓塞材料不断地改进和优化、介入技术的多样化、介入路径方便化等，都大大提高了手术的安全性和治疗效果，提升了患者的生存质量。

经桡动脉行全脑血管造影术是一种重要的医疗技术，这种技术是在医学影像技术和介入治疗方法不断发展的背景下逐步发展起来的。经桡动脉行全脑血管造影具有创伤小、痛苦少、易于压迫止血，且局部出血少、血管并发症少等优点，术后患者即可下床活动。这些优点使得经桡动脉行全脑血管造影术在临床上得到了广泛应用，对于脑血管疾病的诊断和治疗具有重要意义。

除了传统的栓塞技术，近年来发展出了多种介入治疗方法。在介入栓塞治疗中，支架的应用也起着关键性作用。分期式、平行式和顺序式等不同的支架放置和栓塞等新技术的发展应用，满足了不同动脉瘤的治疗需求。然而，支架也可能导致内皮增殖、血栓形成、血管狭窄和痉挛等问题，因此，提升护理质量，进一步提高介入栓塞护理的精确性和安全性，以减少并发症的发生非常重要。

第一节 概　述

一、定义

颅内动脉瘤是指颅内动脉壁的局限性病理性扩张，这种扩张可能是由于血管壁的先天性缺陷、血管壁的损伤或炎症等原因引起的。颅内动脉瘤可能是微小的结构，也可能是较大的病变，其形态和大小因患者的个体差异而异。颅内动脉瘤可能在静息状态下无症状，但如果瘤体增大或破裂，可能会引起严重的并发症，如脑出血或压迫周围神经组织而导致神经功能障碍。

二、流行病学

（一）患病率

颅内动脉瘤是一种具有较高患病率和潜在危害的脑血管疾病，在一项纳入21个国家、83组研究人群、94 912例颅内未破裂动脉瘤患者的系统评价和荟萃分析结果显示，在平均年龄为50岁的成年人群中，未破裂动脉瘤的患病率约为3.2%（95%CI：1.9%～5.2%）。

（二）年破裂率

颅内动脉瘤最大的危害是破裂后造成的出血性脑卒中，根据美国心脏协会/美国卒中协会在2016年发表的颅内未破裂动脉瘤诊疗指南认为颅内动脉瘤年破裂率为0.25%～2.00%，虽然大多数颅内动脉瘤终身不发生破裂，但破裂后造成出血性脑卒中的致残率和致死率均较高，首次出血致死率约20%，再次出血致死率与致残率则高达60%～80%。

三、临床表现

颅内动脉瘤的临床表现可以因其大小、位置和是否破裂等因素而有所不同。以下是一般情况下颅内动脉瘤可能出现的一些临床表现。

1. 头痛　是最常见的症状之一，通常是由于颅内动脉瘤对周围组织产生压力或破裂导致的蛛网膜下腔出血引起的头痛。头痛可能是剧烈的暴发性头痛，也可能是持续性钝痛。

2. 视觉障碍　颅内动脉瘤压迫视神经或颞上动脉等结构可能导致视物模糊、视野缺损、眼球运动异常等。

3. 神经功能障碍　这可能包括面部麻痹、言语困难、听力减退、平衡障碍、肢体无力或麻木等。

4. 面部或眼部疼痛　颅内动脉瘤压迫三叉神经可能导致面部或眼部疼痛。

5. 意识障碍　当颅内动脉瘤破裂导致脑出血或蛛网膜下腔出血时，患者可能出现意识障碍、昏迷甚至休克等症状。

6. 癫痫发作　一些颅内动脉瘤患者可能出现癫痫发作，特别是当动脉瘤直接压迫或刺激脑组织时。

需要注意的是，有时颅内动脉瘤可能是无症状的，特别是在早期阶段。有些患者是在进行头部影像学检查（如MRI或CT扫描）时才被发现颅内动脉瘤的存在。因此，对患有颅内动脉瘤的患者，定期的影像学检查和临床随访至关重要，以便早期发现和处理潜在并发症。

四、治疗原则

首先，评估和监测。对于发现颅内动脉瘤的患者，首先需要进行全面评估，包括临床症状、病史、影像学检查等。定期的监测对于跟踪病情进展、评估治疗效果至关重要。

其次，选择治疗方案。治疗颅内动脉瘤的方法包括非手术治疗、介入治疗和外科手术治疗等。具体选择治疗方案应根据患者的年龄，健康状况，动脉瘤的大小、位置、形态及可能的并发症等因素综合考虑。

（一）非手术治疗

对于一些小型、无症状的未破裂颅内动脉瘤，经评估后相对稳定且风险低的，可以考虑内科保守性治疗。治疗要点如下。

1. 保持良好的心理状态，不要过度担心和焦虑。

2. 戒烟，因为吸烟能诱发和加重动脉粥样硬化，从而增加动脉瘤生长及破裂风险。

3. 监测血压，将血压控制在正常范围内，因为高血压是动脉瘤发生、生长和破裂的危险因素。

4. 避免剧烈咳嗽、情绪激动和便秘，这些是颅内动脉瘤破裂的诱因。

5. 健康的生活方式，注意休息、避免劳累、培养良好的生活作息习惯。控制饮食，低盐、低脂肪饮食。不良的生活习惯会损伤血管，加快动脉硬化，以及动脉瘤的发生。

6. 定期到医院进行颅脑 MRA 和 CTA 复查。

7. 药物治疗，包括他汀类药物和阿司匹林。

（二）手术治疗

1. 介入治疗方式

（1）弹簧圈栓塞术：利用微导管将弹簧圈送入动脉瘤瘤腔，使其与血液循环隔离，从而闭塞动脉瘤。

（2）支架辅助弹簧圈动脉瘤栓塞术：对于宽颈动脉瘤需要支架辅助弹簧圈栓塞，以防弹簧圈脱落。

（3）动脉瘤密网支架栓塞术：在动脉瘤载瘤动脉的合适位置释放密网支架，减少血液对动脉瘤的冲击，使动脉瘤腔内血流停滞，形成血栓而闭塞动脉瘤。

（4）载瘤动脉闭塞术：主要用于难以进行动脉瘤瘤腔栓塞或栓塞失败的情况，经过评估闭塞载瘤动脉不会引起明显症状的患者。

2. 外科手术治疗　对于大型、症状明显、形态不规则或已经破裂的颅内动脉瘤，应早期行外科手术治疗，预后有良好的趋势。手术方式包括颅骨开颅手术和经动脉介入术等，旨在彻底切除或修复动脉瘤，减少破裂和出血的风险。

总体来说，颅内动脉瘤的治疗应该是个体化的、综合性的，需要综合考虑患者的病情、症状、病史和生活方式等因素，以达到最佳的治疗效果和预后。

（三）手术适应证

1. 小型动脉瘤　直径＜10mm 的小型动脉瘤，特别是无症状或轻微症状的患者，适合考虑介入治疗。对于小型动脉瘤，介入治疗可以有效预防其进一步扩张和破裂的风险。

2. 高危因素　对于直径较大、形态不规则、壁体血管瘤、出血迹象、家族史等高危因素的颅内动脉瘤，适合进行介入治疗。

3. 复发动脉瘤　经过手术或介入治疗后复发的颅内动脉瘤，再次需要治疗时，介入治疗是一种可行的选择。

4. 高龄或有手术禁忌证的患者　对于年龄较大、合并有其他严重疾病或手术禁忌证的患者，介入治疗会更为安全、合适。相比外科手术治疗具有较低的手术风险和较短的恢复期。

5. 症状性动脉瘤　对于出现明显神经功能障碍、颅内压增高或其他症状的患者，介入治疗可以减轻症状、改善神经功能，并预防病情进一步恶化。

（四）手术禁忌证

颅内动脉瘤介入栓塞术是一种有效的治疗方法，但并非适用于所有患者。以下是颅内动脉瘤介入栓塞的禁忌证。

1. 急性脑出血　如果患者同时伴有急性脑出血，会增加介入治疗的风险，导致血栓形成、再出血或其他严重的并发症。

2. 无法耐受对比剂　对对比剂过敏或有严重肾功能损害的患者，会影响患者且增加介入治疗的风险。

3. 凝血功能异常　患者出现严重的凝血功能异常或正在接受抗凝治疗的情况下，会增加介入治疗出血的风险。

4. 动脉瘤位置和形态不适宜　若颅内动脉瘤位于较深的脑组织内、重要血管分叉处或形态复杂、颈部宽大、壁体不规则等，不建议介入治疗。

5. 患者拒绝手术或介入治疗　有些患者因为宗教、文化或个人原因而拒绝手术或介入治疗，此时应尊重患者的选择。

6. 严重的全身疾病　如果患者同时患有严重的全身性疾病，如心脏病、肺部疾病或代谢性疾病等。

7. 妊娠期　妊娠期间，由于激素水平和血管系统的改变，介入治疗会增加母体和胎儿的风险，因此一般不建议在妊娠期进行介入治疗。

需要注意的是，介入治疗的禁忌证会因患者的个体情况、医师的专业判断及医疗设施的条件等因素而有所不同。因此，治疗方案的确定应由专业医师根据患者的具体情况进行评估和决策。

第二节 评估颅内动脉瘤介入栓塞新技术

颅内动脉瘤介入栓塞新技术不断涌现，旨在提高手术安全性、减少并发症和促进患者康复。以下是近年来颅内动脉瘤介入治疗的新技术。

一、颅内动脉瘤血流导向装置（密网支架）栓塞术

目前，血流导向密网支架已经成为大型、宽颈、梭形等复杂脑动脉瘤的理想治疗手段，这种治疗由过去的"堵"转为"疏"，通过置入一根较小的血流导向装置，重塑载瘤动脉，实现动脉瘤的完全闭塞和治愈。新型的血流导向装置较传统的瘤体内填塞手术流程更为优化，手术时间进一步缩短，安全性更高，且远期疗效满意。

二、瘤内扰流装置

血流导向装置密网支架的工作原理是改变动脉瘤内血流动力学和支架内皮化，为介入治疗动脉瘤提供了全新的选择，但缺点是需要双重抗血小板治疗（DAPT）及在分叉动脉瘤治疗中存在局限性。

腔内分流设计的进步促进了瘤内扰流装置的发展。它们完全放置在动脉瘤内，结合了血流分流、扰流及机械闭塞的优点，同时降低了DAPT的潜在风险。

第三节 血流导向装置治疗颅内动脉瘤的精准护理

一、术前准备

（一）一般评估

颅内动脉瘤介入栓塞患者入院评估的目的是全面评估患者的健康状况、手术风险和治疗需求，为术前准备和术中护理提供重要依据。评估内容通常包括以下几方面。

1.入院评估 评估患者的性别、年龄、身高、体重、文化程度、过敏史、

生命体征（测量双上肢血压）、皮肤、营养、生活习惯饮食、睡眠、排尿便、生活自理程度、护理风险（疼痛、跌倒/坠床、压疮、导管滑脱、静脉液体外渗），评估患者的心理状态及对介入治疗的认知程度。评估患者生命体征、神志、瞳孔及肢体活动情况等。

2. 临床病史　详细了解患者的主诉、病史（包括高血压、心脏病、糖尿病、过敏史等）、用药史、家族史、过往手术史等，以及与颅内动脉瘤相关的症状和体征。

3. 体格检查　包括一般体格检查、神经系统检查、心血管系统检查等，以评估患者的生理状况和神经功能状况。

4. 影像学检查　根据临床需要，进行颅部 CT 扫描、MRI、数字减影血管造影（DSA）等影像学检查及心电图检查，评估颅内动脉瘤的大小、形态、位置、血流动力学特点和与周围血管的关系。

5. 实验室检查　进行常规实验室检查，包括血常规、生化指标、凝血功能、肝肾功能、血型等。

6. 评估手术风险　根据患者的临床情况和影像学检查结果，评估手术的风险和可行性，包括颅内动脉瘤的位置、形态、大小、与周围血管的关系、有无出血迹象及合并疾病等因素。

7. 呼吸功能评估　评估患者的呼吸频率、呼吸深度、呼吸节律和呼吸音，以及是否存在呼吸困难或异常呼吸表现，以了解患者的呼吸功能和气道通畅情况。

8. 循环功能评估　评估患者的心率、血压和心律，看是否存在心律失常、心音异常或循环衰竭等症状，以了解患者的循环功能和心血管状况。

9. 意识状态评估　评估患者的意识水平、认知功能和精神状态，看是否存在意识障碍、认知障碍或精神异常症状，以了解评估患者的神经系统功能和术后监测需要。

10. 疼痛评估　评估患者的疼痛程度、疼痛部位和疼痛性质，以及疼痛的影响程度和缓解措施的效果。这有助于评估患者的疼痛管理和术后康复计划。

11. 营养和水、电解质评估　评估患者的营养状态、体重变化、食欲情况和水及电解质平衡，了解是否存在营养不良或水、电解质紊乱。这有助于评估患者的营养支持需求和术后营养管理计划。

通过全面的入院评估，可以帮助医疗团队更好地了解患者的病情和手术风险，制订个性化治疗方案，包括抗凝血药物、抗血小板药物的使用，高血压、糖尿病等基础疾病的控制，确保手术安全性和成功率。

（二）专科评估

颅内动脉瘤介入栓塞术前的专科评估是确保手术顺利进行和患者安全的重要环节。以下是一些主要的评估内容。

1. 动脉瘤情况评估　通过全脑血管造影术后，详细评估动脉瘤的大小、形状、位置及与周围血管的关系。了解动脉瘤的瘤颈宽度、瘤体大小等，以便选择合适的栓塞材料和手术策略。

2. 血管条件评估　评估载瘤动脉及其分支的通畅性、代偿情况及有无其他血管病变。这有助于确定手术过程中是否需要闭塞某些血管，以及如何最大限度地保持载瘤动脉的通畅。

3. 合并症评估　术前应详细了解患者是否合并颅内出血、脑水肿、癫痫等神经系统疾病，以及心肺功能异常等全身性疾病。这些合并症可能影响手术的风险和预后，因此需要提前进行评估和处理。

4. 风险评估　根据动脉瘤的大小、位置及患者的全身状况，评估手术的风险和预后。颅内动脉瘤分级系统（如 Hunt-Hess 分级）有助于量化手术风险，为手术决策提供参考。

5. 麻醉评估　评估患者对麻醉药物的耐受性，以及麻醉过程中可能出现的并发症。选择合适的麻醉方式和药物，确保手术过程中患者的安全和舒适。

6. 专项血结果　血栓弹力图的检查结果要达标。

（三）术前宣教

颅内动脉瘤介入栓塞术前的宣教工作是手术治疗不可或缺的一部分，旨在帮助患者和家属更好地了解手术相关情况，减轻他们的恐惧和焦虑，从而积极配合治疗。

1. 手术目的和重要性　向患者及其家属详细解释颅内动脉瘤介入栓塞术的目的、意义及先进性。同时，强调颅内动脉瘤是一种常见且需要及时治疗的血管畸形疾病，而介入栓塞术是一种有效的治疗方法。

2. 手术方法和环境　简单介绍手术的基本步骤、手术环境以及可能使用的设备和器械，让患者及其家属对手术过程有大致的了解，减轻他们的疑虑。

3. 安全性和风险性　告知患者及其家属介入栓塞术的安全性和有效性，同时实事求是地介绍可能存在的风险及并发症，使他们能够全面了解手术的风险和预后。

4. 术前准备事项　详细指导患者和家属如何进行术前准备，包括完善必要的检查如血常规、肝肾功能、心电图等，告知术前禁食、禁水的时间，指导患者进行床上排便训练等。

5. 术后注意事项　提前告知患者及其家属术后可能出现的情况，如术后疼痛、恶心、呕吐等，以及应对这些情况的方法。同时，强调术后饮食、活动、用药等方面的注意事项。

6. 心理支持和疏导　针对患者可能出现的焦虑、恐惧等情绪，进行心理疏导和支持。鼓励患者与做过此类手术的患者交流，分享经验，增强信心。同时，提醒家属在术前术后给予患者足够的关心和支持。

通过术前宣教，患者和家属能够更好地了解颅内动脉瘤介入栓塞术的相关情况，从而减轻他们的心理负担，积极配合治疗。同时，宣教也有助于提高患者对手术的满意度和信任度，为手术的顺利进行奠定良好的基础。

（四）患者准备

颅内动脉瘤介入手术前，患者准备是为了确保手术的顺利进行及术后的良好恢复。

1. 术前教育　向患者及其家属提供关于手术的详细信息，包括手术的目的、过程、风险和术后护理等，以及术前的准备和注意事项。这有助于提高患者对手术的理解和配合度。

2. 药物调整　根据医嘱，术前停止或调整专科药物使用，如抗凝血药物和抗血小板药物，对于血流导向装置栓塞术的患者，需要口服两种抗血小板药物，服药期间复查血小板功能或血栓弹力图，预防急性脑缺血事件。

3. 饮食和液体摄入　通常要求患者在术前一晚停止进食和饮水，以减少手术时的呕吐和窒息风险。手术当日遵医嘱静脉输入补液药物，以防止患者长时间禁食水引起脱水，导致血液黏稠，增加栓塞手术脑缺血的风险。

4. 心理准备　对于一些患者来说，面对手术可能会产生焦虑、恐惧或紧张情绪。医疗团队应提供心理支持和鼓励，帮助患者面对手术，并提供有效的应对策略。

5 术区准备　术前患者需要进行全身清洁，在腹股沟及右前臂进行备皮，以防术后感染的发生。

6. 术前禁忌　术前纠正吸烟、饮酒等不良习惯，防止便秘，避免剧烈活动，以减少术前颅内动脉瘤破裂风险。

（五）影像学检查

颅内动脉瘤术前影像学检查主要是评估动脉瘤的形态、大小、位置和术前准备情况。以下是常用的影像学检查方法。

1. 数字减影血管造影（DSA）　DSA 是介入神经放射学中常用的影像学检查方法，通过在动脉内注入对比剂，利用 X 线技术观察血管的血流情况和动脉瘤的形态、位置、大小等，以指导介入治疗的进行。

2. **颅脑 CT 扫描** 颅脑 CT 扫描可以提供高分辨率的头颅结构图像，用于评估动脉瘤的位置、形态、周围组织情况及是否合并出血等情况。术前 CT 扫描可以帮助规划手术方案，术后 CT 扫描可用于评估手术效果和术后并发症。

3. **磁共振血管成像（MRA）** MRA 是一种无创的影像学检查方法，可以在不使用对比剂的情况下观察血管的结构和血流情况，用于评估动脉瘤的位置、形态和血流动力学特征。

4. **磁共振成像（MRI）** MRI 可以提供更详细的颅内结构图像，包括动脉瘤的形态、位置、与周围组织的关系及是否合并出血等情况。MRI 对于评估动脉瘤的软组织分辨率较高，对一些复杂动脉瘤的诊断和术前规划具有重要意义。

5. **CT 血管成像（CTA）** CTA 是一种在 CT 扫描的基础上进行血管成像的方法，通过注射对比剂观察血管的结构和血流情况。CTA 可以提供动脉瘤的三维图像，有助于评估动脉瘤的形态和血管解剖结构。

这些影像学检查方法在颅内动脉瘤介入栓塞围手术期的术前评估、手术规划、术中监测和术后评估中起着重要作用，有助于确保手术的安全性和成功率，及时发现并处理并发症。

二、术中配合

（一）物品准备

颅内动脉瘤介入栓塞术中的用物准备非常重要，它确保了手术的顺利进行和患者的安全。以下是通常需要准备的一些用物。

1. **介入手术室设备** 要提前充电开机，做好准备。造影机用于进行数字减影血管造影（DSA）等影像学检查；透视机用于术中实时监测和引导手术操作。

2. **介入手术台** 用于患者手术操作的台面，要摆放合理，便于操作。

3. **介入手术器材** 根据术前评估的动脉瘤大小、位置、形状等，在术者要求下提前准备导管、导丝、导管切割器以及弹簧圈、支架、血流导向装置等高值耗材，保证准确无误以免影响手术。

4. **手术器械包** 包括导管置入套件、一次性手术用品，如手术室巾、手术室袖套、手术室帽等。

5. **常用设备**

（1）麻醉设备：备好喉镜、呼吸机等。

（2）监测设备：包括心电监护、血压监测、脉搏氧饱和度监测等。

（3）消毒药剂：用于消毒手术区域和器械。

（4）清洁设施：如手术室刷手池、洗手液、消毒刷、无菌巾等。

（5）急救箱：包含常用的急救药品和物品，如肾上腺素、阿托品、气管插管等。

6. 术中药品准备　颅内动脉瘤介入栓塞术中需要准备以下药品。

（1）麻醉药物：麻醉剂用于全身麻醉或局部麻醉，以确保患者在手术过程中没有疼痛感觉，保持稳定的生命体征。

（2）镇痛药物：在手术过程中，可能需要提供镇痛药物，以减轻患者的术中不适或疼痛感。

（3）镇静药：镇静药用于焦虑或紧张的患者，可能需要给予镇静药，以帮助他们放松和安静。

（4）抗凝血药物和抗血小板药物：在术前或术中可能需要使用抗凝血药物或抗血小板药物，如肝素钠注射液或替罗非班氯化钠注射液，预防血栓形成或减少术后出血的风险。

（5）镇痉药物：在术中可能需要使用镇痉药物，以减轻血管痉挛或颅内动脉瘤破裂时的脑血管痉挛。

（6）血管扩张剂：在术中可能需要使用血管扩张剂，以改善血管的通畅性，帮助导管和器械的通过。

（7）阿片类镇痛药：在术后可能需要给予阿片类镇痛药，以减轻术后疼痛感和提高患者的舒适度。

（8）抗生素：在术前或术后可能需要给予抗生素，以预防感染或处理已有的感染。

（9）血管活性药物：在术中可能需要使用血管活性药物，以调节血管张力和血流动力学，维持患者的循环稳定。在术前和术中，医师会根据患者的情况和手术进展，合理调整药物的使用和剂量，以确保手术的顺利进行和患者的安全。

（10）对比剂：用于进行数字减影血管造影（DSA）等影像学检查。

7. 手术室环境　精准调节，使手术室内保持舒适的温、湿度。

8. 照明设备　确保手术室内充足的照明，以便医师进行手术操作。

术中具体用物准备会根据手术流程、医疗设备和患者病情等因素有所不同。在手术前，医疗团队会进行仔细的用物准备，确保手术的顺利进行和患者的安全。

（二）介入手术器材介绍

颅内动脉瘤介入栓塞术中常用准备的手术器材如下。

1. 引导导管（导丝导管）　用于引导和导入其他器械到动脉瘤部位，通常是由一根柔软的导丝和一根导管组合而成。

2. 支架（可选）　在部分动脉瘤栓塞手术中，可能需要使用支架来加固血管壁、维持血管通畅性或者作为栓塞材料的支撑。

3. 栓塞材料　用于栓塞动脉瘤，阻断动脉瘤的血流供应。常用的栓塞材料包括弹簧圈、密网支架或其他人工材料。

4. 注射器和对比剂　用于向动脉瘤内部注入对比剂，以帮助医师观察动脉瘤的位置、形态和血流情况，并指导手术操作。

5. 血栓溶解剂（可选）　在手术中，如果出现栓塞材料误入正常血管或术后血栓形成，可能需要使用血栓溶解剂将栓塞材料溶解。

6. 支架引导器和放疗导管引导器　用于引导支架和放疗导管到达动脉瘤所在的位置，并帮助医师进行定位和操作。

7. 血管球囊（可选）　在一些情况下，可能需要使用血管球囊来扩张血管，改善血流通畅性，或者作为栓塞材料的支撑。

8. 多功能导管　在某些复杂情况下，可能需要使用带有多个通道的导管，以方便医师进行多种操作和治疗。

（三）手术安全核查工作

颅内动脉瘤介入栓塞术是一项复杂的手术过程，为确保手术安全，通常会进行手术安全核查工作。以下是可能涉及的核查内容。

1. 患者身份核对　在手术室进入手术操作前，核对患者身份，以确保手术对象正确。

2. 术前准备核查　核查患者的术前准备情况，包括手术部位标识、手术风险评估、术前检查结果和特殊器械的准备情况等。

3. 手术仪器核查　核查手术所需的器械和设备是否齐全，并确认其状态良好、无损坏。

4. 术中安全核查　在手术过程中，医疗团队会进行术中安全核查，包括确认手术部位、手术器械使用顺序、药品使用情况等。

5. 术后核查　手术结束后，进行术后核查，包括确认手术部位的情况、术后使用的药品和器械是否完整，以及术后处理措施等。

6. 麻醉和监护核查　核查麻醉和监护设备是否正常运转，确认患者的麻醉深度和生命体征稳定。

7. 术后处理核查　核查手术结束后的术后处理措施，包括患者的转运、监护和术后指导等。

严格核对手术安全核查单，按照内容落实查对，医师护士双签名确认。

（四）术中管路管理

颅内动脉瘤介入栓塞术中，管路护理是非常重要的一部分，旨在确保管路的通畅和安全，避免感染和其他并发症的发生。以下是一般情况下的管路护理注意事项。

1. 导管插入部位护理　确保导管插入部位清洁、干燥，固定好导管，观察插入部位是否有出血、渗出或感染迹象。

2. 导管连接端护理　定时检查导管与连接器的连接状况，确保连接紧密无松动，避免导管扭曲或弯折，以免影响药物输注或监测准确性。

3. 导管通畅性维护　定时冲洗导管以保持通畅，避免导管堵塞或阻塞。根据医嘱或需要，定期更换输液管路、药物泵和输液袋。

4. 输液液体管理　根据医嘱和患者需要，及时更换输注液体或药物，注意输注速率和液体残留量，避免溢出或滴漏。

5. 预防感染　严格执行手卫生和无菌操作规范，定期更换输液管路、药物泵等器械，定期更换输液袋、药物瓶和连接器，减少感染风险。

6. 密切监测　监测患者的输液情况、导管通畅性和导管周围皮肤情况，及时发现并处理可能的并发症和问题。

在颅内动脉瘤介入栓塞术中，管路护理是重要的护理工作之一，需要由专业医护人员严格执行，并定期进行评估和调整，以确保患者的安全和舒适。

（五）麻醉方式

颅内动脉瘤介入栓塞术中的麻醉方式通常包括以下几种。

1. 全身麻醉　全身麻醉是使患者完全失去意识和疼痛感觉的一种麻醉方式。在颅内动脉瘤介入栓塞术中，全身麻醉可提供有效的镇痛和肌肉松弛，使医师能够更好地进行手术操作。

2. 局部麻醉　对于颅外段颈动脉系统简单动脉瘤可采用局部麻醉，大部分动脉瘤栓塞需要全身麻醉。

（六）术中护理配合

颅内动脉瘤介入栓塞术中的配合是指医疗团队之间密切合作，协调配合，以确保手术过程的顺利进行和患者的安全。以下是在介入栓塞手术中各方配合的关键方面。

1. 介入神经放射医师（interventional neuroradiologist）　介入神经放射医师是颅内动脉瘤介入栓塞术的主刀医师，负责进行动脉瘤栓塞等手术操作。他们需要密切配合麻醉师和其他团队成员，确保手术操作的准确性和安全性。

2. 麻醉师（anesthesiologist）　麻醉师负责评估患者的麻醉风险、选择合适的麻醉方式，并在手术期间管理患者的麻醉状态。他们与介入神经放射科医师密切合作，确保患者在手术中处于适当的麻醉深度，保障手术安全。

3. 护理人员（nursing staff） 护理人员负责患者的全程护理工作，包括术前准备、手术过程中的监测和支持、术后护理等。他们需要与医师和其他医疗人员密切协作，确保患者在手术期间的舒适和安全。

4. 影像学技术人员（radiology technologists） 影像学技术人员负责为手术提供影像学支持，包括进行数字减影血管造影（DSA）等影像学检查，并在手术过程中协助医师获取影像学信息。

5. 手术室护理团队（operating room nursing team） 手术室护理团队负责手术室的管理和协调工作，包括准备手术器械和设备、协助医师进行手术操作、监测患者的生命体征等。

6. 手术室技术人员（operating room technicians） 手术室技术人员负责准备和维护手术室的设备和器械，协助医师进行手术操作，并在需要时提供技术支持。

通过团队协作和密切配合，各个医疗团队成员共同努力，为患者提供高质量的介入栓塞手术服务，确保手术的安全和顺利进行。

（七）术中护理观察要点

在颅内动脉瘤介入栓塞术中，护理观察是非常重要的，可以帮助发现并及时处理患者可能出现的并发症或变化。以下是护理观察的一些要点。

1. 生命体征监测 定期监测患者的生命体征，包括血压、心率、呼吸频率、体温等，以及血氧饱和度。特别注意血压的波动情况，以及心率的不规则性。

2. 神经功能观察 观察患者神经功能的变化，包括意识水平、瞳孔大小和对光反射、肢体活动度、语言能力等。特别关注患者是否出现意识状态改变、肢体无力或麻木等异常情况。

3. 导管通畅性观察 监测导管通畅性，确保输液管路和监测导管通畅无阻塞，防止因导管阻塞导致输液不畅或监测不准确。

4. 伤口出血观察 术后患者未离开手术室之前，要注意观察伤口是否有局部出血、渗血或血肿形成等情况，以便及时发现重新加压包扎，以免由于观察护理不精细，在返回病房途中出血加重，导致严重并发症。

5. 局部压力观察 注意患者的局部压力分布，避免长时间固定在同一部位导致压力性损伤。

6. 麻醉恢复观察 术后观察患者的麻醉恢复情况，包括意识清醒程度、呼吸通畅情况、镇痛需求等。

7. 液体摄入观察 术后监测患者的液体摄入情况，是否通畅，检查三通处有无渗液、漏液。

8.心理观察　注意观察患者的心理变化，包括焦虑、恐惧、抑郁等情绪，及时给予其心理支持和安慰。

9.排尿观察　监测患者的排尿情况，注意观察是否存在尿潴留或尿失禁等情况。

10.药物不良反应观察　注意观察患者对药物的不良反应，如过敏反应、恶心呕吐等情况，及时调整药物治疗。

以上是颅内动脉瘤介入栓塞术中护理观察要点，护理人员需要密切观察患者的情况，并及时报告医师，以确保患者的安全和舒适。

三、术后护理

（一）一般护理

1.环境准备　病房安静，环境整洁和卫生，更换床单位，以预防感染和其他并发症的发生。

2.设备准备　在患者床旁备好心电监护仪、吸氧装置、氧饱和度监护仪、注射泵等，以便及时监测患者的生命体征。

3.药物准备　准备好患者术后所需的药物，包括抗凝、抗生素、静脉补液等药物，以确保患者术后返回病房后及时治疗。

4.饮食护理　根据医嘱为患者提供适当的营养补充，术后2小时禁水，6小时禁食，术后进食清淡易消化的食物，少量多次饮水，以促进对比剂的排泄，对于术后恶心、呕吐症状明显，不宜进食的患者，要静脉补充足够的液体。

5.心理支持　为患者提供必要的心理支持和安慰，倾听他们的需求和疑虑，并尽可能解答和缓解他们的担忧。

6.家属陪同　允许家属陪同患者，提供陪伴和照顾，以减轻患者的焦虑和孤独感。

（二）生命体征监测

1.血压监测　持续监测患者的血压，注意是否出现血压升高或下降，以及血压波动的情况。避免血压过高或过低，血压过高易增加动脉瘤破裂出血的风险，血压过低易引起低灌注脑梗死。

2.心率监测　定期监测患者的心率，观察是否出现心律不齐或心率过快过慢等异常情况，以及心率的变化趋势。

3.呼吸监测　定期观察患者的呼吸频率和呼吸深度，注意是否出现呼吸困难或异常呼吸模式，以及氧饱和度的变化。

4.体温监测　定期监测患者的体温，注意是否出现体温升高或降低，以及持续性发热或低温的情况。

5.瞳孔检查　定期检查患者的瞳孔大小、对光反射和形态，观察是否存在瞳孔不等大或对光反射迟钝等异常情况。

6.意识状态评估　定期评估患者的意识水平，观察是否清醒、警觉，以及是否存在意识改变、昏迷或意识模糊等情况。

7.疼痛评估　定期评估患者的疼痛程度和疼痛部位，根据需要及时给予镇痛治疗。

(三)伤口精准护理

1.股动脉穿刺

(1)穿刺部位：股动脉穿刺点选择腹股沟韧带（髂前上棘与耻骨联合外缘连线）中点下方1～2cm处，该点位股动脉搏动最为明显。

(2)压迫方法：穿刺点闭合止血方式有以下3种。

1)手动压迫止血：是最传统、最普及且最经济的止血方法。压迫止血要点：对血管鞘进入股动脉的穿刺点（根据进针角度不同，一般在皮肤穿刺点近心端0.5～1.0cm处）进行通畅性压迫15分钟。通畅性压迫是指既达到压迫止血目的，又不影响股动脉远端血供。压迫止血彻底后，应使用弹性绷带加压包扎穿刺点，确认足背动脉搏动良好，并建议患者卧床且下肢制动6小时，24小时后再下床锻炼。

2)压迫器止血：是手动压迫的替代方式，目前已较少采用，主要用于处置穿刺后假性动脉瘤、动静脉瘘等并发症。

3)血管闭合装置止血：根据闭合材料类型可分为胶原型、缝线型和金属型三类，也可以按止血方式分为封堵器和缝合器。

(3)观察要点

1)密切观察肢体皮温、肤色、足背动脉搏动情况及肢体感觉的变化，注意穿刺点远侧肢体的血管搏动情况，术后刚返回病房的患者，每15分钟进行一次操作，共进行2次；然后每30分钟进行一次操作，共进行2次；以后则每小时进行一次操作，共进行6次，与术前做对比，如出现搏动减弱或消失、皮肤发绀、皮温降低、肢体麻木等，可能是包扎过紧或栓塞所致，应及时通知医师处理。

2)观察穿刺部位有无红肿、皮温高、出血渗血、皮下血肿、假性动脉瘤等情况发生，了解穿刺侧股浅动脉有无发生闭塞，如有异常及时通知医师。

3)患者穿刺点如无异常，24小时后可解除绷带和纱布，下床活动。

2.桡动脉穿刺

(1)穿刺部位：选取进针角度为30°～45°，在腕横纹近端2～4cm桡动脉搏动最明显处穿刺。

（2）压迫方法：操作结束拔鞘后，一般手动压迫穿刺点止血，纱布卷纵向加压，普通绷带包扎，30分钟后放松绷带，松紧度以可触及桡动脉搏动、手部皮肤颜色正常为准，最后加压敷料包扎。压迫止血扣能更有效地提供止血效果，但过长的压迫会增加桡动脉闭塞概率，因此一般压迫时间应小于2小时。

（3）观察要点

1）应密切观察肢端血供、感觉运动情况良好，前臂是否血肿，避免导致严重的前臂骨筋膜室综合征。

2）患者是否有手指伸屈受限、肢体肿胀、脉弱、感觉麻木、腕部缺血挛缩等症状，如有异常立即通知医师，及时处理。

3.远端桡动脉穿刺

（1）穿刺点：经左侧鼻烟窝部远端桡动脉入径（distal transradial artery access，dTRA），建议在超声引导下进行远端桡动脉穿刺，以提高穿刺成功率。

（2）压迫方法：术后用纱球行靶点精准压迫，后用弹性绷带加压包扎，术后2～3小时可拆除弹性绷带。压迫时间短，降低出血并发症及桡动脉闭塞率，增加患者及术者舒适度。

（3）观察要点：观察穿刺部位有无红肿、淤青，伤口敷料有无渗血。

（四）用药精准护理

1.颅内动脉瘤血流导向装置栓塞术后预防血栓事件的发生，泵入抗凝血或抗血小板药物，预防支架内血栓形成。

2.抗凝血药物

（1）常规用药：0.9%氯化钠注射液48ml内加入1.25万U肝素钠注射液，以1.2～1.6ml/h（根据患者体重计算）静脉泵入24小时，同时口服双抗。

（2）特殊用药：盐酸替罗非班氯化钠注射液2.5mg持续静脉泵入，主要用于脑梗死先兆，血流导向装置（密网支架）栓塞术后患者。

（3）用药观察：术后使用抗凝血药物主要预防支架阻塞、再狭窄。①观察患者皮肤、口腔、鼻腔黏膜有无出血。②观察有无血性小便及大便带血现象。③有无结膜充血、出血。④鼻腔出血给予及时填塞；血性小便或有血凝块者，及时给予膀胱冲洗。⑤必要时停止使用抗凝血药物。

（五）体位与皮肤精准护理

颅内动脉瘤介入栓塞术后的体位和皮肤护理对患者的康复和预防并发症非常重要。

1.由股动脉路径行介入栓塞治疗的患者，术后平卧位6小时，6小时后如伤口无渗血、血肿，可轴位左右翻身活动，24小时撤除绷带后鼓励患者及早下床活动。

2.由桡动脉或远桡动脉路径行介入栓塞术的患者，患者可床上活动，适当抬高床头。根据手术部位情况，调整患者的体位，旨在降低颅内压、促进舒适、预防肢体深静脉血栓形成等并发症。

3.皮肤护理：保持皮肤清洁干燥，定期检查患者的皮肤情况，保持皮肤干燥清洁，预防皮肤感染的发生。

4.定期翻身：对于长时间卧床的患者，需要定期帮助患者翻身，以减少压疮的发生。通常建议每隔2小时左右翻身一次，避免长时间单侧压迫皮肤。

5.防压疮：定期评估患者的皮肤情况，特别关注压力部位，如骨隆突部位、关节等，及时采取预防措施，如加厚皮肤保护垫、定期按摩等。

6.密切观察：持续观察患者的皮肤情况，特别是手术部位和压力部位，及时发现任何异常情况，如红肿、潮湿、破损等，及时采取相应的护理措施。

7.保持患者舒适：在进行体位和皮肤护理时，要注意保持患者的舒适感，及时为患者提供必要的疼痛缓解措施。

（六）饮食护理

颅内动脉瘤介入栓塞术后的饮食护理对于患者的康复和恢复起着重要作用。患者术后6小时可进食，嘱患者七分饱，避免饱餐。饮食应以清淡、易消化的食物为主，避免油腻、辛辣、刺激性食物，以减轻胃肠道负担。鼓励患者摄入富含纤维的食物，如蔬菜、水果、全谷类等，有助于促进肠道蠕动，预防便秘的发生。要根据患者的实际情况和医嘱进行个性化饮食安排，确保患者的营养摄入和饮食适应，促进患者的康复和恢复。

（七）口腔护理

颅内动脉瘤介入栓塞术后的口腔护理非常重要，特别是因为手术过程中可能需要使用气管插管或口咽镜等器械，容易引起口腔干燥、口臭、口腔感染等问题。以下是口腔护理的一些建议。

1.口腔清洁　定期进行口腔清洁，包括早晚刷牙、使用牙线清洁牙缝、使用漱口水等。选择软毛牙刷和温和的牙膏，避免过度刷牙造成口腔损伤。

2.保持口腔湿润　经常给患者提供适量的水或含有保湿成分的口腔喷雾，以保持口腔的湿润状态，缓解口干燥的不适感。

3.口腔舒适剂　如果患者感到口腔不适或疼痛，可以使用一些口腔舒适剂，如含有维生素E或芦荟成分的口腔凝胶，有助于舒缓口腔不适感。

4.定期口腔检查　定期进行口腔检查，观察口腔黏膜和牙龈的情况，及时发现并处理口腔溃疡、口腔感染等问题。

5.避免刺激性食物　避免食用刺激性食物，如辛辣、硬质或粗糙的食物，以减少对口腔黏膜的刺激和损伤。

6.及时治疗口腔感染　如果患者出现口腔感染的症状，如口腔异味、口腔溃疡、牙龈肿胀等，应及时就医并接受口腔感染的治疗。

7.口腔护理教育　对患者及其家属进行口腔护理的教育和指导，包括正确的刷牙方法、口腔清洁技巧、口腔护理用品的选择等，帮助他们更好地保持口腔健康。

口腔护理在颅内动脉瘤介入栓塞术后护理中是至关重要的一环，有效的口腔护理可以预防口腔感染和并发症的发生，提高患者的生活质量。

（八）管路护理

颅内动脉瘤介入栓塞术后的管路护理是确保患者安全的重要步骤。以下是一些常见管路护理措施。

1.定期观察　持续观察所有管路的通畅性和稳定性，包括静脉导管、导尿管、引流管等。注意检查管路是否有异物阻塞、漏液、脱落等情况。

2.固定管路　确保管路固定牢固，避免移位或脱落。使用适当的固定装置，如透明透气敷料、固定带等，保持管路在正确位置。

3.防止感染　严格遵守无菌操作原则，定期更换管路固定装置和敷料，以预防感染。保持导尿管和引流管的闭合系统，避免感染的来源。

4.注意观察并发症　定期观察管路使用过程中是否出现并发症，如漏液、血肿形成、皮肤损伤等，及时采取相应措施。

5.定期更换　根据需要定期更换导尿管和引流管，以减少感染和管路堵塞的风险。注意更换管路时的无菌操作，避免交叉感染。

6.教育宣传　对患者及其家属进行管路护理的教育和指导，包括正确的管路固定方法、观察管路异常的标志、及时报告医护人员等，提高他们的管路护理意识和能力。

管路护理对于颅内动脉瘤介入栓塞术后患者的康复和恢复至关重要。通过有效的管路护理，可以预防并发症的发生，保障患者的安全和舒适。

（九）专科精准护理

1.判断意识状态　格拉斯哥昏迷评分（Glasgow coma scale，GCS）（见附录一）是一种评估意识状态的常用临床工具，用于评估患者的意识水平、脑功能和神经系统功能的丧失程度。GCS评分系统由眼睛开启反应（eye）、语言反应（verbal）和运动反应（motor）三个方面组成，每个方面根据患者的表现被分配不同的分数，总分为15分，分数越高表示意识状态越好。

格拉斯哥昏迷评分的详细说明：

（1）眼睛开启反应（eye opening）

4分：自发性眼睛开启。

3分：对语言刺激眼睛开启。

2分：对疼痛刺激眼睛开启。

1分：无自发性眼睛开启。

0分：无眼睛开启反应。

（2）语言反应（verbal response）

5分：言语清晰，能够理解和回答问题。

4分：言语不清，但能够与人交流。

3分：言语混乱。

2分：言语难以理解。

1分：只能发出声音，但无法言语表达。

0分：无语言反应。

（3）运动反应（motor response）

6分：自发性四肢活动，按照命令进行动作。

5分：对语言刺激做出适当的动作。

4分：对疼痛刺激做出适当的躯体动作。

3分：对疼痛刺激有部分躯体反应。

2分：对疼痛刺激有躯体反应，但不合适。

1分：只有病理性躯体反应。

0分：无躯体运动反应。

根据患者的眼睛开启反应、语言反应和运动反应的情况，将各项得分相加，得出总分。GCS评分越低，表示患者的意识状态越低。通常情况下，GCS评分低于8分被认为是昏迷状态，评分在9～12分为中度昏迷，评分在13～15分为轻度意识障碍。

2. 观察瞳孔　颅内动脉瘤栓塞术后观察瞳孔非常关键，因为瞳孔的变化可能反映患者神经系统的状态，以及术后是否发生了并发症。以下是在这种情况下观察瞳孔时需要特别注意的要点。

（1）对称性：检查术后瞳孔的大小和对称性。正常情况下，两只眼的瞳孔应该大小相同，对称性良好。

（2）对光反射：检查术后瞳孔对光的反应。利用光源照射，观察瞳孔是否迅速收缩和逐渐扩张，这是正常的对光反射表现。如果瞳孔对光没有反应或反应迟钝，可能暗示神经系统功能受损。

（3）大小：注意术后瞳孔的大小是否稳定，以及与术前瞳孔大小相比是否有变化。异常的瞳孔大小可能与神经系统功能障碍相关。

（4）形状：观察术后瞳孔的形状是否正常，如是否呈圆形，是否存在异常的变形或畸形。

（5）瞳孔的运动：检查术后瞳孔是否可以自由运动，是否受到限制。异常的瞳孔运动可能与神经系统的损伤相关。

（6）瞳孔位置：检查术后瞳孔的位置是否正常，是否与对侧瞳孔一致。

（7）其他神经系统表现：除了瞳孔外，还需要关注患者是否出现其他神经系统方面的异常表现，比如运动功能、感觉异常等。

术后瞳孔观察有助于及时发现并处理术后并发症，确保患者神经系统功能的恢复和稳定。如果观察到任何异常，应立即向医师报告，以便及时采取必要的治疗措施。

3. 言语和肢体活动的精准观察　颅内动脉瘤栓塞术后，观察患者的肢体活动情况非常重要，因为这可以反映出手术后神经系统的功能情况及患者的康复进展。以下是观察术后肢体活动情况时需要特别注意的要点。

（1）对称性：检查患者术后肢体活动是否对称，即两侧肢体是否在活动能力上基本一致。

（2）肌力：评估患者的肢体肌力，包括抓握力、屈曲和伸展等动作的力量。比较术前和术后的肌力变化，以及受手术影响的肢体和未受影响的肢体之间的差异。

（3）协调性：观察患者术后肢体运动的协调性，包括手和脚的协调性，以及受影响的肢体是否能够完成复杂的运动任务。

（4）运动范围：评估患者术后肢体的运动范围，包括关节的活动度和灵活性。检查是否存在运动范围受限或异常。

（5）姿势控制：观察患者是否能够自主控制肢体的姿势，包括在静止状态和运动状态下的姿势控制能力。

（6）异常表现：注意观察术后肢体活动中是否出现异常表现，如肌肉痉挛、震颤、不自主运动等。

（7）疼痛情况：询问患者术后是否感到肢体疼痛或不适，并观察是否有异常的疼痛反应。

（8）持续观察：术后肢体活动情况需要持续观察，因为康复过程是一个渐进的过程，患者的运动能力可能会随着时间而改善或恶化。

以上这些要点可以帮助医师评估患者的神经系统功能状况及术后康复情况。如果观察到任何异常，应及时向医师汇报，以便调整治疗方案并采取必要的康复措施。

4. 穿刺处伤口的精准观察　颅内动脉瘤栓塞术后，对穿刺处伤口的观察至关重要，因为它可以提供有关手术后并发症、感染或其他问题的重要线索。以下是观察穿刺处伤口时需要注意的要点。

（1）出血和渗液：观察穿刺处是否有出血或渗液。正常情况下，术后穿刺处可能会有少量出血或渗液，但应该逐渐减少。如果出现持续或增多的出血或渗液，可能是感染或其他并发症的征象。

（2）红肿和肿胀：观察穿刺处周围是否有红肿和肿胀。这可能是局部感染的迹象。

（3）疼痛：询问患者穿刺处是否存在疼痛感觉，以及疼痛的程度。持续或加重的疼痛可能表明穿刺处感染或其他问题。

（4）温度：观察穿刺处周围皮肤的温度是否正常。局部发热可能是感染的征象。

（5）愈合情况：观察穿刺处伤口的愈合情况。正常情况下，伤口应该逐渐愈合，并且没有分泌物。如果伤口愈合不良或出现分泌物，可能需要进一步检查。

（6）异常表现：注意观察穿刺处是否有异常表现，如脓肿、瘢痕增生等。

（7）持续观察：术后穿刺处伤口的观察需要持续进行，因为可能会出现迟发性并发症。特别是在术后数天至数周内，应密切观察穿刺处的情况。

如果观察到任何异常情况，应立即向医师汇报，以便进一步评估和处理。及时发现并处理穿刺处的并发症可以减少患者的不适，并确保手术后的顺利康复。

5. 术后并发症的精准护理　颅内动脉瘤栓塞术是一种用于治疗颅内动脉瘤的手术方法，但即使是最小侵入的手术也可能导致一些并发症。这些并发症可能会在术后立即出现，也可能在术后几天、几周甚至几个月内出现。以下是可能的颅内动脉瘤栓塞术后并发症。

（1）脑出血或出血性脑卒中：手术过程中可能会损伤到周围的血管或组织，导致脑出血或出血性脑卒中。颅内动脉瘤栓塞术后，虽然较少见，但脑出血或出血性脑卒中仍然可能是一种严重并发症。这些并发症可能与手术过程中的血管损伤或血栓形成有关，导致脑部血管破裂或阻塞，进而引发出血性脑卒中。

1）出血的类型：术后脑出血可分为蛛网膜下腔出血（SAH）和脑实质内出血（ICH）两种主要类型。SAH通常由血管破裂引起，而ICH则可能是动脉瘤术后或血管损伤后的血液渗漏导致的。

2）临床症状：脑出血或出血性脑卒中的症状取决于出血的位置和程度。常见症状包括剧烈头痛、意识改变、呕吐、神经系统功能障碍（如偏瘫、失语）、颅内压增高的表现（如呼吸急促、瞳孔异常等）等。

3）影响因素：术后脑出血或出血性脑卒中的发生可能受多种因素影响，包括手术过程中的血管损伤、动脉瘤本身的特性、患者的年龄、血压管理、凝血功能等。

4）诊断和处理：对于疑似脑出血或出血性脑卒中的患者，需要立即进行头部 CT 或 MRI 等影像学检查以确认诊断。治疗可能包括监测和控制颅内压、纠正凝血功能异常、脑血管介入手术或外科手术等。

5）预后：术后脑出血或出血性脑卒中的预后取决于出血的严重程度、患者的整体健康状况和及时治疗的效果。一些患者可能会出现严重的神经功能障碍，甚至危及生命。

（2）感染：手术创口可能会感染，表现为红肿、渗液、发热和疼痛。颅内动脉瘤栓塞术后伤口感染是一种可能的并发症，尤其是在手术部位穿刺的皮肤伤口处。

1）症状：术后伤口感染的症状可能包括伤口周围红肿、肿胀、疼痛、渗液、局部发热及脓液流出。患者也可能出现发热、畏寒和全身不适等症状。

2）发病机制：伤口感染通常是由外界的细菌或其他微生物侵入伤口引起的。手术过程中可能会引入细菌，或者在术后伤口愈合的过程中，细菌可能通过伤口进入。

3）风险因素：一些因素可能增加术后伤口感染的风险，包括手术时间过长、术前存在感染、免疫功能低下、糖尿病、肥胖、烟草使用、患者年龄等。

4）预防措施：为了预防术后伤口感染，医疗团队会采取一系列预防措施，包括术前准备中的患者皮肤清洁、手术室无菌操作、术后伤口护理和密切观察等。

5）诊断和治疗：如果出现伤口感染的症状，医疗团队可能会抽取伤口分泌物进行细菌培养以确定感染类型。治疗通常包括抗生素治疗和伤口护理，有时可能需要清创手术或其他处理方式。

6）预后：大多数伤口感染可以通过适当的治疗得到控制和治愈。但是，如果感染未能得到及时治疗，可能会导致更严重的并发症，如深部组织感染、败血症或伤口愈合不良。

（3）脑梗死：术中可能会发生血栓形成或栓塞，导致脑梗死。颅内动脉瘤栓塞术后并发脑梗死是一种严重并发症，可能与手术过程中的血栓形成或血管损伤有关。

1）发生机制：术后脑梗死可能是由于手术过程中的血栓形成，导致脑部血管阻塞，进而造成脑组织缺血和梗死。此外，手术过程中可能发生血管损伤，导致血管壁受损、血液外渗，形成血栓，也可能引发脑梗死。

2）临床表现：脑梗死的临床表现取决于梗死发生的部位和范围。常见症状包括突然出现的头痛，面部、手臂或腿部的麻木、无力或偏瘫，言语障碍、视力障碍、平衡失调等。

3）诊断和影像学检查：诊断脑梗死通常依赖于临床症状和影像学检查，如颅脑 CT 扫描或 MRI。这些检查可以帮助确认脑部组织的缺血和梗死情况。

4）治疗：治疗脑梗死的目标是尽快恢复脑部的血液供应，减少梗死面积和神经功能损伤。治疗可能包括溶栓治疗（如静脉溶栓药物）、抗凝治疗、抗血小板治疗、血管扩张剂等。

5）预后：术后脑梗死的预后取决于梗死的严重程度、发生的部位和范围及治疗的及时性。一些患者可能会出现永久性神经功能障碍，而另一些患者则可能会有部分或完全的康复。

6）预防措施：为了预防术后脑梗死，医疗团队应在手术前评估患者的脑卒中风险，并采取预防措施，如控制高血压、血糖和血脂水平、抗凝治疗等。

（4）假性动脉瘤：手术中可能会损伤到动脉壁，导致血液渗漏到动脉周围组织形成假性动脉瘤。颅内动脉瘤栓塞术后并发股动脉穿刺处假性动脉瘤是一种罕见但严重的并发症。这种情况可能是由于手术中对股动脉进行穿刺造成血管损伤，导致血液渗漏并在周围组织形成假性动脉瘤。

1）发生机制：在进行颅内动脉瘤栓塞术时，医师可能需要通过股动脉进行穿刺以引入导管和器械。穿刺过程中，如果对股动脉周围组织造成了损伤，可能导致血液渗漏并形成假性动脉瘤。

2）症状：股动脉穿刺处假性动脉瘤的症状可能包括局部疼痛、红肿、压痛，有时可能伴有脉搏感觉异常。如果假性动脉瘤破裂，还可能出现出血或血肿等症状。

3）诊断：诊断通常通过超声检查、CT 血管造影（CTA）或数字减影血管造影（DSA）等影像学检查来确定。这些检查可以帮助确定假性动脉瘤的位置、大小和形态。

4）治疗：治疗股动脉穿刺处假性动脉瘤的方法包括非手术治疗和介入治疗。小型且无症状的假性动脉瘤无须特殊治疗，但如果有症状或存在出血风险，则需要介入治疗，如栓塞、夹闭、支架置入等。

5）预防：为了预防股动脉穿刺处假性动脉瘤的发生，医师在手术过程中需要尽量减少对股动脉周围组织的损伤，并严格控制穿刺技术和操作过程。

（5）血管狭窄或闭塞：手术过程中可能会损伤到血管，导致血管狭窄或闭塞，影响血液供应。颅内动脉瘤介入栓塞术后并发血管狭窄或闭塞是一种潜在的并发症，尤其是在手术中介入到颅内动脉时更容易发生。

1）发生机制：手术过程中对血管的介入可能导致血管壁的损伤或血栓形成，进而引起血管狭窄或闭塞。这可能会影响血流的正常通畅，导致脑部供血不足。

2）症状：血管狭窄或闭塞的症状可能因患者的具体情况而异，包括头痛、眩晕、视力障碍、肢体无力、言语障碍等神经系统症状，以及栓塞部位血管供应的器官功能障碍。

3）诊断：诊断通常通过影像学检查进行，如头部CT血管造影（CTA）或磁共振血管造影（MRA）。这些检查可以帮助确定血管狭窄或闭塞的部位、范围和严重程度。

4）治疗：治疗的目标是恢复血管通畅，以确保脑部的正常血流供应。治疗方法包括血管成形术（如球囊扩张术）、支架置入、血管内溶栓治疗等。

5）预防：为了预防血管狭窄或闭塞的发生，医师在手术过程中通常会尽量减少对血管的损伤，并在术后密切监测患者的病情。患者术后也需要注意遵循医师的建议，包括定期复查、控制危险因素（如高血压、高血脂等）、保持良好的生活方式等。

（6）神经功能障碍：手术可能会损伤神经组织，导致神经功能障碍，如肌力减退、感觉异常、运动障碍等。颅内动脉瘤介入栓塞术后并发神经功能障碍是一种重要的并发症，尤其是在手术涉及脑血管和神经结构时更常见。

1）发生机制：手术过程中，对于颅内动脉瘤的介入和栓塞可能导致周围神经结构的损伤或受压，从而引发神经功能障碍。这种损伤可能是暂时的，也可能是永久的，具体取决于损伤的严重程度和患者的个体差异。

2）症状：神经功能障碍的症状可能因受影响的神经结构而异。常见的症状包括但不限于肢体无力、感觉异常、言语障碍、视力障碍、平衡和协调障碍等。严重的神经功能障碍可能会影响患者的日常生活活动和生活质量。

3）诊断：诊断通常通过临床症状的评估和神经系统的体格检查进行。此外，影像学检查如头颅CT或MRI也可以用于评估损伤的程度和定位。

4）治疗：治疗策略取决于神经功能障碍的类型和严重程度。轻度神经功能障碍可能会在术后自行缓解，但需要进行定期随访。对于严重的神经功能障碍，可能需要物理治疗、康复训练、药物治疗或手术干预等措施。

5）预防：为了预防神经功能障碍的发生，医疗团队在手术前会对患者进行详细的评估和计划。术中应尽量减少对周围神经结构的损伤，术后应密切监测患者的神经状态，并采取必要的治疗措施。

（7）脑脊液漏：手术过程中可能会损伤到脑脊液囊，导致脑脊液漏出，表现为头痛、头晕、恶心、呕吐等症状。颅内动脉瘤介入栓塞术后并发脑脊液漏是一种较为罕见但严重的并发症。

1）发生机制：脑脊液漏可能是由于手术过程中误伤了脑脊液囊或者术后穿刺处的伤口未能充分闭合导致的。脑脊液是脑和脊髓周围的液体，它的泄漏可能导致颅内压力下降，引起头痛、恶心、呕吐等症状，甚至增加感染的风险。

2）症状：脑脊液漏的症状通常包括头痛，尤其是头位改变时头痛加重，可能伴随着颈部僵硬、恶心、呕吐、视物模糊、耳鸣等。在一些情况下，患者可能还会出现自发性鼻漏、耳漏等症状。

3）诊断：诊断脑脊液漏通常通过临床表现、影像学检查和脑脊液压力测定来进行。影像学检查如头部 MRI 或 CT 扫描有助于确定泄漏的位置和原因。

4）治疗：治疗脑脊液漏的方法包括保持患者平卧位休息、补充液体、镇痛治疗、硬膜外自体补充等。在严重的情况下，可能需要进行手术修补。

5）预防：为了预防脑脊液漏的发生，手术过程中应该小心避免损伤到脑脊液囊，术后应该密切观察患者的症状变化，并及时进行治疗。

（8）颅内高压：手术后可能会出现颅内高压症状，如头痛、视物模糊、呕吐等。颅内动脉瘤介入栓塞术后并发颅内压增高是一种较为严重的并发症，可能会对患者的健康造成严重影响。

1）发生机制：术后颅内压增高可能与多种因素相关。手术过程中可能引起脑脊液漏、脑水肿、出血等，这些因素都可能导致颅内压增高。此外，手术后的血栓形成、感染或其他并发症也可能引起颅内压增高。

2）症状：颅内压增高的症状可能包括头痛、恶心、呕吐、视物模糊、意识状态改变、瞳孔异常等。严重的颅内压增高可能会引起颅内高压危象，表现为昏迷、癫痫、呼吸抑制等严重症状。

3）诊断：诊断通常通过临床症状、神经系统检查和影像学检查来进行。头部 CT 或 MRI 扫描有助于确定颅内压增高的原因和严重程度。

4）治疗：治疗的目标是降低颅内压力，以减轻患者的症状和预防进一步的神经损伤。治疗方法可能包括给予脱水剂、降颅内压药物、脑脊液引流术（如腰椎穿刺引流）、高渗溶液治疗等。在严重情况下，可能需要进行颅内压监测，并采取外科手术措施降低颅内压。

5）预防：为了预防颅内压增高的发生，手术过程中应该避免损伤脑组织和脑脊液囊，术后应密切观察患者的症状变化，并及时采取必要的治疗措施。

（9）术后再出血：手术后可能会发生术后再出血，需要及时处理。

颅内动脉瘤介入栓塞术后再出血是一种严重的并发症，可能会导致患者出现严重的神经系统损伤甚至危及生命。

1）发生机制：再出血可能是由于手术过程中未能完全栓塞动脉瘤，或者术后血管壁的损伤未能充分修复，导致血管再次破裂出血。此外，术后血栓溶解或形成新的血栓也可能导致再出血。

2）症状：再出血可能导致头痛加重、意识状态改变、神经系统症状加重（如肢体无力、言语障碍、视力障碍等），甚至出现昏迷、癫痫等严重症状。

3）诊断：诊断通常通过临床表现、神经系统检查和影像学检查来进行。头部CT扫描或MRI通常用于评估出血的位置、范围和严重程度。

4）治疗：治疗的目标是尽快控制再出血、减轻颅内压、保护脑组织，并防止进一步的神经系统损伤。治疗可能包括介入手术、药物治疗、颅内压监测和管理、神经保护措施等。

5）预防：为了预防再出血的发生，手术过程中应该尽可能完全栓塞动脉瘤，并避免对血管壁造成损伤。术后应密切观察患者的症状变化，并采取必要的监测和治疗措施。

四、出院指导

颅内动脉瘤介入栓塞术后出院指导非常重要，以确保患者在家中得到适当的护理和康复。以下是一些常见的出院指导内容。

1. **休息和活动** 患者需要充分休息，3个月内避免剧烈活动。保持穿刺部位干燥，观察伤口有无出血、血肿和假性动脉瘤。

2. **饮食** 高血压患者应低盐、低脂肪、高纤维饮食。糖尿病患者应少食多餐，避免血糖波动，确保饮食均衡，并保持适当的水分摄入量。

3. **用药指导** 患者应按医师的处方正确使用药物，包括降压药、抗凝血药、抗抑郁药、降血糖等。定期监测血压、血糖。

4. **注意症状** 嘱患者观察有无剧烈头痛、恶心、呕吐、视力改变等。如出现任何异常情况，及时就医。

5. **心理支持** 提供心理支持和情绪上的关怀，鼓励患者与家人分享感受，避免出现焦虑、抑郁或其他心理困扰。

6. **按时复查** 颅内动脉瘤介入栓塞术后每6个月、1年、2年复查1次DSA。

7. 生活方式调整　鼓励患者在康复期间保持健康的生活方式，包括戒烟、限制饮酒、避免压力、避免感染等负性事件，保持大便通畅。

出院指导根据患者的具体情况和手术后的病情进行个性化调整。确保患者和家属充分理解出院指导，并在家中实施。

参考文献

[1] Vlak MH，Algra A，Brandenburg R，et al．Prevalence of unruptured intracranial aneurysms, with emphasis on sex，age，comorbidity，country，and time period：a systematic review andMeta-analysis [J]. Lancet Neurol, 2011，10（7）：626-636.

[2] Thompson BG，Brown R D Jr，Amin - Ha njani S，et al. Guidelines for the manage ment of patients with unruptured intracranial aneurysms：a guideline for health are professionals from the American Heart Association / American Stroke Associa tion [J]. Stroke, 2015，46（8）：2368-2400.

[3] Lawton MT, Vates GE. Subarachnoid hemorrhage [J]. N Engl J Med, 2017，377（3）：257-266.

[4] 中华医学会神经病学分会，中华医学会神经病学分会脑血管病学组，中华医学会神经病学分会神经血管介入协作组．中国蛛网膜下腔出血诊治指南2019[J]．中华神经科杂志，2019（12）：1006-1021.

[5] Etminan N，Rinkel GJ. Unruptured intracranial aneurysms：development，rupture and preventive management [J]. Nat R ev Neurol, 2016，12（12）：699-713.

[6] Backes D，Rinkel GJ，Laban KG，et al. Patient - and aneurysm specific risk factors for intracranial aneurysm growth：a systematic review and Meta analysis [J]. Stroke. 2016，47（4）：951-957.

[7] Dianshi Jin，Chong Song. A sysmatic review and meta-analysis of risk ntracranial aneurysm growth factors for unruptured [J]. International Journal of Surgery, 2019（69）：68-76.

[8] 中国医师协会神经介入委员会，中国颅内动脉瘤计划研究组，中国颅内未破裂动脉瘤诊疗指南2021[J]．中国脑血管病杂志，2021，18（9）：634-664.

[9] Cebral J，Ollikainen E，Chung BJ，et al．Flow conditions in the intracranial ane urysm lumen are associated with inflammation and degenerative changes of the aneurysm wall [J]. AJNR Am J Neuroradiol, 2017，38（1）：119-126.

[10] Tanaka K，Takao H，Suzuki T，et al．Re lationship between hemodynamic parameters and cerebral aneurysm initiatin [J]. Annu Int Conf IEEE Eng Med Biol Soc, 2018，2018：1347-1350.

[11] Dabagh M，Nair P，Gounley J，et al．Hemodynamic and morphological characteristics of a growing cerebral aneurysm[J]. Neurosurg Focus, 2019，47（1）：E13.

[12] 刘建武，陈志华，赖贤良，等．Pipeline血流导向装置治疗大脑中动脉复杂动脉瘤的初步经验 [J]．中国脑血管病杂志，2019（11）：601-606.

[13] 中国医师协会神经介入专业委员会，中国颅内动脉瘤计划研究组．中国颅内破裂动脉瘤诊疗指南2021[J]．中国脑血管病杂志，2021，18（8）：546-574.

第 6 章

静脉窦狭窄

静脉窦狭窄（venous sinus stenosis，VSS）是一种相对少见的脑血管疾病，发病率为每年（1～2）/100 000。这种疾病的常见病因包括蛛网膜颗粒增生、特发性颅内高压的压迫、肿瘤侵犯静脉窦及脑膜炎或其他非特异性感染、脑膜转移癌、颅骨骨折等。当静脉窦狭窄发生于优势一侧的静脉窦时，可能会出现头痛的症状。严重时，它可能导致静脉回流受阻，从而引发脑脊液的吸收障碍及颅内压增高，进一步表现为头痛和视力下降等症状。此外，由于血液湍流，静脉窦狭窄还可能引发搏动性耳鸣等症状。

在治疗方面，如果脑静脉狭窄合并脑静脉窦血栓，急性期的主要处理方法是抗凝和溶栓。当窦内血栓的生长得到控制，且 D- 二聚体值显著下降后，如果静脉窦狭窄仍导致颅内压增高，可以考虑进行脑静脉窦支架置入术。对于此类患者，通常会给予降颅内压、抗凝等对症治疗，症状会逐渐缓解。后期，患者需要定期复查腰椎穿刺、头颅 MRV 等以评估病情。

第一节 概 述

一、定义

静脉窦狭窄是指颅内静脉窦出现狭窄或阻塞的病变。静脉窦是颅腔内的重要血管，负责将脑部的代谢废物和二氧化碳从脑组织中排出，同时也是脑脊液的循环和吸收的通道。因此，颅内静脉窦狭窄可能会对脑血液循环和脑功能产生严重影响。这种狭窄可以由多种原因引起，包括先天性畸形、炎症、血栓形成、外伤等。如果不及时治疗，颅内静脉窦狭窄可能会对患者的生活质量和健康造成严重影响。

二、流行病学调查

静脉窦狭窄的患者人口学特征涵盖了年龄、性别、种族、地理分布和社经济状态等多个方面。此类疾病的发病年龄可能较为广泛，但某些年龄段可能更为高发。例如，儿童与老年人可能因特定的生理或病理因素而更容易受到影响。性别分布也可能存在差异，部分研究显示，女性可能更容易患病。种族和地理分布可能与特定的遗传背景或环境因素有关。此外，社会经济状态也可能影响患者的就诊率和疾病管理。

静脉窦狭窄的患病率和发病率在不同地区、不同时间段和不同人群中可能有所不同。患病率反映了一定时间内疾病的存在情况，而发病率则体现了新发病例的出现频率。这些数据对于了解疾病的流行情况和制订防治措施具有重要意义。

三、临床表现

静脉窦狭窄是一种较为罕见的脑血管疾病，其临床表现多样，可能涉及多个系统。以下是静脉窦狭窄的主要临床表现。

1. 颅内压增高　由于静脉窦狭窄，血液回流受阻，可能导致颅内压增高。颅内压增高除了引起头痛外，还可能导致视力下降、复视、视野缺损等症状。

2. 头痛、恶心　静脉窦狭窄导致颅内压增高，从而引发持续性的头痛。这种头痛往往较为严重，且可能伴有恶心、呕吐等症状。

3. 视力下降　颅内压增高可能压迫视神经而使视力下降。这种视力下降往往是逐渐加重的，如果不及时治疗，可能会导致不可逆的视觉损害。

4. 颅内出血　静脉窦狭窄多数会导致血管脆性增加，从而引发颅内出血。颅内出血是一种严重的并发症，可能导致意识障碍、偏瘫、失语等症状，甚至危及生命。

5. 癫痫发作　静脉窦狭窄亦可导致脑部缺氧而引发癫痫发作。癫痫发作主要表现为意识丧失、肢体抽搐、口吐白沫等症状，发作时护理人员要注意保护患者的安全。

6. 脑部缺血症状　静脉窦狭窄可能导致脑部血液供应不足，从而引发脑部缺血症状。主要包括头晕、眩晕、记忆力减退、注意力不集中等。

7. 多发性大动脉炎　静脉窦狭窄也可能与多发性大动脉炎同时存在。多发性大动脉炎是一种全身性的血管炎症性疾病，会导致血管狭窄、闭塞等病变，进一步加重脑部缺血症状。

8. 风湿热与结核　静脉窦狭窄与风湿热、结核等感染性疾病也有相关性。这些疾病可能导致血管炎症、血栓形成等病理变化，进而加重静脉窦狭窄的病情。

总之，静脉窦狭窄的临床表现多样，可能涉及多个系统。对于疑似静脉窦狭窄的患者，应及时就医，进行全面的检查和评估，以便早期发现、早期治疗。

四、治疗原则

（一）非手术治疗

1. **药物治疗** 病情症状不严重者，可在医师的指导下使用药物进行治疗，如阿司匹林肠溶片、硫酸氢氯吡格雷片等，以预防血小板聚集；用注射用复方甘露醇注射液降低颅内压，减轻脑水肿的症状。对于存在血栓形成风险的患者，可以使用抗凝血药物如低分子肝素钙注射液、华法林钠片等，或降纤药物，如巴曲酶注射液、降纤酶注射液等，以防止血栓形成。

2. **生活方式调整** 建议患者平时注意休息，保证充足的睡眠，避免熬夜，以免加重病情。同时，饮食应以清淡、易消化为主，避免辛辣、刺激性食物。保持良好的心态，避免过度焦虑和紧张。

3. **定期随访观察** 患者需要定期到医院进行复查，以便随时了解身体的恢复和疾病进展情况。医师会根据患者的病情和治疗效果调整治疗方案，以确保病情得到有效控制。

需要注意的是，非手术治疗虽然可以缓解症状，但并不能完全治愈静脉窦狭窄。如果患者的病情持续恶化或非手术治疗无效，可能需要考虑手术治疗或其他介入治疗方式。因此，在治疗过程中，患者应积极配合医师的治疗建议，选择最适合自己的治疗方案。

（二）手术治疗

1. **手术方式**

（1）支架手术治疗：对于严重的静脉窦狭窄，可能需要采用支架手术来扩张狭窄的血管，恢复血液流通。

（2）扩张术治疗：除了支架手术外，还可以采用扩张术来治疗静脉窦狭窄。这种方法通过物理手段扩张狭窄的血管，增加血液流量。

（3）手术关注点

1）观察回流情况：在治疗过程中，应持续观察患者的血液回流情况。这有助于评估治疗效果和确定是否需要调整治疗方案。

2）明确狭窄原因：在制订治疗方案前，必须明确静脉窦狭窄的具体原因。这可能涉及一系列诊断测试，如血管造影、MRI 等。

3）评估狭窄程度：狭窄的程度直接决定了治疗的紧迫性和方法选择。通过医疗成像技术，医师可以准确评估狭窄的程度，从而制订个性化治疗方案。

2.手术适应证

（1）临床症状严重：当静脉窦狭窄导致患者出现严重的临床症状，如持续的头痛、恶心、呕吐、视力下降、颅内压增高等，且这些症状严重影响患者的生活质量时，可考虑手术治疗。

（2）药物治疗无效：如果患者在接受了一段时间的药物治疗后，症状并未得到明显改善，或者药物副作用较大，无法继续耐受，那么手术治疗可能是一种合适的选择。

（3）狭窄程度：通过医学影像学技术（如血管造影、MRI等）评估，如果静脉窦狭窄程度较重，且预计药物治疗效果不佳，那么手术可能是一种有效的治疗方法。

（4）狭窄位置：如果狭窄位于重要的血管部位，可能影响脑部或其他重要器官的血液供应，此时手术治疗可能是必要的。

（5）并发症风险：如果静脉窦狭窄导致患者出现严重的并发症，如颅内出血、癫痫发作等，或者狭窄可能导致这些并发症的风险显著增加，那么手术治疗可能是必要的。

3.手术禁忌证

（1）全身性严重疾病：如患者存在严重的心、肺、肝、肾等全身性疾病，手术风险会显著增加。

（2）凝血功能障碍：如患者的凝血功能存在障碍，手术可能导致出血不止。

（3）感染：如果患者存在手术部位的感染或全身性感染，手术可能导致感染扩散或加重，因此需要先控制感染后再考虑手术。

（4）严重精神疾病：如患者存在严重的精神疾病，无法配合手术或术后康复，手术可能是禁忌的。

（5）手术部位解剖异常：患者手术部位的解剖结构存在异常，如血管畸形、肿瘤等，可能增加手术难度和风险，需慎重手术。

第二节　评估静脉窦狭窄的临床新技术

在静脉窦狭窄治疗中，有一些新技术正在逐渐被应用，以提高手术的精准性和安全性。

一、搏动性耳鸣支架置入新技术

静脉窦狭窄可以导致搏动性耳鸣等症状，搏动性耳鸣之前没有更好的治疗方法，近年来采用支架置入新技术可以治疗搏动性耳鸣。

二、颅内静脉窦检查新技术

（一）颅内静脉窦测压技术

颅内静脉窦测压技术是一种用于精准诊断颅内静脉窦狭窄的新技术。通过在手术过程中对上矢状窦等颅内静脉窦进行分段测压，医师可以更准确地了解狭窄的程度及狭窄段远近端的压力差，为后续的手术操作和治疗方案选择提供重要依据。

（二）血管内超声技术

血管内超声可以在手术过程中实时显示血管内的结构和病变情况，帮助医师更准确地判断狭窄的位置和程度，从而提高手术的精准性和安全性。

（三）血流动力学监测技术

在手术过程中，通过对患者的血流动力学进行实时监测，医师可以及时了解患者的血液流动情况，发现可能出现的并发症，并及时调整手术方案。

三、机器人辅助手术技术

近年来，机器人辅助手术技术逐渐应用于脑血管手术中。机器人具有精确的操作性能和稳定的手部运动，可以减少医师的手术压力，提高手术的精准性和安全性。

第三节　支架置入术治疗静脉窦狭窄的精准护理

一、术前准备

术前对患者进行全面的评估至关重要。评估内容包括患者的年龄、身体状况、既往病史、药物过敏史、实验室检查及影像学检查等。根据评估结果，为患者制订个性化护理计划。同时，对患者及其家属进行充分的教育和指导，让他们了解手术的目的、过程、风险及术后注意事项，以便更好地配合手术治疗。

（一）一般评估

1.入院评估

（1）病史采集：了解患者的病史，包括既往病史、手术史、外伤史等，以及家族遗传史，以便确定静脉窦狭窄的可能原因。

（2）体格检查：包括神经系统检查，以评估患者的神经功能状态，如肌力、感觉、反射等。同时，还要观察患者的头颈部静脉回流情况，是否存在静脉怒张、水肿等体征。

（3）实验室检查：术前常规检查包括血常规、凝血功能、生化等指标的检查，以了解患者的全身状况。

（4）影像学检查：属于入院评估的重要部分，通常需要进行颅脑CT、MRI等影像学检查，以明确静脉窦狭窄的部位、程度和范围。同时，还可以通过血管成像技术，如MRA、CTA等，进一步了解血管结构和血流情况。

（5）评估病情严重程度：根据患者的症状、体征和影像学检查结果，评估患者的病情严重程度，为后续治疗方案的制订提供依据。

2. 患者准备　术前需要为患者进行一系列的准备工作，包括皮肤准备、肠道准备、抗生素预防性使用等。同时，根据患者的具体情况，为其制订个性化的用药方案，确保患者在手术过程中处于最佳状态。

3. 心理支持与安抚

（1）静脉窦狭窄手术对患者来说是一种巨大的心理压力。因此，术前为患者提供心理支持和安抚至关重要。护士应该与患者建立信任关系，倾听他们的担忧和恐惧，并提供专业的解释和建议。向患者详细解释手术的目的、过程、预期效果及可能的风险，使患者对手术有充分的了解和认识。帮助患者建立积极的手术预期。

（2）医护人员应同时通过心理评估，了解患者的心理状况，针对不同的心理问题，制订个性化的心理干预措施，必要时，可以请心理医师协助进行心理疏导。

（二）专科评估

1. 术前运动症状评估

（1）运动耐受力检测

1）心率恢复测试：记录患者在完成轻到中度有氧运动后心率的恢复速度，以评估其心肺耐力。

2）6分钟步行测试：通过测量患者在6分钟内行走的距离来评估其整体运动耐受力。

（2）肢体活动协调性

1）观察患者行走、跑步或进行其他动作时肢体的协调性和流畅度。

2）借助仪器或标准化量表，如Fugl-Meyer运动功能评估量表，对肢体协调性进行量化评估。

（3）步态平衡性分析

1）观察患者行走时的步态，注意是否有异常步态或平衡问题。

2）使用生物力学仪器，如步态分析系统，对步态进行精确测量分析。

（4）肌肉力量评估

1）手动肌肉测试：通过医师手动检查，评估肌肉的强度和活动范围。

2）肌力评估仪器：使用专业设备如肌电仪对肌肉力量进行客观测量。

（5）关节活动范围测定

1）使用量角器或关节活动度测量仪，对主要关节的活动范围进行精确测量。

2）记录关节活动度的变化，以评估病情对关节活动的影响。

（6）心肺功能评估

1）心电图：通过心电图检查评估心脏的电生理活动，了解心脏健康状况。

2）肺功能测试：使用肺功能仪器测量肺活量、呼气峰流速等指标，评估肺部功能。

（7）神经系统检查

1）肌力、肌张力检查：评估患者的肌肉力量和肌张力情况。

2）感觉测试：评估患者的感觉功能，如触觉、温度觉等。

3）协调与平衡检查：观察患者协调性和平衡能力。

（8）术前风险评估

1）综合以上评估结果，对患者的手术风险进行全面分析。

2）识别并评估潜在的术后并发症，如感染、血栓形成等。

3）根据风险评估结果，制订个性化的术前准备和术后康复计划。

2. 术前非运动症状评估

（1）病史采集与分析：详细记录患者的既往病史，包括但不限于头痛、视觉障碍、认知功能下降等症状的发生时间、频率和持续时间。同时，分析症状的变化趋势及其可能的诱发因素。

（2）体格检查与评估：对患者进行全面的体格检查，重点关注头颈部静脉回流情况，如是否存在静脉怒张、水肿等体征。此外，检查其他相关系统，如心血管、呼吸系统等，以排除其他潜在疾病。

（3）神经系统评估：通过神经系统检查，评估患者的意识、定向力、语言、记忆力、感觉和运动功能等。检查患者是否存在颅内压增高的体征，如视神经乳头水肿等。

（4）认知功能评估：利用标准化的认知功能评估工具，如蒙特利尔认知评估（MoCA）或简易精神状态检查（MMSE）（见附录），评估患者的认知功能。重点关注注意力、记忆力、执行功能等方面。

（5）影像学检查：进行头部 CT、MRI 等影像学检查，以评估静脉窦狭窄的程度、范围及其对周围组织的影响。必要时，进行血管成像技术如MRA、CTA等，以更精确地了解血管结构。

（6）血流动力学评估：通过无创或有创的方法，测量患者的血压、心率等生命体征，了解血流动力学状态。必要时，进行更高级的血流动力学监测，如经颅多普勒超声（TCD）等。

（7）心理社会评估：评估患者的心理状态，如焦虑、抑郁等，以及社会支持系统的完善程度。了解患者的经济状况、家庭关系、工作环境等，以预测其对手术和康复的适应能力。

（8）综合风险评估：综合以上各方面的评估结果，对患者的手术风险进行全面分析。识别并评估潜在的术后并发症，如感染、血栓形成等。根据风险评估结果，制订个性化的术前准备和术后康复计划，以降低手术风险，提高手术成功率。

通过对静脉窦狭窄患者的非运动症状进行全面、系统的评估，可以为手术治疗提供重要参考，有助于制订更合理的手术方案和康复计划，提高患者的生活质量。同时，及时发现并处理潜在的心理社会问题，有助于患者更好地应对手术和康复过程。

二、术中配合

（一）物品准备

1. 手术器械　包括各种手术刀、剪刀、持针器、止血钳等常规手术器械，以及专门用于脑血管手术的器械，如显微镜、脑压板、脑膜钩等。

2. 手术敷料　包括无菌纱布、棉球、止血带等，用于手术中止血、擦拭和保护手术野。

3. 麻醉药品和镇痛药　根据手术需要，准备适当的麻醉药品和镇痛药，以确保患者在手术过程中保持无痛状态。

4. 影像设备　如超声、CT或MRI等影像设备，用于术中定位和监测手术进展。

5. 监测设备　包括心电图机、血压计、血氧饱和度监测仪等，用于实时监测患者的生命体征。

6. 药物和液体　准备术中可能用到的药物，如抗凝血药、抗生素、止血药等，以及输液设备，确保患者在手术过程中的液体和电解质平衡。

7. 脑保护药物　为保护患者的大脑在手术过程中免受损伤，可能需要准备一些脑保护药物。

8. 特殊器材　根据手术的具体需要，可能还需要准备一些特殊器材，如血管夹、血管缝合器、脑动脉瘤夹等。

9. 无菌手套、手术衣和敷料　确保手术过程中的无菌操作，降低感染风险。

（二）患者准备

1. 体位　在静脉窦狭窄手术中，患者的体位选择对于手术的顺利进行和手术效果具有重要意义。常用体位如下。

（1）仰卧位：这是最常见的手术体位，适用于大多数静脉窦狭窄手术。患者平躺在手术台上，头部稍微垫高，有助于减少脑部血液淤积。这种体位有利于手术医师操作，同时便于监测患者的生命体征。

（2）侧卧位：在某些特殊情况下，如需要更好地显露手术部位或进行特定的手术操作时，患者可能需要采用侧卧位。侧卧位可以减少手术对肺部和心脏的压迫，有助于保持呼吸和循环的稳定。

（3）体位调整原则：①保证舒适度。选择让患者感到舒适的体位，避免长时间保持同一姿势造成的不适。根据手术进程适时调整体位，以确保患者的舒适度。②利于手术操作。选择能够充分显露手术部位的体位，便于医师进行手术操作。避免体位对手术操作造成干扰或限制。③确保安全。确保体位不会对患者的生命体征产生不良影响，如影响呼吸、循环等。密切关注患者在不同体位下的生命体征变化，及时调整。

（4）注意事项：①保护皮肤。在放置体位垫或约束带时，要注意保护患者的皮肤，避免过度压迫或摩擦造成的损伤。定期检查患者受压部位的皮肤状况，及时发现并处理皮肤问题。②保持固定。在手术过程中，要保持患者体位的稳定，避免移位或滑动对手术造成影响。使用适当的固定装置或约束带，确保患者体位稳定。

2. 术中心理护理方案　在手术过程中，医护人员应密切关注患者的情绪变化，及时发现患者的紧张和不安。通过语言安抚、行为暗示等方法，稳定患者的情绪，使其保持良好的手术状态。同时，加强与患者的沟通，了解患者的需求，提供必要的支持和帮助。

3. 麻醉方式　静脉窦狭窄手术麻醉方式通常采用全身麻醉（图6-1）。这是因为该手术操作复杂，需要精细的操作技巧，并且手术过程中可能会出现血压、心率等生命体征的变化，因此需要进行全身麻醉以确保手术的顺利进行。

在全身麻醉下，医师可以使用各种监测设备来监测患者的生命征，例如心电图、血压、呼吸等，以确保患者的安全。同时，全身麻醉还可以减少患者的痛苦和不适感，帮助患者更好地配合完成手术。

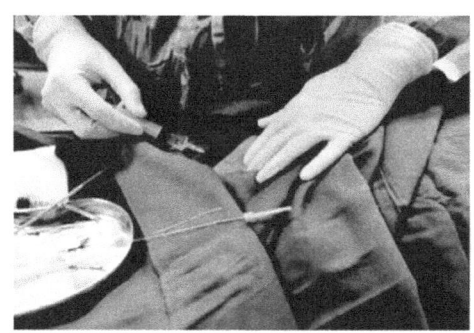

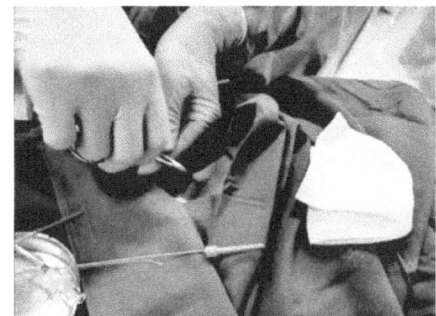

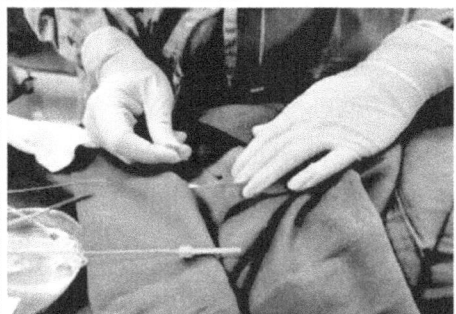

图 6-1　全身麻醉

4. 术中护理配合

（1）术中严密监测：在手术过程中，护士要密切监测患者的生命体征，包括心率、血压、呼吸、体温等，以及血氧饱和度和麻醉深度。通过持续监测，护士能够及时发现任何异常变化，并采取相应的处理措施，确保患者的安全。

（2）输液管理：静脉窦狭窄手术过程中，患者可能需要接受输血或输液治疗。护士要根据患者的需要和手术进展，精确控制输液的速度和量，保持患者体液平衡，避免出现脱水或水肿等并发症。

（3）麻醉配合：护士要与麻醉师紧密合作，确保麻醉过程的顺利进行。在麻醉前，护士要核对患者的身份、手术部位和麻醉方式，确保无误。在麻醉过程中，护士要密切观察患者的反应，及时调整麻醉药的剂量和速度，保持患者的舒适和安全。

（4）手术步骤协同：护士要熟悉手术的各个步骤和操作流程，与手术医师紧密配合，确保手术过程的高效和安全。护士要及时传递手术器械和用品，协助医师进行各项手术操作，并密切关注手术的进展和变化。

（5）应急措施完善：在手术过程中，可能会出现各种紧急情况，如患者突然出现心搏骤停、大量出血等。护士要熟悉各种应急预案和操作流程，能够迅速、准确地采取相应的处理措施，确保患者的生命安全。

（6）情绪安抚及时：手术过程中，患者可能会感到紧张、恐惧或焦虑。护士要及时安抚患者的情绪，通过语言沟通、身体接触等方式，给予患者心理上的支持和安慰，帮助患者保持平静和放松的状态。

（7）记录详细准确：在手术过程中，护士要详细记录患者的生命体征、出入量、手术进展等重要信息。记录要准确无误，以便于术后分析和总结。同时，护士要妥善保管相关记录和文件，为术后护理工作提供依据和支持。

三、术后护理

（一）一般护理

1. 环境准备

（1）安静舒适的环境：为患者创造一个安静、整洁、舒适的住院环境，有助于其身心放松，减少焦虑，促进术后恢复。室内应保持适宜的光线和色彩，避免过强或过暗的光线对患者造成刺激。同时，音乐播放、窗帘调节等手段也可用来营造舒适的氛围。

（2）适宜的温度和湿度：保持室内温度适宜，通常控制在 22～24℃，湿度保持在 50%～60%。适宜的温度和湿度有利于患者身体的舒适，减少术后不适感。

2. 生命体征监测　术后初期，患者的心率、血压、呼吸和体温等生命体征需要密切监测。护士应定时监测、准确记录，确保处于正常范围内，任何异常变化都应立即报告给医师。

（1）血压监测：手术完成后，应立即监测患者的血压，观察其与术前基础血压值的变化。这有助于及时发现手术后可能出现的血压异常，以便采取相应的处理措施。

（2）血压变化趋势分析：通过对比术前基础血压和术后即时血压，分析血压的变化趋势，从而有助于医师判断手术是否对血压产生影响，以了解影响的程度和持续时间。

（3）高血压预防与处理：术后在血压监测过程中，如果发现患者出现高血压症状，应及时采取措施进行预防和处理，包括调整患者的药物治疗方案、限制盐的摄入量和运动量等。

（4）低血压识别与管理：同样，如果术后患者出现低血压症状，也需要及时识别并进行管理。低血压可能导致患者出现头晕、乏力等不适症状，严重时甚至可能危及生命。因此，对于低血压的管理也需要给予足够的重视。

（5）血压波动原因分析：对于术后血压波动较大的患者，需要分析血压波动的原因。包括手术本身的影响、患者自身的身体状况、药物治疗效果等。通过原因分析，可以为后续的血压管理提供更为针对性的建议。

（6）监测数据记录与反馈：在整个血压监测过程中，所有的监测数据都需要详细记录并定时进行反馈，以便医师了解患者的血压变化情况，及时发现问题并采取相应的处理措施。同时，也可以为后续的研究和治疗提供宝贵的数据支持。

（7）心率监测：定时监测患者的心率，观察是否出现心律不齐、心跳过快或过慢等异常，及时对症处理，必要时可请心内科会诊行心电图检查。

（8）体温监测：定时监测患者体温，注意是否出现体温升高或降低，以及持续发热或低温情况。

3. **维持水、电解质平衡** 密切观察患者有无腹泻、恶心、呕吐等现象，应及时告知医师，根据患者的具体情况，遵医嘱给予静脉输液或口服补液盐等。以确保患者摄入足够的水分和电解质，以维持机体的正常功能。

4. **预防并发症发生** 术后患者应警惕深静脉血栓、肺栓塞、感染等并发症的发生。护理人员进行详细术后指导，股动脉穿刺时在避免屈膝屈髋的情况下，可鼓励患者进行适当的床上活动、进行踝泵运动，以减少并发症的发生。

5. **给予心理支持** 术后患者如出现焦虑、恐惧或不安情况，护士应提供心理支持，与患者建立信任关系，帮助他们缓解负面情绪，增强康复的信心。

6. **合理饮食指导** 根据患者的具体情况，护士应提供个性化的饮食指导。一般来说，术后患者应摄入高蛋白、高热量、低脂肪食物，以促进伤口愈合和身体恢复。同时，避免摄入过多的盐分和刺激性食物。

7. **管路护理** 管道的稳定性对于治疗效果至关重要，应确保管道固定牢固，避免滑脱或移位。同时，要定时检查管道周围皮肤，防止因长时间压迫导致的皮肤损伤。

（1）防止感染：感染是管道护理中常见的并发症之一。严格遵守无菌操作原则，保持管道接口处的清洁和干燥，并定期更换敷料。对于发热、红肿等感染迹象，应立即报告医师并采取相应的处理措施。

（2）保持通畅：保持管道通畅是管道护理的关键。定时维护管道，防止堵塞。同时，要密切关注患者的症状变化，如出现疼痛、肿胀等迹象，应及时调整管道位置或采取其他疏通措施。

（3）定期检查管道的状态和功能是管道护理的重要环节：定期对管道进行评估，包括检查管道的完整性、通畅性及连接处的牢固性等。发现问题应及时处理，确保管道的正常使用。

（4）准确记录，班班交接：护理人员应密切观察引流液的量、性状及管道是否通畅、标识标签是否完好、护理措施是否落实，并且详细记录相关数据，做到精准管理。

（二）专科护理

1. 意识状态观察

（1）意识评估：静脉窦狭窄术后，对患者意识状态的评估是极为关键的环节。意识状态直接反映了大脑的功能状况，对于判断手术效果、预测患者康复进程、及时发现潜在并发症具有重要意义。意识状态主要通过观察患者的行为反应、对外界刺激的反应能力及语言表达等方面判断。

1）觉醒水平评估：评估患者的觉醒水平，即判断患者是否处于清醒、嗜睡、昏迷等状态。通过观察患者的自发活动、对声音、光线、疼痛等刺激，观察患者是否能够产生相应的反应。

2）定向力评估：定向力是指患者对自身状态及周围环境的认识能力。通过询问患者的姓名、年龄、当前日期、时间、所在地点等信息，评估其定向力是否完整。

3）注意力评估：主要观察患者是否能够集中注意力，以及注意力的持续时间。可以通过简单的任务，如让患者持续注视某个物体或进行简单的计数任务来评估。

4）语言理解能力：评估患者是否能够理解他人的语言，包括简单指令、问题等。通过询问患者一些简单的问题，观察其是否能够准确回答，以判断其语言理解能力。

5）记忆力评估：记忆力评估主要观察患者的短期记忆和长期记忆能力。可以通过让患者回忆近期发生的事件、复述一些简单的信息或完成一些记忆任务来评估其记忆力。

（2）意识状态分级

1）清醒：患者对周围环境有清晰的认识，能够正常交流、思考和活动。

2）嗜睡：患者表现为持续的睡眠状态，但能够被外界刺激唤醒并回答问题，刺激消失后又很快入睡。

3）昏睡：患者对外界刺激的反应减弱，需要较大的刺激才能唤醒，且回答问题含糊不清。

4）昏迷：患者完全失去意识，对外界刺激无反应或仅表现为反射性动作。

2. 瞳孔观察　瞳孔是评估静脉窦狭窄患者意识状态的一个重要指标。瞳孔的大小、形状和对光的反应可以反映大脑的功能状态及是否存在颅内压增高等情况。以下是观察瞳孔时需要注意的几点。

（1）瞳孔大小：正常情况下，两侧瞳孔等大等圆，直径2.5～4mm。如果出现一侧瞳孔散大或缩小，可能提示存在颅内压增高或脑疝等严重并发症。此时需要及时采取措施，降低颅内压，防止病情进一步恶化。

（2）瞳孔形状：正常情况下，瞳孔呈圆形。如果出现不规则形状，如椭圆形、菱形等，可能提示存在虹膜病变或眼内压增高等问题。这需要对眼部进行详细检查，以确定具体原因。

（3）对光反射：正常情况下，瞳孔对光有明显的收缩反应。在静脉窦狭窄患者中，如果出现对光反射减弱或消失，可能提示存在大脑功能障碍或视神经受损等问题。此时需要进一步检查，确定具体原因并采取相应的治疗措施。

3. 言语和肢体活动情况　术后对患者进行言语和肢体活动的观察与评估至关重要。本部分旨在介绍静脉窦狭窄术后言语和肢体活动观察的主要内容和方法。

（1）言语清晰度观察：评估患者的发音准确性和词汇的清晰度。观察患者是否能够准确、清晰地表达自己的想法，是否出现言语不清或词不达意的情况。

（2）言语流畅性评估：评估患者说话的连贯性和速度。注意观察患者在交流过程中是否出现中断、卡顿或迟疑等现象，这些都可能影响患者的日常沟通和社交能力。

（3）肢体活动范围测定：通过观察和测量患者各个关节的活动范围，评估其肢体活动能力。这包括上肢、下肢及躯干的活动范围。

（4）肌力恢复程度评估：评估患者肌肉收缩的强度和耐力。通过让患者执行一系列动作，观察其肌肉收缩的质量，以及是否出现疲劳或无力的情况。

（5）肌张力变化情况：肌张力是指肌肉在静息状态下的紧张程度。通过观察肌肉的触感和硬度，以及让患者执行一些特定的动作，评估其肌张力的变化情况。

（6）协调性和平衡感：评估患者在执行动作时的协调性和平衡感。这可以通过观察患者行走、转身、站立等动作来实现。

（7）疼痛与不适感受：询问患者是否有疼痛或不适的感受，并评估其程度和持续时间。疼痛和不适可能会影响患者的康复进程和日常生活。

（8）术后并发症监测：密切观察患者是否出现术后并发症，如感染、出血、血栓形成等。一旦发现异常情况，应及时采取处理措施。

4. 伤口观察　术后伤口的观察与护理是确保手术成功及患者康复的关键环节（图6-2）。

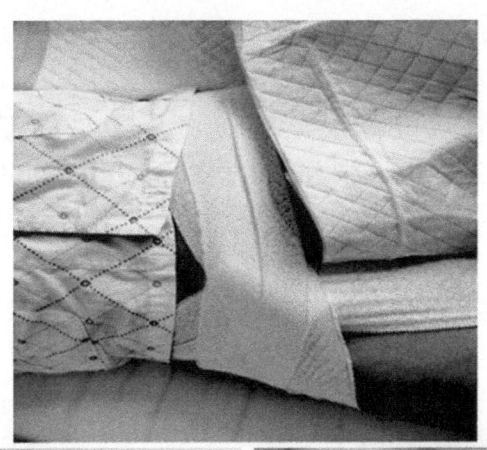

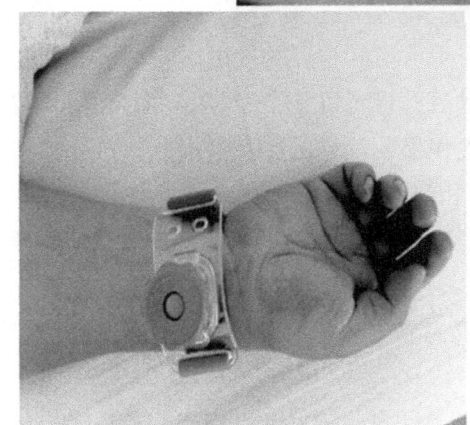

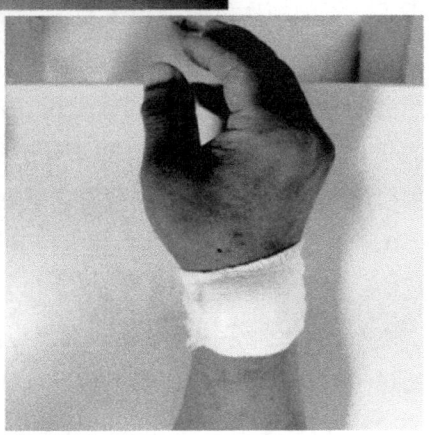

图 6-2 伤口观察

通过对伤口的仔细观察，医护人员可以及时发现且预防并发症的发生，促进伤口的顺利愈合。

（1）伤口外观：观察伤口的外观是否整洁，有无渗血、渗液或感染迹象。注意伤口周围皮肤的颜色、温度和感觉，以及是否有红肿、疼痛或瘙痒等症状。

（2）出血量：密切观察伤口的出血情况，包括出血量和颜色。如果发现伤口出血过多或颜色异常（如鲜红色），应及时采取止血措施，并通知医师进行处理。

（3）感染迹象：观察伤口是否有红肿、热痛、化脓等感染迹象。如果发现感染，应及时进行抗菌治疗，并采取措施促进伤口的引流和清洁。

（4）敷料情况：检查伤口敷料是否干燥、清洁，有无脱落或移位。如有需要，应及时更换敷料，以保持伤口的清洁和干燥。

（5）愈合情况：评估伤口的愈合进度，观察伤口边缘是否整齐，有无裂开或肉芽组织增生。注意伤口的深浅，以及是否有坏死组织或异物残留。

5.伤口护理

（1）定期清洁：使用适当的消毒剂定期清洁伤口，去除渗血、渗液和污物。注意清洁过程中避免使用刺激性强的化学物品，以免对伤口造成刺激。

（2）保持干燥：保持伤口干燥，避免潮湿环境导致感染。如有必要，可使用透气性好的敷料覆盖伤口，以促进伤口愈合。

（3）避免触碰：尽量避免患者或他人触碰伤口，以减少感染风险。如需触碰，应先确保双手清洁，并戴一次性手套。

6.合理饮食　建议患者术后保持均衡饮食，增加蛋白质、维生素和矿物质的摄入，有助于伤口愈合和康复。

7.精神症状精准护理　静脉窦狭窄手术虽然主要关注的是物理性的恢复，但患者的精神状态同样需要被重视。术后，患者可能会经历一系列心理和情感上的变化，这些变化对他们的康复产生积极或消极的影响。因此，对静脉窦狭窄术后患者的精神症状要进行密切观察和精准护理。

（1）心理支持：提供心理支持和情感关怀，帮助患者缓解焦虑、抑郁等情绪反应。鼓励患者表达自己的感受和需求，建立积极的康复心态。

（2）认知训练：通过认知训练提高患者的注意力、记忆力和思维能力。可以通过游戏、阅读、写作等方式进行训练。

（3）改善睡眠：优化睡眠环境，调整作息时间，帮助患者改善睡眠质量。必要时，可以使用药物辅助睡眠。

（4）疼痛管理：合理使用镇痛药物，结合物理疗法和心理干预，减轻患者的疼痛感。

（5）教育宣传：向患者及其家属普及疾病知识和手术效果，帮助他们建立正确的自我认知，提高康复信心。

8.疼痛精准护理

（1）定期评估患者的疼痛程度，使用标准的疼痛评估工具，如疼痛评分表或面部表情评分法。

（2）询问患者疼痛的性质、部位、持续时间和加重因素，以便更准确地判断疼痛原因。

（3）根据评估结果，制订个性化的疼痛管理计划。

（4）用药原则：①根据患者的疼痛程度和疼痛原因，合理使用镇痛药物，如非处方药、处方药或镇痛泵等；②遵循药物使用说明和剂量规范，确保药物的有效性和安全性；③密切观察药物效果和副作用，及时调整药物剂量或更换药物。

（5）物理疗法：①根据患者的具体情况，选择合适的物理疗法，如冷敷、热敷、按摩、针灸等；②遵循物理疗法的操作规范，确保治疗的安全性和有效性；③定期评估物理疗法的效果，根据评估结果调整治疗方案。

（6）心理支持：①提供心理支持和情感关怀，帮助患者缓解焦虑、恐惧等负面情绪；②鼓励患者表达自己的感受和需求，建立积极的康复心态；③提供疼痛管理的心理技巧和应对策略，如深呼吸、放松训练等。

9.用药精准管理 静脉窦狭窄术后用药是一个关键环节，旨在缓解疼痛、防止感染、控制血压及减少脑水肿等并发症的发生。

（1）常用药物

1）镇痛药：术后患者可能会感到疼痛，需要使用镇痛药来缓解疼痛。常用的镇痛药包括非处方药如对乙酰氨基酚（扑热息痛）和处方药如布洛芬、吲哚美辛等。如果疼痛较为严重，可能会使用到更强的镇痛药，如吗啡类药物。

2）抗生素：为了预防术后感染，通常会使用抗生素。医师会根据患者的具体情况选择合适的抗生素，并在必要时进行调整。

3）抗高血压药：由于静脉窦狭窄可能导致颅内压增高，因此需要使用抗高血压药来控制血压，减少颅内压力。常用的抗高血压药包括利尿剂、钙通道阻滞剂等。

4）脱水剂：术后可能会使用脱水剂来减少脑水肿，降低颅内压。常用的脱水剂包括甘露醇、呋塞米等。

5）抗凝血药：为预防血栓形成，术后应给予抗凝血药物，如肝素钠注射液、替罗非班氯化钠注射液等。

（2）用药注意事项：①遵循医师的用药指导，不要自行调整药物剂量或更改用药时间；②如果出现任何不适或疑似过敏反应，应立即告知医师；③不要同时使用多种相同或相似作用的药物，以免造成药物过量或不良反应；④定期进行血液检查，监测药物效果和副作用。

四、术后并发症精准护理

1.感染与炎症 感染是术后最常见的并发症之一。由于手术过程中可能损伤血管壁或周围组织，加上术后免疫功能下降，容易发生感染。感染常表现为伤口红肿、疼痛、发热等症状，严重时可导致败血症等严重后果。为预防感染，术后应定期更换敷料，保持伤口清洁干燥，同时给予适当的抗生素治疗。

2.血栓形成 静脉窦狭窄术后，由于血流速度减慢、血液黏稠度增加等因素，容易形成血栓。血栓可能导致血管阻塞,影响脑部血液供应,严重时可导致脑卒中等严重后果。为预防血栓形成,术后应给予抗凝血药物,鼓励患者早期下床活动,促进血液循环。

3. 出血与血肿　术后出血和血肿是由于手术过程中损伤血管或止血不彻底所致。出血和血肿可能导致颅内压增高、压迫脑组织等严重后果。为预防出血和血肿,术中应彻底止血,术后应密切观察患者生命体征和伤口情况,及时发现并处理出血和血肿。

4. 血管损伤　手术过程中可能损伤邻近的血管,导致血管破裂、狭窄或闭塞等。血管损伤可能影响脑部血液供应,导致脑缺血、脑梗死等。为预防血管损伤,术前应仔细评估血管情况,选择合适的手术路径和操作方法。

5. 神经功能障碍　静脉窦狭窄术后可能影响脑部神经功能,导致运动障碍、感觉异常、语言障碍等神经功能障碍。神经功能障碍的发生与手术操作的精确性、术后恢复等因素有关。为预防神经功能障碍,术中应精确操作,避免损伤神经组织,术后应进行康复锻炼和神经功能训练。

6. 颅内压增高　术后颅内压增高可能是由于手术过程中损伤脑组织、血管或脑脊液循环通路所致。颅内压增高可能导致头痛、呕吐、视力障碍等症状,严重时可导致脑疝等严重后果。为预防颅内压增高,术中应尽量避免损伤脑组织和血管,术后应密切监测颅内压变化,及时给予降颅内压治疗。

7. 脑脊液漏　术后脑脊液漏是由于手术过程中损伤脑脊液循环通路所致。脑脊液漏可能导致颅内感染、低颅压综合征等后果。为预防脑脊液漏,术中应仔细操作,避免损伤脑脊液循环通路,术后应密切观察患者情况,及时发现并处理脑脊液漏。

8. 术后复发　静脉窦狭窄术后复发是指手术后再次出现狭窄或闭塞等现象。术后复发可能与手术操作不彻底、血管壁弹性恢复等因素有关。为预防术后复发,术中应彻底清除狭窄段血管壁上的病变组织,保持血管通畅;术后应定期随访复查,及时发现并处理复发情况。

五、出院指导

1. 保持休息与活动平衡　出院后仍需要充分休息,避免过度劳累。同时,根据医师的建议,逐步进行康复锻炼,以促进身体的恢复。

2. 合理饮食　保持均衡的饮食,多摄入富含蛋白质、维生素和矿物质的食物,如鱼肉、蔬菜、水果等。避免摄入过多的油腻、辛辣食物。

3. 按时服药　遵照处方,按时按量服药,不可随意增减剂量或停药。如有任何不适或疑问，请及时联系医师或就近门诊就诊。

4.定期复查　定期门诊复查，以便医师及时了解康复情况，并调整治疗方案。按照医师的安排，准时到医院进行检查。

5.注意观察病情变化　如发现头痛、呕吐、视力障碍等异常情况，请及时就医，并向医师详细描述症状，以便得到及时的诊断和治疗。

6.保持良好心态　术后康复需要一定的时间，保持积极乐观的心态。如有需要，可以寻求心理咨询师的帮助，以缓解焦虑、抑郁等情绪问题。

参考文献

[1] 郭晓军，张伟.静脉窦狭窄的诊断方法研究进展[J].中国医学影像技术，2021，37（1）：139-143.

[2] 王宏，陈磊.静脉窦狭窄的预后因素分析[J].中国卒中杂志，2021，16（2）：162-166.

[3] Smith ER, Samuels MA. Venous sinus anatomy and variants: neuroimaging pearls[J]. Neuroradiology, 2017,59（7）：667-683.

[4] Abla AA, Spetzler RF. The venous sinuses of the brain: anatomy, variants, and surgical considerations[J]. Neurosurgery, 2012,70（2 Suppl Operative）：ons104-ons115.

[5] Bousser MG, Ferro JM. Cerebral venous thrombosis: an update[J]. Lancet Neurol, 2007, 6（2）：162-170.

[6] Cousins SW, Rosand J. Cerebral venous thrombosis: update on pathophysiology and treatment[J]. JAMA, 2015,314（17）：1856-1864.

[7] Yang YH, Chang WN, Lee SH. Imaging diagnosis of cerebral venous sinus thrombosis[J]. J Neuroimaging, 2018, 28（1）：1-9.

[8] Shazly TA, El-Gamel M. Cerebral venous thrombosis: neuroimaging features, diagnosis, and differential diagnosis[J]. AJNR Am J Neuroradiol, 2014, 35（9）：1727-1736.

[9] Ferro JM, Canhão P, Stam J, et al. EFNS guideline on the treatment of cerebral venous thrombosis[J]. European Journal of Neurology, 2004, 11（1）：46-52.

[10] Bazin JE, Debruxelles S, Labbe A, et al. Medical treatment of cerebral venous thrombosis: a review[J]. Stroke, 2015, 46（4）：1105-1111.

[11] Bateman GA, Schievink WI. Long-term outcome of cerebral venous thrombosis: a meta-analysis[J]. Stroke, 2013, 44（3）：756-761.

[12] Coutinho JM, Stam J. Cerebral venous thrombosis: prognostic factors, recurrence, and late sequelae[J]. Stroke, 2004, 35（11）：2626-2632.

[13] Matsouris N, Schievink WI. Cerebral venous thrombosis: a review[J]. Stroke, 2005,36（10）：2115-2121.

[14] Wilmshurst PT, Nightingale S. Venous sinus stenosis and cerebral venous thrombosis[J]. Stroke, 2014, 45（11）：3456-3462.

[15] Aaslid R, Markwalder TM, Nornes H. Noninvasive transcranial Doppler ultrasound recording of flow velocity in basal cerebral arteries[J]. Journal of Neurosurgery, 1982, 57（6）：769-

774.
- [16] deVeber G, Poretti A, Pinto R, et al. Progress in the diagnosis and management of cerebral venous thrombosis[J]. Lancet Neurol, 2017, 16（3）：214-226.
- [17] Coull BM, Boothroyd DB, Coull AJ. Venous sinuses of the brain：recent insights into their role in cerebrospinal fluid dynamics and their clinical significance[J]. Fluids and Barriers of the CNS, 2018,15（1）：19-33.

第 7 章

缺血性脑血管病介入治疗

在我国，颅内、外大血管狭窄导致的缺血性脑血管病所占比重最大。近年来，随着血管内介入技术的不断开展，这一起源于外周血管的诊疗技术越来越多地被用于缺血性脑血管病的防治。中华医学会神经病学分会脑血管病学组于2021年发布了首版《中国缺血性脑血管病血管内介入诊疗指南》，对我国缺血性脑血管病的血管内介入诊疗起到积极的推动作用。

随着神经介入放射学的发展，很多脑血管病能通过血管内途径进行治疗而使患者免除开颅手术的痛苦，神经介入治疗可缩短脑缺血时间以最大限度地恢复脑的正常功能，是治疗缺血性脑血管病的一种重要手段，目前已被临床广泛应用。然而，神经介入术后还不能避免某些并发症的发生，因此，术前的充分准备，术中的熟练操作、敏锐观察，术后有效的精准护理是减少和预防并发症发生的关键。

第一节 概 述

一、定义

缺血性脑血管病是由于各种原因导致部分脑组织的血流减少或中断，导致脑血管堵塞或严重狭窄，使脑血流灌注下降，进而缺血、缺氧导致脑血管供血区脑组织死亡，包括短暂性脑缺血发作及脑梗死。

二、流行病学调查

缺血性脑血管病（ICVD）的病因繁多，病理机制复杂，但不同的病因都可能涉及3个基本的病理过程：血管壁病变、血液成分改变和血流动力学变化。所有影响血管壁的结构和功能、血液成分及血流动力学的各种因素，都可能成为ICVD的病因。

2013年首次完成的我国规模最大的脑血管病流行病学调查显示，全国20岁及以上成人卒中加权患病率1114.8/10万，首次卒中加权发病率246.8/10万，死亡率114.8/10万；卒中后1年复发率为8.2%，5年复发率为41%。缺血性脑卒中占卒中的69.6%～70.8%，预后差，其1年后致死/致残率为33.4%～33.8%。世界范围内导致死亡的原因中，卒中占第二位，仅次于心脏病。2008年卫生部公布的第三次全国死因调查，卒中已经成为第一致死病因（136.64/10万）。2017年由中国疾病预防控制中心与美国华盛顿大学健康测量及评价研究所（Institute for Health Metrics and Evaluation，IHME）合作完成的研究显示，1990—2017年年龄校正后的卒中死亡率下降了33.5%，但卒中仍是我国人口死亡的首要病因。

缺血性脑卒中具有高发病率、高患病率、高复发率、高致残率及高死亡率的特点，且近几年在我国有年轻化并愈演愈烈的趋势，加上导致缺血性脑卒中发生风险增高的血管疾病危险因素及病因，如高血压、糖尿病、高脂血症、心脏病、动脉粥样硬化等，也是危害公众健康的主要慢性病，因此针对缺血性脑卒中的防治与管理意义重大。

三、临床表现

突然起病，表现较为复杂，与梗死的部位、大小有关，主要症状有头晕、头痛、恶心呕吐和不同程度的昏迷。主要体征有偏瘫、偏身感觉障碍、失语、抽搐及共济失调等。

（一）一般症状

本病多见于50～60岁以上有动脉硬化的老年人，有的有糖尿病病史。常于安静时或睡眠中发病，1～3天症状逐渐达到高峰。有些患者发病前已有一次或多次短暂性脑缺血发作。除重症外，1～3天症状逐渐达到高峰，意识多清楚，颅内压增高不明显。

（二）局限性神经症状

变异较大，与血管闭塞的程度、闭塞血管大小、部位和侧支循环的好坏有关。由于缺血的部位不同，其表现常为眼前一过性黑矇、雾视、视野中有黑点、眼前有阴影摇晃，光线减少或一侧面部或肢体出现无力、麻木，有时也会表现出眩晕、头晕、偏头痛、跌倒发作、共济失调、复视、偏盲或双侧视力丧失等症状。

四、治疗原则

（一）预防治疗

1.药物治疗　主要针对引起缺血性脑血管病的病因进行治疗，改善循环。

降血脂、降血压、降血糖对症治疗，使用双抗治疗（阿司匹林和氯吡格雷口服），防止血栓进展及减少梗死范围，对大面积梗死应减轻脑水肿或手术治疗防治脑疝。

2. 中药注射剂　可使用疏血通注射液治疗缺血性脑血管病。

3. 饮食治疗　建议食用地中海饮食，辅以特级初榨橄榄油，每天食用新鲜水果和蔬菜，适当食用坚果、鱼类、膳食纤维及含钾高的食物。禁止吸烟及过量饮酒。

4. 适当运动　不定期适当运动，快走≥10分钟或慢跑≥20分钟可以降低缺血性脑卒中的发生。保持正常体重，不要超重。

（二）手术治疗

1. 手术方式

（1）颅内段狭窄动脉血管成形术。

（2）颅内外段狭窄动脉血管成形术。

（3）急性动脉闭塞溶栓术和慢性闭塞动脉的再通术。

（4）颅内血管成形及支架术：血管内技术到位阶段指导引导管到达颈内动脉或椎动脉，治疗阶段指微导丝越过病变、血管成形和（或）支架置入。

2. 手术适应证

（1）无症状，血管管径狭窄程度＞80%或有症状（TIA或卒中发作），血管管径狭窄程度＞50%者。

（2）血管管径狭窄程度＜50%，但有溃疡性斑块形成者。

（3）血管屈曲程度较轻，导管能通过狭窄部。

（4）高龄患者或全身基础疾病多，全身状况差的患者。

（5）对侧颈动脉高度狭窄或闭塞的患者。

（6）病变部位在第2颈椎以上的高位病变。

（7）内科抗凝治疗效果不显著的患者。

（8）CEA或放射线治疗后再度狭窄；夹层动脉瘤；某些肌纤维发育不良者，动脉炎稳定期有局限性狭窄；急性动脉溶栓后残余狭窄。

3. 手术禁忌证

（1）血管迂曲严重，无法将介入导管导入到颅内病变位置者。

（2）狭窄部斑块为软斑块，脱落远端易形成脑栓塞危险者。

（3）3个月内有颅内出血，2周内有新鲜脑梗死。不能控制的高血压。

（4）对肝素、阿司匹林或其他抗血小板药有禁忌者。

（5）对对比剂过敏者。颈内动脉完全闭塞。伴有颅内动脉瘤，并且不能提前或同时处理者。

（6）2周内曾发生心肌梗死者。严重心、肝、肾疾病者。

第二节　评估缺血性脑血管病临床治疗新技术

药物涂层球囊是一种特殊的医疗设备，可用于治疗缺血性脑血管病。通过导管送入患者体内，准确定位于需要治疗的血管狭窄或阻塞部位。当球囊膨胀时，它可以暂时性地扩张狭窄或阻塞的部位，使血流能够顺利通过。同时，球囊表面涂有抗增殖的药物（例如紫杉醇），这些药物在球囊膨胀后会被释放并直接作用于血管壁，抑制平滑肌细胞的过度增生，从而减少血管再狭窄的发生。它的优势体现在以下方面。

1.药物球囊在短时间内释放药物，但其抗增殖效果可以持续较长一段时间，从而降低了血管再狭窄的风险。

2.避免长期异物反应：药物球囊的使用避免了传统支架可能引起的长期异物反应，减少了随后的再干预需求。

颅内药物洗脱支架是一种用于治疗颅内动脉粥样硬化性狭窄疾病的药物洗脱支架，通过支架扩张病变血管，改善狭窄情况，从而改善血流状态，同时支架携载的药物可防止血管内膜过度增生，降低支架内再狭窄的概率。

目前颅内动脉支架狭窄的治疗主要包括药物治疗、介入手术治疗及外科治疗。外科手术治疗由于其高病死率、高致残率及高技术要求，已严重限制了其临床应用。介入手术治疗包括单纯的球囊扩张术和血管内支架置入术。介入治疗方法因其创伤小、恢复快的特点，使其应用逐步得到普及。支架置入术缺点之一是支架内再狭窄，支架再狭窄发生率可高达53%。支架再狭窄的原因是血管经支架扩张后造成血管损伤，从而造成血管内膜过度增生，最终导致血管的再狭窄。颅内药物洗脱支架的优势在于表面附有载药层，载药层由聚合物和活性成分组成，所述的活性成分为抗血小板药物西洛他唑，载药层的重量配比为：聚合物为5%～50%，其余为活性成分；载药层为一层或多层；各层载药层的活性成分相同或不同，具有保护血管、抑制炎症反应、扩张血管等功能，可达到防止颅内血管支架内再狭窄的目的。

第三节 药物洗脱支架技术治疗缺血性脑血管病围手术期精准护理

一、术前准备

（一）一般评估

1. **入院评估** 同颅内动脉瘤。

2. **病史评估** 高血压、糖尿病、高血脂、脑梗死、吸烟、手术史、药物过敏史及是否发生过严重的不良反应，尤其是注意患者以前是否使用过对比剂。

3. **心肺功能评估** 入院完善心脏超声检查，心功能Ⅱ级以上、明显肺功能异常者全身麻醉耐受差，手术风险大，基础心率<50次/分，阿托品试验阳性或动态心电图监测有长间歇者，需在临时心脏起搏器保护下手术，合并严重冠状动脉狭窄者，应避免术中、术后长时间低血压，以防低灌注诱发急性冠脉综合征。

4. **实验室检查** 术前关注患者血、尿、粪便常规，出、凝血时间，凝血酶原时间、血型、血清术前八项、肝功能、肾功能。其中血小板计数应≥$50×10^9$/L，并评估患者有无贫血、感染及粪隐血。患者术前血糖不应低于2.7mmol/L，且不应高于22.2mmol/L。血清肌酐是反映肾功能的直接指标，拟行介入治疗患者在无血液透析的情况下，血清肌酐不应高于250μmol/L。

5. **神经功能评估** 美国国立卫生研究院卒中量表（NIHSS）用于测评神经系统功能缺失，根据分值可大致判断卒中患者的预后（表7-1）。

表7-1 美国国立卫生研究院卒中量表（NIH stroke scale，NIHSS）

项目	评分标准
1a.意识水平： 即使不能全面评价（如气管插管、语言障碍、气管创伤及绷带包扎等），检查者也必须选择1个反应。只在患者对有害刺激无反应时（不是反射）才能记3分	0：清醒，反应灵敏 1：嗜睡，轻微刺激能唤醒，可回答问题，执行指令 2：昏睡或反应迟钝，需反复刺激、强烈或疼痛刺激才有非刻板的反应 3：昏迷，仅有反射性活动或自发性反应或完全无反应、软瘫、无反射

续表

项目	评分标准
1b. 意识水平提问： 月份、年龄。仅对初次回答评分。失语和昏迷者不能理解问题记2分，因气管插管、气管创伤、严重构音障碍、语言障碍或其他任何原因不能完成者（非失语所致）记1分。可书面回答	0：两项均正确 1：一项正确 2：两项均不正确
1c. 意识水平指令： 睁闭眼；非瘫痪侧握拳松开。仅对最初反应评分，有明确努力但未完成的也给分。若对指令无反应，用动作示意，然后记录评分。对创伤、截肢或其他生理缺陷者，应予以适当的指令	0：两项均正确 1：一项正确 2：两项均不正确
2. 凝视： 只测试水平眼球运动。对随意或反射性眼球运动记分。若眼球偏斜能被随意或反射性活动纠正记1分。若为孤立的周围性眼肌麻痹记1分。对失语者，凝视是可以测试的。对眼球创伤、绷带包扎、盲人或有其他视力、视野障碍者，由检查者选择一种反射性运动来测试，确定眼球的联系，然后从一侧向另一侧运动，偶尔能发现部分性凝视麻痹	0：正常 1：部分凝视麻痹（单眼或双眼凝视异常，但无强迫凝视或完全凝视麻痹） 2：强迫凝视或完全凝视麻痹（不能被头眼反射克服）
3. 视野： 若能看到侧面的手指，记录正常，若单眼盲或眼球摘除，检查另一只眼。明确的非对称盲（包括象限盲）记1分。若全盲（任何原因）记3分。若濒临死亡记1分，结果用于回答问题	0：无视野缺损 1：部分偏盲 2：完全偏盲 3：双侧偏盲（包括皮质盲）
4. 面瘫	0：正常 1：轻微（微笑时鼻唇沟变平、不对称） 2：部分（下面部完全或几乎完全瘫痪） 3：完全（单或双侧瘫痪，上下面部缺乏运动）

续表

项目	评分标准
5、6. 上下肢运动： 置肢体于合适的位置：坐位时上肢平举 90°，仰卧时上抬 45°，掌心向下，下肢卧位抬高 30°，若上肢在 10 秒内，下肢在 5 秒内下落记 1～4 分。对失语者用语言或动作鼓励，不用有害刺激。依次检查每个肢体，从非瘫痪侧上肢开始	上肢： 0：无下落，置肢体于 90°（或 45°）坚持 10 秒 1：能抬起但不能坚持 10 秒，下落时不撞击床或其他支持物 2：试图抵抗重力，但不能维持坐位 90° 或仰位 45° 3：不能抵抗重力，肢体快速下落 4：无运动 9：截肢或关节融合，解释： 5a 左上肢；5b 右上肢
	下肢： 0：无下落，于要求位置坚持 5 秒 1：5 秒末下落，不撞击床 2：5 秒内下落到床上，可部分抵抗重力 3：立即下落到床上，不能抵抗重力 4：无运动 9：截肢或关节融合，解释： 6a 左下肢； 6b 右下肢
7. 肢体共济失调： 目的是发现一侧小脑病变。检查时睁眼，若有视力障碍，应确保检查在无视野缺损中进行。进行双侧指鼻试验、跟膝径试验，共济失调与无力明显不成比例时记分。若患者不能理解或肢体瘫痪不记分。盲人用伸展的上肢摸鼻。若为截肢或关节融合记 9 分，并解释	0：无共济失调 1：一个肢体有 2：两个肢体有，共济失调在： 右上肢 1= 有，2= 无 9：截肢或关节融合，解释： 左上肢 1= 有，2= 无 9：截肢或关节融合，解释： 右上肢 1= 有，2= 无 9：截肢或关节融合，解释： 左下肢 1= 有，2= 无 9：截肢或关节融合，解释： 右下肢 1= 有，2= 无

续表

项目	评分标准
8. 感觉： 检查对针刺的感觉和表情，或意识障碍及失语者对有害刺激的躲避。只对与脑卒中有关的感觉缺失评分。偏身感觉丧失者需要精确检查，应测试身体多处[上肢（不包括手）、下肢、躯干、面部]确定有无偏身感觉缺失。严重或完全的感觉缺失记2分。昏睡或失语者记1或0分。脑干卒中双侧感觉缺失记2分。无反应或四肢瘫痪者记2分。昏迷患者（1a=3）记2分	0：正常 1：轻度-中度感觉障碍（患者感觉针刺不尖锐或迟钝，或针刺感缺失但有触觉） 2：重度-完全感觉缺失（面、上肢、下肢无触觉）
9. 语言： 命名、阅读测试。若视觉缺损干扰测试，可让患者识别放在手上的物品，重复和发音。气管插管者手写回答。昏迷者记3分。给恍惚或不合作者选择一个记分，但3分仅给不能说话且不能执行任何指令者	0：正常 1：轻度-中度失语：流利程度和理解能力部分下降，但表达无明显受限 2：严重失语，交流是通过患者破碎的语言表达，听者须推理、询问、猜测，交流困难 3：不能说话或者完全失语，无言语或听力理解能力
10. 构音障碍： 读或重复表上的单词。若有严重的失语，评估自发语言时发音的清晰度。若因气管插管或其他物理障碍不能讲话，记9分。同时注明原因。不要告诉患者为什么做测试	0：正常 1：轻度-中度，至少有些发音不清，虽有困难但能被理解 2：言语不清，不能被理解，但无失语或与失语不成比例，或失音 9：气管插管或其他物理障碍
11. 忽视： 若患者严重视觉缺失影响双侧视觉的同时检查，皮肤刺激正常，记为正常。若失语，但确实表现为对双侧的注意，记分正常。视空间忽视或疾病失认也可认为是异常的证据	0：正常 1：视、触、听、空间觉或个人的忽视；或对一种感觉的双侧同时刺激忽视 2：严重的偏侧忽视或一种以上的偏侧忽视；不认识自己的手；只能对一侧空间定位

6. 心理评估与支持　发现有心理问题，可以及时请心理科会诊。常用焦虑抑郁精神评分量表汇总。

7. 肾功能评估　对单纯血肌酐升高者，手术前、中、后应充分静脉补液，加强水化，减少肾毒性药物，如利尿药、甘露醇及多巴胺的应用选择合适的对比剂，如低渗或等渗含碘对比剂，尽量限制对比剂用量术后监测肾功能。对正在服用二甲双胍者，若 eGFR ≥ 60ml/(min·1.73m^2)，术前不需要停用二甲双胍，用对比剂后停用 2～3 天，根据复查肾功能恢复用药，若 eGFR 为 30～59ml/(min·1.73m^2)者，术前需停服二甲双胍 48 小时，术后 48 小时根据重新评估的肾功能决定是否恢复应用，当 eGFR ＜ 30ml/(min·1.73m^2)，避免使用二甲双胍及碘对比剂。

8. 出血风险评估　需要考虑患者术后能否耐受双联抗血小板药物治疗；是否存在未控制的消化性溃疡，或不明原因的粪隐血，或未控制的其他出血性疾病等，对长期口服华法林者，通常在术前 5 天左右停用华法林，并使 INR 降至 1.5 以下。若患者存在较高血栓风险，可采用低分子肝素或普通肝素过渡。

9. 手术路径评估　手术路径是指动脉穿刺点至预计导丝头端着陆点间的行程。从穿刺血管至导丝头端着陆点的全程明显纡曲，尤其局部纡曲角度为锐角者，均可造成导管、导丝、支架到位困难，可给予导丝近端支撑或同轴中间导管套管技术作为解决方案。还应关注病变血管段是否有成角、病变远端血管能否满足保护装置或微导丝头端着陆。对颅内血管病变实施手术时，在减少对远端血管牵拉的前提下，应尽量将微导丝置于相对较直、内径较粗、分支较少的血管。

（二）专科评估

1. 术前运动症状评估　见第 6 章。
2. 术前非运动症状评估　见第 6 章。

（三）患者准备

1. 术前宣教

（1）根据患者的理解能力，采取图文并茂、发放宣传册、视频指导等方式，选择通俗易懂的方式告诉患者麻醉方式、穿刺部位、对比剂过敏反应表现、术中如何配合，保持一定体位不动或屏息不做吞咽动作等。

（2）心理疏导：讲解介入手术的目的、意义、优点、操作过程、以往成功的病例，强调患者在术中的注意事项，使其做好充分的心理准备，消除紧张情绪。

（3）术前 2 天开始练习床上排便，以免因卧床改变排便习惯而导致尿潴留，术前晚洗澡，更换干净衣物，避免穿套头式上衣。

2. 生活技能的训练：因股动脉穿刺术后需卧床 24 小时，基本生活如饮食、饮水、服药、排便等需在床上进行，指导患者卧床进食时可稍抬高床头 15°～30°，饮水、服药时头偏向一侧使用吸管，防止误吸。

3. 检查手术野的皮肤是否完好，术前 1 天穿刺部位：双侧腹股沟、会阴部和腕部备皮，注意检查穿刺部位远端动脉搏动情况，便于术中、术后对照。

4. 饮食指导中的新理念：局部麻醉下行介入手术治疗患者，可进食、水，全身麻醉老年患者术前 6 小时禁食，2 小时禁水，以防止术中术后呕吐，如果 12 小时仍未手术的患者，要适当给予葡萄糖注射液补液治疗，防止患者发生低血糖。

5. 术前进行碘过敏试验并做详细记录，术前一晚指导患者学会放松技术，必要时予适量镇静剂以保证患者的睡眠质量。

6. 集中手术时尤其注意患者的进食时机，有口服降血糖药、注射胰岛素的患者禁食则禁药，药物供给应推迟完成。

7. 术前排空大小便，根据病情必要时给予术前导尿或灌肠。更换干净的休养服。

8. 术前取下项链、义齿和其他饰物，以防术中的伪影影响判断。

9. 如患者有过度焦虑紧张、血压增高，为使手术顺利进行或减少迷走神经反应，术前 30 分钟肌内注射苯巴比妥钠 100～200mg。

10. 影像学检查：心电图、胸部 X 线片、心脏超声、磁共振成像、颅脑动脉成像、经颅多普勒超声（TCD），有条件可应用血管内光学相干断层成像（OCT）。

二、术中配合

（一）物品准备

1. 介入手术室设备

（1）造影机：用于进行数字减影血管造影（DSA）等影像学检查。

（2）介入手术台：用于患者手术操作的台面。

（3）透视机：用于术中实时监测和引导手术操作。

2. 监测设备　呼吸机、心电监护、血压监测、脉搏氧饱和度监测等。

3. 消毒和清洁用品

（1）消毒药剂：用于消毒手术区域和器械。

（2）清洁用品：如手术室洗手液、消毒刷、无菌巾等。

4. 急救和抢救设备　包含常用的急救药品和设备，如肾上腺素、阿托品、气管插管设备等。

5. 手术室环境准备　保持手术室内的舒适温度，有助于患者手术时的舒适和安全。

6. 照明设备　确保手术室内充足的照明，以便医师进行手术操作。

（二）手术器械准备

1. 患者准备　体位摆放，心理疏导。

2. 介入手术包　包括小杯 2 个，弯盘 1 个，小碗 1 个，蚊式止血钳 1 把，4

号手术刀片1个，消毒巾1包，无菌手术衣2套等。

3.介入手术器材　手术护士要根据患者年龄、病变部位、手术医师习惯，准备相应型号的穿刺针、输液管、三通、Y形阀等常规器材，以及导管、导丝、导管切割器、血管鞘、支架等专科器材。

（三）术中药品准备

1.肝素　在介入治疗过程中，导管内外与导丝表面可能有血凝块形成，为避免血凝块形成后脱落造成血管栓塞，需要配制肝素盐水，导管插入血管后，加压输液袋给予肝素等渗盐水输入，肝素浓度为5000U/500ml生理盐水，输液压力为250cmHg。

2.利多卡因　1%利多卡因局部浸润麻醉。

3.对比剂　以非离子对比剂为宜。

4.抗过敏药物　地塞米松、异丙嗪、肾上腺素、氢化可的松。

5.急救药　阿托品、硝酸甘油、去甲肾上腺素、异丙肾上腺素。

6.其他　鱼精蛋白、罂粟碱、维生素K、尼莫通、尿激酶、地西泮、苯巴比妥钠、硝苯地平（心痛定）、卡托普利等。

（四）手术安全核查工作

手术室人员在接手术时要与病区护士共同核对科室、姓名、床号、性别、年龄、诊断、手术名称、手术部位、术前用药、术中带药、病历相关资料，检查术前准备完成情况。

1.患者身份核对　在手术操作前，核对患者身份，包括姓名、出生日期和医疗记录编号等信息，以确保手术对象正确。

2.术前准备核查　核查患者的术前准备情况，包括手术部位标识、手术风险评估、术前检查结果和特殊器械的准备情况等。

3.手术仪器核查　核查手术所需的器械和设备是否齐全，并确认其状态良好、无损坏。

4.术中安全核查　在手术过程中，医疗团队会进行术中安全核查，包括确认手术部位、手术器械使用顺序、药品使用情况等。

5.术后核查　手术结束后，进行术后核查，包括确认手术部位的情况、术后使用的药品和器械是否完整，以及术后处理措施等。

6.麻醉和监护核查　核查麻醉和监护设备是否正常运转，确认患者的麻醉深度和生命体征稳定。

7.术后处理核查　核查手术结束后的处理措施，包括患者的转运、监护和术后指导等。

（五）患者准备

1. 体位　平卧于无菌手术台。

2. 心理　消除紧张情绪，局部麻醉术中根据医师指令进行配合。术中，手术护士充分考虑患者在陌生环境的感受，患者在清醒状态下手术，操作刺激、手术时间长，对对比剂、并发症的担忧，医护人员在手术台上的语言均会使患者的心理发生变化。导管护士应尽量在患者身边，适当与患者交流并介绍操作进度，告知手术注意事项及配合要点，轻拍患者的手臂，安排好舒适体位，做好大小便的管理。注意保护患者隐私，使患者愉悦，减少和避免不良情绪。术中保持安静，轻拿轻放，遇到意外，不可惊慌失措造成患者过度紧张。

3. 管路　严格执行手卫生和无菌操作规范，检查导管与连接器的连接情况，确保连接紧密无松动，并避免导管扭曲或弯折，以免影响药物输注或监测准确性。

（六）麻醉方式

1. 局部麻醉　通过局部麻醉药使手术部位麻木，以减轻手术过程中的疼痛。通常颅外段动脉狭窄常采用局部麻醉方式进行。

2. 全身麻醉　是将患者完全失去意识和疼痛感觉的一种麻醉方式。颅内段动脉狭窄经常采用全身麻醉，通常由麻醉师负责管理。全身麻醉可确保患者在手术过程中处于无意识状态，同时提供有效的镇痛和肌肉松弛，使医师更好地进行手术操作。

全身麻醉期间需要连续监测患者的核心温度，在患者术中没有低温适应证的情况下，应主动采用患者升温系统、控制手术室环境温度等方式，将中心核心温度目标控制在 36～37℃，注意给患者保暖，防止因手术室气温过低导致患者术后体温升高。

（七）术中护理配合

1. 监测神志、瞳孔、生命体征、神经功能、B 超、TCD 脑血流速度及栓子脱落情况，及时发现问题，及时汇报处理。导管室护士要求非常熟悉术中可能发生的各种并发症和处理方法，做好患者的心理护理。

2. 每次造影后，护士要及时进入机房询问患者有无不良反应。并观察患者皮肤有无潮红、丘疹，以便及时发现对比剂副作用并进行处理。

3. 术中要经常观察患者静脉通道是否通畅，尤其注意加压输液袋有无滴空。注意观察肝素注入时间，适时追加肝素，高压注射器中对比剂的量等。

4. 根据治疗需要，按介入医师的要求准备好各种更换器材，并及时做好物流管理。导管护士要熟悉手术步骤及医师的习惯动作以便操作更加灵活。

5. 在介入治疗过程中，护士要监督操作者及时遵守无菌操作原则。

6. 对重点患者及突发情况给予急救处理。

（八）护理观察要点

1. 观察患者体位是否舒适、皮肤有无压红，必要时与术者沟通，适当改变患者的体位。

2. 全身麻醉患者观察其生命体征及体温变化。

3. 观察留置针穿刺部位有无渗液、是否红肿，保持静脉输液通道通畅，避免将对比剂注入皮下。

4. 密切观察患者有无发生对比剂过敏、低血糖、血尿等情况。

三、术后护理

（一）一般护理

1. 环境及设备准备

（1）保持病室安静、环境整洁，温、湿度适宜（温度 22～24℃，湿度 50%～60%）。局部麻醉患者经股动脉穿刺取平卧位；全身麻醉未清醒患者取平卧位 6 小时，头偏向一侧，以便随时吸出呼吸道分泌物保持呼吸道通畅。准备 2kg 盐袋，以备股动脉穿刺时压迫伤口用。

（2）在患者床旁备好心电监护仪、血氧饱和度、吸氧装置、注射泵等，以便及时监测患者的生命体征。

2. 生命体征监测

（1）血压监测：①血压监测管理时间窗。术后 30 分钟内，每 3～5 分钟监测一次血压；稳定后 1 小时内每 15 分钟监测一次血压；6 小时内每 30 分钟监测一次血压；6 小时后和夜间 2～4 时深睡眠时，每小时监测血压一次。②交接班时血压的监测管理。交接班时重点交接患者血压变化情况，必要时手动测量血压。③调整药物时血压监测间隔时间的管理。调整药物剂量和浓度时；更换升压或抗高血压药物时；停用升压或抗高血压药时；增加口服药物时要调整监测血压的间隔时间：1 小时内每 10 分钟监测一次血压。

（2）心率监测：与术前心率进行对比，监测患者的心率，观察是否出现心律不齐或心跳过快过慢等异常情况，以及心率的变化趋势。

（3）呼吸监测：每小时观察患者的呼吸频率和呼吸深度，注意是否出现呼吸困难或异常呼吸模式，以及氧饱和度的变化。

（4）体温监测：术后连续 3 天监测患者的体温，每天 3 次，注意是否出现体温升高或降低，以及持续性发热或低温的情况。

3. 伤口管理　详见第5章。

4. 出入量管理　对比剂相关的急性肾损伤（AKI）有较高的发生率和死亡率。介入治疗前1～2小时合并肾功能不全的补液，一般选用生理盐水及碳酸氢钠注射液，补液持续至术后24小时，即水化治疗是预防对比剂肾病的主要方法。因此术前的术后要精准记录患者24小时尿量，密切观察尿色及肾区疼痛情况；术后6小时，需大量补液进行水化，鼓励患者多饮水以利于对比剂排出，24小时尿量应在2000ml以上；若术后2小时仍未排尿，应及时告知医师，尿潴留者行导尿术。如肾区疼痛剧烈，则需要考虑有无出血可能，及时汇报处理。

5. 胃肠道反应的对症处理

（1）恶心呕吐：可给予20～40mg甲氧氯普胺肌内注射或盐酸昂丹司琼注射液8mg静脉推注。

（2）呃逆：轻度呃逆患者，可给予地西泮或山莨菪碱肌内注射，顽固性呃逆用针灸治疗可逐渐缓解。

6. 坚持服用抗血小板聚集药物　预防置入支架堵塞，禁忌做头颈部按摩；注意保持情绪稳定，劳逸结合；监测出、凝血时间，观察患者有无情绪兴奋、癫痫等症状，提示可能颅内出血，立即行颅脑CT检查。

7. 静脉液体管理　术后通常会小剂量泵入肝素钠注射液或替罗非班氯化钠注射液等药物，需要备好注射泵，同时观察管路有无打折，液体输入是否通畅，避免药液外渗和静脉炎的发生，观察药物的作用和副作用。根据患者的体液状态、手术情况及心功能，调整液体输注的速率。根据患者的血清电解质情况，调整输液中的电解质配比，特别注意钠、钾、氯等关键电解质的浓度。对于需要长时间静脉输液的糖尿病患者，定期监测血糖水平，并在需要时调整输液中葡萄糖的浓度，以维持血糖在合适的范围内。

8. 术后体位与皮肤护理

（1）由股动脉路径行介入治疗的患者，指导患者伸髋、平卧，术侧肢体6小时内禁止屈膝屈髋，可床上平移，可做踝泵运动，预防下肢静脉血栓，6小时后如伤口无渗血、血肿，可轴位左右翻身活动，24小时撤除绷带后鼓励患者及早下床活动。下床活动后，嘱患者勿过度活动，在下床活动1小时内，护士要及时观察患者伤口敷料有无渗血、渗液情况。

（2）经桡动脉或远桡动脉路径行介入治疗的患者，患者可在床上活动，适当抬高床头，根据手术部位的情况，调整患者的体位，使患者更加舒适。

9. 饮食护理　局部麻醉患者术后即可给予低脂肪、低盐、清淡易消化食物，少食油腻、辛辣、刺激性食物，以减轻胃肠道负担；鼓励患者摄入富含纤维的食物，如蔬菜、水果、全谷类等，有助于促进肠道蠕动，少吃甜汤、豆类、鸡蛋等食物，防止便秘，避免血压增高，发生颅内出血。全身麻醉术后6小时可进食，嘱患者七分饱，避免饱餐。要根据患者的实际情况和医嘱进行个性化的饮食安排，确保患者的营养摄入均衡和饮食适度，促进患者康复。

10. 口腔护理

（1）全身麻醉手术中可能需要使用气管插管或口咽镜等器械，故容易引起口腔干燥、口臭、口腔感染等问题。因此，要让患者保持口腔清洁卫生，及时协助患者早晚刷牙，使用牙线清洁牙缝，或用漱口水漱口等。

（2）选择软毛牙刷和温和的牙膏，避免过度刷牙造成口腔损伤。经常给患者提供适量的水或含有保湿成分的口腔喷雾，以保持口腔的湿润状态，缓解口腔干燥的不适感。

（3）如果患者感到口腔不适或疼痛，可以使用一些口腔舒适剂，如含具有维生素E或芦荟成分的口腔凝胶，有助于舒缓口腔不适感。

（4）避免食用刺激性食物，如辛辣、硬质或粗糙的食物，以减少对口腔黏膜的刺激和损伤。如果患者出现口腔感染的症状，如口腔异味、口腔溃疡、牙龈肿胀等，应及时告知医师，对症处理。

11. 管路护理

（1）术后常见管路包括导尿管、外周静脉导管等，要持续观察所有管路的通畅性和稳定性。注意检查管路是否有异物阻塞、漏液、脱落等情况。确保管路固定牢靠，避免移位或脱落。使用合适的固定装置，如透明透气敷料、固定带等，保持管路在正确位置。

（2）严格遵守无菌操作原则，定期更换管路固定装置和敷料，以预防感染。保持导尿管和引流管的闭合系统，避免感染的来源。定期清洁导尿管和引流管的连接处，确保通畅无阻塞。

（3）注意检查管路是否有结石、血凝块等，及时处理。观察管路使用过程中是否出现并发症，如漏液、血肿形成、皮肤损伤等，及时采取相应措施。

（4）根据说明和临床需求定期更换导尿管和引流管，以减少感染和管路堵塞的风险。注意更换管路时的无菌操作，避免交叉感染。

（5）对患者及其家属进行管路护理的教育和指导，包括正确的管路固定方法、观察管路异常标志并及时报告医护人员等，提高他们的管路护理意识和能力。

（二）专科护理

1. 判断意识状态　格拉斯哥昏迷评分（Glasgow coma scale，GCS）是一种评估意识状态的常用临床工具，用于评估患者的意识水平、脑功能和神经系统功能的丧失程度。GCS 评分系统由眼睛开启反应（eye）、语言反应（verbal）和运动反应（motor）三个方面组成，每个方面根据患者的表现被分配不同的分数，总分为 15 分，分数越高表示意识状态越好。格拉斯哥昏迷评分的详细说明见第 5 章。

2. 观察瞳孔

（1）瞳孔对称性：检查术后瞳孔的大小和对称性。正常情况下，两只眼的瞳孔应该大小相同，对称性良好。

（2）瞳孔对光反射：检查术后瞳孔对光的反应。利用光源照射，观察瞳孔是否迅速收缩和逐渐扩张，这是正常的对光反射表现。如果瞳孔对光反射消失或反应迟钝，可能暗示着神经系统功能受损。

（3）瞳孔大小：注意术后瞳孔的大小是否稳定，以及与术前瞳孔大小相比是否有变化。异常的瞳孔大小可能与神经系统功能障碍相关。

（4）瞳孔形状：观察术后瞳孔的形状是否正常，如是否呈圆形，是否存在异常的变形或畸形。

（5）瞳孔的运动：检查术后瞳孔是否可以自由运动，是否受到限制。异常的瞳孔运动可能与神经系统的损伤相关。

（6）瞳孔位置：检查术后瞳孔的位置是否正常，是否与对侧瞳孔一致。

3. 言语和肢体活动情况

（1）检查患者术后肢体活动是否对称，即两侧肢体是否在活动能力上基本一致。评估患者的肢体肌力，包括抓握力、屈曲和伸展等动作的力量。

（2）比较术前和术后的肌力变化，以及受手术影响的肢体和未受影响的肢体之间的差异。观察患者术后肢体运动的协调性，包括手和足的协调性，以及受影响的肢体是否能够完成复杂的运动任务。评估患者术后肢体的运动范围，包括关节的活动度和灵活性。

（3）检查是否存在运动范围受限或异常，观察患者是否能够自主控制肢体的姿势，包括在静止状态和运动状态下的姿势控制能力。注意观察术后肢体活动中是否出现异常表现，如肌肉痉挛、震颤、不自主运动等。

（4）询问患者术后是否感到肢体疼痛或不适，并观察是否有异常疼痛反应。

（5）术后肢体活动情况需要持续观察，因为康复过程是一个渐进的过程，患者的运动能力可能会随着时间而改善或恶化。

4. 伤口敷料情况

（1）观察穿刺处是否有出血或渗液。正常情况下，术后穿刺处可能会有少量出血或渗液，但应该逐渐减少。如果出现持续或增多的出血或渗液，可能是感染或其他并发症的征象。

（2）观察穿刺处周围是否有红肿。这可能是局部感染的迹象。询问患者穿刺处是否有疼痛，以及疼痛的程度。持续或加重的疼痛可能表明穿刺处感染或其他问题。

（3）观察穿刺周围皮肤的温度是否正常。局部发热可能是感染的征象。

（4）观察穿刺处伤口的愈合情况。正常情况下，伤口应该逐渐愈合，并且没有分泌物。如果伤口愈合不良或出现分泌物，可能需要进一步检查。注意观察穿刺处是否有异常表现，如脓肿、瘢痕增生等。

（5）术后穿刺处伤口的观察需要持续进行，因为可能会出现迟发性并发症。特别是在术后数天至数周内，应密切观察穿刺处的情况。如果观察到任何异常情况，应立即向医师汇报，以便进行进一步的评估和处理。及时发现并处理穿刺处的并发症可以减少患者的不适，并确保手术的顺利康复。

5. 精神症状

（1）由于制动屈曲时间长，患者容易焦虑不安，护士除语言关心、安慰、适当解释外，还应采取相应措施。

（2）腰背酸痛者给予双手抬高受压部位，按摩，腰下垫软枕；尿潴留者给予听流水声、热敷等，必要时行导尿术。多数患者经处理后，烦躁、焦虑的情绪可得到缓解。

（3）采取正确的措施可预防和避免并发症，取得患者积极配合，消除紧张、焦虑的情绪。对不能进行血管成形术或支架置入术的患者，主动安慰、关心，加强巡视，尽量向其表达有利方面。

（4）也可通过药物改善减少不良情绪反应。

（三）术后并发症的护理

1. 对比剂相关并发症

（1）对比剂过敏

1）速发过敏反应：发病机制主要为 IgE 介导的过敏反应，临床表现为面红、瘙痒、皮疹，严重者出现心律失常、心搏骤停、休克、支气管痉挛、抽搐、意识丧失，甚至呼吸停止。预防和治疗：对高危患者，可预防性应用抗组胺类药物、皮质类固醇激素一旦发生过敏性休克，应立即首选肾上腺素注射，可于股外侧肌注射，每次 0.3～0.5mg，必要时重复或静脉注射。

2）迟发过敏反应：是指应用对比剂后 1 小时至 7 天发生的不良反应。发病机制主要为 T 细胞介导的Ⅳ型变态反应。临床表现最常见有皮肤瘙痒，各种皮疹，斑丘疹约占 50%，严重者可表现为 Stevens–Johnson 综合征、中毒性表皮坏死松解症或血管炎，多呈自限性，约75%在3天内痊愈。预防措施：有过敏史或正在用白介素2的患者应避免使用皮试中交叉反应阳性的对比剂，避免使用非离子型二聚体，可延时查看皮试，可检测淋巴细胞转化试验和药物激发试验。治疗方法是可外用皮质类固醇激素、口服抗组胺药物，严重者全身使用类固醇激素。

（2）对比剂肾病（radiographic contrast nephropathy nephropathy，IN）：指用对比剂后72小时内血肌酐增加≥25%或0.5mg/dl（44.2μmol/L），排除其他原因者。IN的发生率为5%～14%。其发病机制为：①肾缺血；②对比剂对肾小管上皮细胞的毒性；③自由基释放增加；④对比剂阻塞肾小管等。临床多无症状，或表现为急性肾功能不全的症状。预防和治疗：对单纯血肌酐升高者，手术前后应充分静脉补液，加强水化，减少肾毒性药物，如利尿剂、甘露醇及多巴胺的应用，选择合适的对比剂，如非离子型二聚体含碘对比剂，尽量限制对比剂的用量，术后密切监测肾功能。

（3）对比剂脑病（contrast-induced encephalopathy）：指应用碘对比剂后短时间内出现的精神行为异常、意识障碍、癫痫发作、肢体瘫痪等中枢神经系统损害，并排除急性脑梗死、脑出血和其他脑部疾病者其中以皮质盲伴意识模糊最常见，发生率为0.3%～2.9%。发病机制：①血脑屏障的破坏；②与前循环相比，椎基底动脉的交感神经支配相对不完整，脑血管自动调节保护能力差；③脑血管痉挛；④机体的特异质反应。临床表现主要有突然烦躁不安、意识模糊、抽搐，对周围人及空间失去定向力，记忆障碍，视力或视野部分或完全损害，各种形式肢体瘫痪、失语、失用发热、头痛、颈部抵抗等无菌性脑膜炎表现。

2. 与操作相关的并发症

（1）穿刺部位及邻近组织损伤：包括穿刺局部血肿、动脉夹层、假性动脉瘤、动静脉瘘及腹膜后血肿等，以局部血肿最多见，发生率约为6%。主要原因为穿刺血管本身存在严重病变，反复穿刺损伤，术后压迫不当，或穿刺肢体未有效制动。①临床表现：穿刺部位痛性包块，发生腹膜后血肿时，有腰痛、胸腰部肌肉紧张、压痛及叩击痛，大量出血时，可有血压下降，甚至休克。②预防和治疗：细致规范的穿刺；术后加压包扎力量适度；应用血管缝合或闭合技术；小血肿或小的假性动脉瘤通过有效压迫多可缓解或消失，压迫无效的假性动脉瘤可在超声引导下经皮穿刺注入促凝物质。③观察患者有无腹腔血肿引发腹部不适。小的血肿可自行吸收，出血量大时引起压迫症状，必要时行血肿清除术。

（2）脑缺血事件发作：是神经介入最常见的并发症之一，发生率为3%～15%，包括短暂性脑缺血发作及急性脑梗死。

1）病因及发病机制：高压注射对比剂、导丝导管操作导致斑块或附壁血栓脱落；操作导致血管痉挛或动脉夹层；抗凝不足或导管内滴注不连续，导管内形成血凝块；球囊扩张或支架置入时斑块被切割成碎屑，或其他栓子（如空气、栓塞材料）引起栓塞；球囊扩张或支架释放时引起斑块挤压移位导致"雪犁效应"或穿支受牵拉闭塞，低灌注；内皮损伤、支架折裂或未完全贴壁导致血小板聚集、支架内急性血栓等。

2）临床表现：可发生于术中或术后短时间内，可因受损血管的大小、部位不同而表现各异。若小血管或非重要功能脑区血管闭塞，可无症状或表现为局灶性神经功能缺损，如突然发生无力或语言障碍；若颈内动脉、大脑中动脉或基底动脉等大血管闭塞，患者突发意识不清、抽搐及肢体瘫痪，严重者危及生命，需急诊行颅脑CT排除颅脑损伤。

3）预防和治疗：术前充分评估，3～5天双联抗血小板治疗；如需急诊介入，则应给予负荷量抗血小板药（阿司匹林300mg和氯吡格雷300mg）穿刺成功后术中全程全身肝素化（肝素70U/kg，急性出血性脑血管病除外）规范手术操作，导管需冲洗并持续加压滴注；严防导管内空气存在；血管入路高度纡曲或血管内存在不稳定斑块者，导管应在导丝引导下缓慢推进，颈内动脉起始部支架置入，可依病变状况选择近端或远端脑保护装置，对富含穿支的颅内动脉狭窄，尽量选用小球囊预扩张，防止"雪犁效应"发生。术后继续双联抗血小板治疗至少3个月，一旦发现短暂性或持续性新发神经系统体征，应尽快评估治疗血管和其他血管，对急性血栓形成者，除了使用抗血栓药外，必要时还行急诊溶栓或取栓等多模式治疗。

（3）血管迷走反射

1）病因及发病机制：球囊扩张或支架释放后刺激颈动脉窦压力感受器，术中大血管明显受牵拉，拔除血管鞘时及拔鞘后加压过度等均可引起迷走神经兴奋性增加。

2）临床表现：最常见于颈内动脉开口支架置入术，多发于术中及术后48小时内，可持续数分钟、数天至2周，主要表现为突发性低血压及心率减慢，严重者可有一过性心搏骤停，出现意识不清、抽搐等阿-斯综合征表现。

3）预防和治疗：做好术前心脏评估。对心动过缓者，行硫酸阿托品注射液试验或动态心电图检查，必要时术前置入临时心脏起搏器，术中备用硫酸阿托品注射液及盐酸多巴胺注射液。在球囊扩张或支架置入前或置入中，根据心率及血压情况可预防性应用硫酸阿托品注射液。若术中单纯血压过低，补液及应用盐酸多巴胺即可，若患者能够配合，必要时拔鞘后包扎加压。注意：颈动脉窦敏感性有明显的个体差异。

（4）脑过度灌注综合征（cerebral hyperperfusion syndrome，CHS）：是指脑血管狭窄被解除后，成倍增加的脑血流超过了脑血管的自动调节范围而产生的一种综合征。发生率约1.2%，其中0.3%硫酸阿托品注射液1.8%发生脑出血，死亡率高。

1）病因及发病机制：颈动脉狭窄导致脑血管长期处于低灌注状态，支架置入后使原来狭窄、闭塞的血管恢复血流，血液重新分配，病灶周围组织自动调节功能丧失，导致血液过度灌注，引发脑水肿，严重者可发生脑出血。

2）危险因素：高龄；长期高血压；手术侧血管高度狭窄；对侧血管高度狭窄或闭塞；Willis环不完整；术后血压管理不当等。

3）临床表现：可发生于术后即刻或数周内，术后1周内常无前驱症状，表现为手术侧头痛、呕吐、欣快感、癫痫、发热、局灶性神经功能障碍等；颈内动脉开口支架术后血压不降或上升；术后造影动脉晚期见对比剂滞留；颅脑CT扫描显示半球肿胀、弥漫高密度征或脑出血。

4）预防和治疗：重视高危患者的识别及早期临床症状的发现；术后采用TCD密切监测脑血流量，MCA血流增加100%认为是CHS的特征性表现，术后应适度控制血压，对高危患者降低10%～20%，但血压应大于90/60mmHg，抗高血压药可选用乌拉地尔、拉贝洛尔等，一旦发生高灌注综合征，主要是对症处理，可给予抗癫痫、脱水等。

3. 颅内出血　是颅内血管内治疗最严重的并发症之一，也是最主要的致死原因，包括脑出血及蛛网膜下腔出血。术后护士应密切观察患者意识、瞳孔及血压的变化，教育患者避免一切可能引起脑出血的因素，如用力排便、咳嗽、打喷嚏、情绪激动等。如发生出血应立即停用抗凝血药物，适当控制血压，必要时遵医嘱予以脱水。

（1）病因及发病机制：高血压、动脉粥样硬化；支架处狭窄段较长且明显成角；动脉溶栓；支架后的高灌注；术中导丝导管穿破血管或牵拉穿支撕裂；支架、球囊过大等。

（2）临床表现：最常见为突然剧烈头痛；轻者伴局灶性神经功能障碍或脑膜刺激征；重者可伴发恶心、呕吐及意识水平快速下降；怀疑颅内出血且病情许可者，应尽快行颅脑CT扫描。

（3）预防和治疗：①严格适应证，规范手术操作，选择合适的术式及器材；②术中一旦发现血管破裂，立即充盈球囊压迫止血；③立即用鱼精蛋白中和肝素；④立即停止应用抗血小板药；⑤必要时输注新鲜冰冻血浆或血小板；⑥控制高颅内压；⑦如出血量较大，应请神经外科干预。

4.脑血管痉挛　导管、导丝及对比剂的刺激可能导致脑血管痉挛，特别容易发生痉挛的血管是椎动脉。患者表现为头晕、短暂的意识障碍、精神障碍、肌力下降及皮质盲等。术后可酌情选用钙离子拮抗剂、罂粟碱等药物治疗。

四、出院指导

（一）生活护理

鼓励患者在康复期间保持健康的生活方式，包括戒烟、限制饮酒、避免压力等。充分休息，避免剧烈活动。逐渐增加活动量，活动循序渐进，但要避免长时间站立或坐着。不参加容易引起情绪激动的活动，保证充足的睡眠，保持心情愉快，适当锻炼。

（二）饮食指导

注意饮食健康，低盐、低脂肪、高纤维饮食。确保饮食均衡，并保持适当的水分摄入。每日摄盐量不超过 5g；多食新鲜蔬菜、水果，少食含胆固醇较高的食物，如蛋黄、动物内脏、猪油等；食用含蛋白质丰富的食物，如瘦肉、鱼肉、豆制品等。

（三）用药指导

遵医嘱正确服用降压、降血糖、降脂药物，特别强调服药一定要按照医嘱剂量服用，而不是按照片数服用，以免导致用药剂量过大或药量不足。为防止支架内壁血栓形成，需遵医嘱服用抗血小板聚集药物如硫酸氢氯吡格雷和阿司匹林至少 8 周，以后长期服用阿司匹林。在服药期间如出现皮肤黏膜出血、牙龈出血或大小便出血及身体其他部位出血，应立即停药并就医检查出、凝血情况。如皮肤有伤口，需延长按压时间止血。

（四）伤口护理

术后穿刺点使用防水敷料保护，注意穿刺点有无迟发性出血情况，术后 7 天内保持局部清洁干燥，避免剧烈活动，防止出血，必要时更换敷料，并注意任何异常情况（如感染）的出现。如穿刺点有压痛，及时到医院行超声检查，排查是否有假性动脉瘤形成。

（五）注意症状

患者及其家属需要了解可能的并发症和相关症状，如头痛、恶心、呕吐、视力改变等。如出现任何异常情况，应及时到医院就诊。

（六）心理支持

提供心理支持和情绪上的关怀，鼓励患者与家人分享感受，并寻求专业心理医师的帮助。

（七）定期复查

定期监测血压变化，如出现头痛、眩晕、偏瘫等情况及时来院复诊。定期门诊检查，动态了解血压、血糖、血脂变化和心脏功能情况，预防并发症和脑卒中复发。

（八）康复治疗

缺血性脑卒中急性期需尽早启动康复，包括躯体功能、认知功能、语言功能、吞咽功能、精神心理状况、营养状况及其他脏器功能等。加强康复及护理，防止病情加重。尽可能降低残疾程度，促进神经损伤的修复，尽早让患者回归家庭和社会。

1. 身体健康状况评估

（1）总体健康状况评估：缺血性脑卒中急性期患者入院后应立即给予全面的身体健康状况评估，病情稳定（指生命体征平稳，症状和体征不再进展）后应尽早进行康复治疗。

（2）躯体残疾程度评估：包括躯体运动、认知、精神心理、语言、吞咽功能等，在发病和（或）入院24～48小时应用NIHSS评分评价卒中的躯体功能缺损情况，利用其他一些康复评定量表评估躯体残疾程度。利用简易精神状态检查量表（MMSE）及蒙特利尔认知评估量表（MoCA）评估认知功能，利用焦虑、抑郁量表评估精神心理状态。建议由专职的康复医师进行评估。

2. 康复内容

（1）轻、中度缺血性脑卒中患者：在发病24～48小时可以进行床旁康复、早期离床的康复训练，康复训练应以循序渐进的方式进行，必要时在监护条件下进行。康复训练强度要考虑到患者的体力、耐力和心肺功能情况，在条件许可的情况下，开始阶段每天至少45分钟的康复训练，根据情况适当增加训练强度。患者应在入院后48小时内进行营养筛查，任何患者存在营养不良或进食困难时都应给予营养支持。

（2）卧床的缺血性脑卒中患者，鼓励患者患侧卧位，适当健侧卧位，尽可能少采用仰卧位，尽量避免半卧位，保持正确的坐姿，并尽早在护理人员的帮助下渐进性地进行体位转移训练，并注意安全问题。同时患者应坚持肢体关节活动度训练，注意保护患侧肢体避免机械性损伤。偏瘫患者应在病情稳定后尽快离床，借助器械进行站立、步行康复训练。早期应积极进行抗重力肌训练、患侧下肢负重支撑训练、患侧下肢迈步训练及站立重心转移训练，以尽早获得基本步行能力。

（3）语言功能的康复，建议由语言治疗师对存在交流障碍的卒中患者从听、说、读、写、复述等几个方面进行评价,针对性地对语音和语义障碍进行治疗,尽早开始,并逐渐增加语言康复训练强度。在卒中早期可针对患者听、说、读、写、复述等障碍给予相应的简单指令训练、口颜面肌肉发音模仿训练、复述训练,口语理解严重障碍的患者可以试用文字阅读、书写或交流板进行交流。

(4)对所有缺血性脑卒中患者应尽早检查吞咽功能。洼田饮水试验可以作为缺血性脑卒中患者误吸危险的筛选方法之一,X线透视吞咽检查和纤维内镜吞咽功能检查也是检查吞咽功能的重要客观手段。如果患者存在吞咽障碍,可采用口轮匝肌训练、舌运动训练、增强吞咽反射能力训练、咽喉运动训练、空吞咽训练、冰刺激、神经肌肉电刺激等方法进行吞咽功能训练。对不能经口维持足够营养和水分的患者,应考虑经鼻胃管肠内营养。需要长期管饲者,应定期评估营养状态和吞咽功能。

(5)有认知功能障碍的患者,药物方面主要有胆碱酯酶抑制剂(包括多奈哌齐、卡巴拉汀、加兰他敏等)、盐酸美金刚等。

(6)中医中药治疗:在我国,针刺治疗参与缺血性脑卒中患者的康复具有悠久的历史和广泛的实践。对于病情稳定的患者,有条件可尽早开展针刺康复治疗。有研究显示,缺血性脑卒中患者出现肢体运动障碍、吞咽障碍、运动性失语可考虑在常规康复方案中联用普通针刺或电针疗法以提高康复效果。对于缺血性脑卒中后抑郁患者,在抗抑郁药物治疗的基础上,可考虑中药辨证论治以改善临床主观症状,如联用疏肝解郁类中药。对于轻、中度缺血性脑卒中后认知功能障碍患者,可考虑给予口服中成药改善认知功能。根据最新可及证据,可参考使用的中药有银杏叶类制剂、天智颗粒、养血清脑颗粒等。

(九)随访管理

建立患者档案,每3个月、6个月进行随访,随访内容主要包括是否按时服药,有无发生副作用,饮食睡眠情况,有无出血术后并发症等。

第四节 急性缺血性脑卒中的精准护理

急性缺血性脑卒中(cerebral ischemic stroke,CIS)又称脑梗死(cerebral infarction,CI),是由于脑动脉的闭塞导致的脑组织的梗死,伴随着神经元、星形胶质细胞、少突胶质细胞的损伤,是现代社会中导致致死和致残的最重要的中枢神经系统血管事件。急性缺血性脑卒中通常是由于脑部血管被血栓等栓子堵塞,导致局部脑组织血液供应中断,进而引起脑细胞缺氧、缺血。如果这种缺血状态持续存在,脑细胞会在短时间内发生不可逆的损伤和死亡,因此急性缺血性脑卒中的治疗是为了尽快恢复脑血流、减少神经功能损伤，从而挽救濒临死亡的脑组织，减小梗死面积。

一、治疗原则

1. 监测和维护生命体征，防治导致危及生命的伴发病及并发症的发生、发展，维护身体主要脏器功能正常及内环境稳定。

2. 尽快阻止和逆转缺血性脑卒中发生、发展的病理生理进程，即尽快使狭窄或梗阻的血管再通，恢复有效的脑血流灌注，同时阻止血栓进一步发展及脑血流灌注的进一步下降。

3. 逆转缺血性脑卒中导致的病理结局，防治缺血再灌注损伤、改善脑细胞代谢、防治脑水肿等。

4. 详细了解缺血性脑卒中的危险因素、病因和发病机制，尽早启动二级预防。

5. 尽早启动康复治疗，修复神经功能缺损的病理结局，恢复受损的躯体功能，评估和改善语言、认知、情绪等功能，使患者尽早回归社会。

二、急性缺血性脑卒中治疗方法

（一）基础治疗

1. 维持呼吸道通畅，避免窒息，尽可能维持氧饱和度在94%以上。

2. 心脏监测和心脏疾病处理：缺血性脑卒中后24小时内应常规监测心电图，尽早发现阵发性心房颤动或严重心律失常等心脏疾病，避免使用加重心脏负荷的药物。

3. 维护好脑血循环功能：重点是血压管理。

（1）缺血性脑卒中后24小时内血压升高的患者应谨慎处理，应先处理紧张、焦虑、疼痛、恶心呕吐、尿潴留及颅内压增高等情况。如收缩压≥180mmHg或舒张压≥100mmHg，或伴有严重心功能不全、主动脉夹层、高血压脑病的患者，参考患者既往血压和治疗情况，可慎用抗高血压药物，并严密观察血压变化，注意避免血压过低或血容量不足。

（2）准备溶栓及桥接血管内机械取栓的患者，血压应控制在收缩压＜180mmHg，舒张压＜100mmHg。

（3）缺血性脑卒中后病情稳定，若血压持续≥140/90mmHg，无禁忌证者，可于起病数天后恢复使用发病前的抗高血压药或开始启动降血压治疗。

（4）缺血性脑卒中后低血压的患者应积极寻找和处理原因，必要时可采用扩容、升压措施。可静脉输注0.9%氯化钠注射液纠正低血容量，处理可能引心排血量减少的心脏疾病。

4. 血糖：急性期血糖过高或低血糖对脑组织均有害，应及时将血糖恢复至正常范围。

5. 体温控制：任何原因引起的体温增高，都应寻找和处理发热原因，并积极对症处理；体温＞38℃的患者应给予退热措施。

6. 颅内压监测：避免颅内压过高导致脑疝死亡。床头可以抬高15°～30°，必要时使用20%甘露醇注射液治疗。

7. 维护水、电解质平衡，加强营养支持。

8. 积极防治各种并发症，并处理好伴发疾病。

（二）专科特异性治疗

1. 血管再通或血运重建治疗

（1）静脉溶栓：静脉溶栓是目前最重要的恢复急性缺血性脑卒中患者脑血流的措施之一，目前国际上通常使用的药物为重组组织型纤溶酶原激活剂（rt-PA）和替奈普酶（tenecteplase，TNK），而我国目前常用的药物是rt-PA和尿激酶（urokinase，UK），TNK目前正在进行脑梗死溶栓的临床验证试验。公认的静脉溶栓的时间窗为发病4.5小时内或6小时内。

（2）血管内介入治疗：①动脉溶栓。动脉溶栓的时间窗为6小时，药物可以选用rt-PA或尿激酶。②机械取栓。机械取栓的时间窗为6～24小时。③血管成形术。包括球囊扩张和支架置入术。

2. 其他抗栓治疗

（1）抗血小板：对于不符合静脉溶栓或血管内治疗且无禁忌证的缺血性脑卒中患者，可首选单药阿司匹林100mg/d或氯吡格雷75mg/d，长期服用。对于未接受静脉溶栓治疗的轻型卒中患者[美国国立卫生研究院卒中量表（the National Institutes of Health Stroke Scale，NIHSS）≤3分]，在发病24小时内应尽早启动双重抗血小板治疗（阿司匹林和氯吡格雷）并维持21天，之后改为阿司匹林或氯吡格雷单药维持治疗。当上述抗血小板药物不耐受时可以考虑使用吲哚布芬（100mg/次，每天2次）或西洛他唑（100mg/次，每天2次）等。

（2）降纤治疗：对不适合溶栓且经过严格筛选的缺血性脑卒中患者，特别是高纤维蛋白原血症者，可选用降纤治疗。降纤药物包括降纤酶、巴曲酶、蚓激酶、蕲蛇酶等。

3. 他汀降脂　缺血性脑卒中急性期尽早启动高强度他汀类药物强化降脂治疗能改善患者预后，降低死亡率。

4. 其他改善脑血循环药物　按照《中国急性缺血性脑卒中早期血管内介入

诊疗指南 2022》推荐，丁基苯酞、人尿激酶原有促进缺血性脑卒中缺血区血管新生、增加脑血流进而改善缺血区微循环的作用；近期有大样本临床试验显示，马来酸桂哌齐特注射液有明确改善缺血区微循环的作用；也有研究显示依达拉奉右莰醇有改善缺血区微循环的作用。上述药物应根据个体化原则应用。

5. 神经保护　缺血性脑卒中神经保护药物的疗效与安全性尚需更多高质量的临床试验进一步证实。目前临床常用药物有依达拉奉，胞磷胆碱临床获益有限，吡拉西坦临床效果尚无最后结论。

三、术前准备

1. 病史评估

（1）病因和危险因素：了解患者有无颈动脉狭窄、高血压、糖尿病、高脂血症、TIA 病史，有无脑血管疾病的家族史，有无长期高盐、高脂肪饮食和烟酒嗜好，是否进行体育锻炼等。详细询问 TIA 发作的频率与表现形式，是否进行正规、系统的治疗。

（2）起病情况和临床表现：了解患者发病的时间、急缓及发病时所处状态，有无头晕、肢体麻木等前驱症状。是否存在肢体瘫痪、失语、感觉和吞咽障碍等局灶定位症状和体征，意识障碍等全脑症状和体征及其严重程度。

2. 神经功能评估

（1）意识状况：意识障碍往往反映大脑功能障碍。

（2）瞳孔变化：瞳孔大小，对光反应是否存在及敏感度，依此判断意识障碍或是否存在脑疝的可能。

（3）确认是否有病理征，主要包括 Babinski 征、Chaddock 征。如果病理征阳性，则说明是中枢神经系统疾病，包括大脑和脊髓。

3. 心理评估与支持　观察患者是否存在因疾病所致焦虑等心理问题；了解患者和家属对疾病发生相关因素、治疗和护理、预后、如何预防复发等知识的认知程度；评估患者家庭条件与经济状况及家属对患者的关心和支持度。

4. 术前检查

（1）常规检查：胸部 X 线片、心电图、B 超等。

（2）实验室检查：血糖、血脂、血液流变学和凝血功能、血栓弹力图等检查。

（3）影像学检查：颅脑 CT 和 MRI 有无异常及其出现时间和表现形式。

（4）TCD：有无血管狭窄、闭塞、痉挛或侧支循环建立情况。

四、术中配合

（一）药品准备

阿替普酶，标准剂量 0.9mg/kg，最大剂量 90mg，冷藏保存，现用现配，保证药物在规定时间内输入。

（二）物品准备

溶栓专用床，监护仪及微量泵，一次性使用注射器 5ml、10ml，不同型号静脉留置针，留置针贴膜，输液器，注射用生理盐水，静脉采血针，止血带，各种颜色采血管和记录单等。

（三）患者准备

1. 体位　平卧位。

2. 心理准备　给患者及其家属做好解释工作，说明用药的目的、讲解密切配合对治疗与预后的重要性，解除患者及其家属的紧张情绪。

3. 管路管理　评估患者血管情况，首选肘静脉留置大管径套管针，血管条件不允许时，也可选择下肢静脉留置套管针，同时要预防下肢静脉血栓。

（四）护理观察要点

1. 患者取平卧位，保护好头颅，减少震动，用冰袋或冰帽降温以缩小梗死范围，避免脑血管损伤的再次发生。

2. 生命体征的观察：注意观察患者心率、血压、呼吸、血氧饱和度变化，如有异常及时告知医师，必要时给予药物对症处理。

3. 密切观察患者瞳孔、意识、肌力、语言功能，发现异常立即报告医师。

4. 部分患者在溶栓剂进入机体 20 分钟内，甚至更早即有明显的肢体功能障碍，继而导致情绪激动，护士应安抚患者，嘱患者绝对卧床休息。

5. 观察出血征象：观察有无皮下出血、牙龈出血、黏膜出血、注射部位有无渗血；同时认真观察有无便血、血尿、胃出血、颅内出血等。

6. 血常规、凝血功能检测：溶栓后 1 小时、2 小时、4 小时、次日进行抽血化验。

7. 颅脑 CT：意识加深，头颅 CT 检查（用药后 24 小时复查）。

五、术后护理

（一）一般护理

1. 环境准备　保持环境安静、舒适，光线柔和，温度 18～22℃，湿度 50%～60%。

2. 生命体征监测　监测体温、心率/心律、呼吸及血氧饱和度、血压。

（1）体温：体温＞37.5℃时应增加监测频率，体温＞38℃时应遵医嘱进行物理和药物降温。

（2）心率/心律：溶栓前及溶栓后至少进行24小时持续心电监护，帮助确定可能的卒中发病机制（如心房颤动），监测可能的心律失常。

（3）呼吸及血氧饱和度：应持续进行血氧饱和度监测以识别患者是否存在缺氧并评估病情变化，始终维持血氧饱和度在94%以上。

（4）血压情况应对：见表7-2。

表7-2　血压情况应对

①血压降至180/100mmHg以下才可使用溶栓药物	②开始输注溶栓药物后的24小时血压应＜180/100mmHg
③血压测量： a.溶栓开始至结束后2小时内：15分钟/次 b.治疗后2～6小时：30分钟/次 c.治疗后6～24小时：1小时/次	④若开始溶栓后血压≥180/100mmHg，应增加监测频率，遵医嘱给予抗高血压药物，应频繁监测血压以确保血压在可接受范围
⑤当患者血压升高时，应注意处理患者的紧张焦虑情绪、疼痛、恶心、呕吐及颅内压增高等情况	⑥建议使用微量泵给予抗高血压药，以避免血压骤降

3. 静脉液体管理　在静脉输液中，应有专人守护，保证静脉通道绝对安全通畅；若病情重者，可建立两条静脉通道，首选肘正中静脉留置针，大口径通路最佳。

4. 术后体位与离床活动

（1）体位：可以耐受平卧位且血氧饱和度无异常的患者取仰卧位；对有气道阻塞或误吸风险及怀疑颅内压增高的患者床头抬高15°～30°。

（2）离床活动：阿替普酶或尿激酶输注完成的24小时后，在病情和血流动力学稳定的情况下（无神经功能恶化），在充分评估后可以通过循序渐进的方式进行早期离床活动，包括床边坐位到直立位、床旁站立、床旁移动和走动。

5. 饮食护理　低盐、低糖、低脂肪、富含维生素的软食。

6. 口腔护理　做好口腔护理，保持口腔清洁，注意观察口腔黏膜有无溃疡、出血等症状。

（二）专科护理

1. 意识状态　评估患者的意识水平，包括是否清醒，是否有反应。

2. 观察瞳孔　观察瞳孔的大小、形状及对光反射情况。

3. **言语情况** 评估患者的语言能力，包括是否清晰、流畅等。
4. **肢体活动情况** 评估患者的运动能力，包括肌肉力量、肌张力等。

（三）术后并发症的护理

1. 出血

（1）颅内出血：急性缺血性脑卒中患者由于血管堵塞，容易导致脑组织缺血缺氧，如果静脉溶栓后出现颅内出血，可能危及生命，此时需要立刻报告医师，根据患者症状及出血量，采取相应的治疗措施。①疑为症状性颅内出血的患者表现为突发的神经功能恶化，意识水平下降，心烦头痛，恶心呕吐或血压忽然升高，应遵医嘱暂停给予阿替普酶并行急诊CT检查；②对于确诊颅内出血的患者，应遵医嘱停止输注溶栓药物，遵医嘱抽血并关注患者全血细胞计数、凝血酶原时间、国际标准化比值等结果回报。

（2）外周出血：常见的外周出血部位有泌尿系出血、消化道出血、呼吸道出血、皮下出血、鼻出血、牙龈出血等。

1）轻度外周出血：通常表现为静脉导管部位渗血、瘀斑（尤其在自动血压计袖带下）和牙龈出血，出现这些并发症时，一般无须停止阿替普酶（或尿激酶）输注，通知医师再次评估，静脉溶栓后，患者容易出现皮肤黏膜出血，通常不会对健康造成严重影响，但需注意避免皮肤划伤、口腔黏膜受损等，以减少出血风险。

2）严重外周出血：通常表现为消化道出血或泌尿系出血，出现恶心、呕吐和血尿等需停止阿替普酶（尿激酶）输注，立即通知医师进行再次评估，如非必要，应延迟放置鼻胃管，留置导尿管或动脉压力导管等。

2. 过敏

（1）在阿替普酶使用后的几分钟至3小时内均应观察口舌部和喉头的血管性水肿反应。主要表现为唇部、舌体和喉头不对称性水肿，喉痉挛，水肿部位伴或不伴有瘀斑，水肿前患者可先主诉口干，进展为呼吸困难后，随着血氧饱和度下降出现喉部喘鸣音、气喘气憋明显、刺激性咳嗽、窦性心动过速、恶心、面部潮红、口唇发绀、面色发青、呼吸微弱、呼之不应。

（2）应观察有无过敏性休克反应，主要表现为病情突然恶化，意识不清，烦躁不安，大汗淋漓，全身湿冷，脉搏细速，呼吸困难，胸闷，口唇、四肢末梢发绀，血氧饱和度下降，小便失禁；可突发呼吸、心搏骤停。

（3）应观察有无过敏性皮疹、皮炎，多见于双上肢及腋下，也可见于胸腹部及双下肢，主要表现为大片红色风团样皮疹、荨麻疹。

（4）应观察有无其他部位的血管性水肿，如腰骶部和胸骨后，主要表现为腰骶部胀痛不适，坐卧不安，可由背部向双下肢放射，臀部及双侧大腿根部胀痛，压痛明显，皮肤表面颜色温度正常，无凹陷性水肿。胸骨皮肤和软组织可出现泛蓝的变色和肿胀。

3. 再灌注损伤　因快速恢复血流可能导致再灌注损伤。因此要密切监测患者的神经功能和生命体征，评估再灌注效果，必要时使用神经保护药物。

4. 神经功能损害　定期评估患者的意识水平、肢体运动、感觉和言语功能，以便及时发现神经功能的变化。

5. 下肢深静脉血栓　急性缺血性脑卒中患者静脉溶栓后易有下肢深静脉血栓形成。

（1）主要原因

1）血流速度减缓：患者在进行静脉溶栓治疗后，血栓开始溶解，但血管壁可能仍然受到损伤，导致血管内壁变得粗糙。这种情况下，血液流经受损血管时流速会减缓，增加了血栓形成的风险。

2）血液高凝状态：急性缺血性脑卒中患者通常处于应激状态，体内会释放大量凝血因子，使血液处于高凝状态。这种状态容易导致血栓形成，尤其是在血管受损的情况下。

3）静脉壁损伤：静脉溶栓治疗过程中，溶栓药物可能对静脉壁造成一定的损伤。损伤后的静脉壁更容易诱发血栓形成。

（2）预防和护理

1）药物预防：使用抗凝血药物（如华法林、肝素等）可以降低血液凝固能力，从而预防血栓形成。但需要在医师指导下使用，并定期进行凝血功能监测。

2）机械预防：包括使用梯度压力袜、间歇性充气压缩泵等设备，通过物理方式促进下肢血液回流，减少血液淤积。

3）护理人员应定期评估患者的风险等级，并根据个体情况制订预防措施。同时要告知患者避免长时间保持同一姿势，尤其是长时间久坐或卧床。在药物预防过程中，要严密监测患者的凝血功能，防止出血等不良反应。

4）早期识别下肢静脉血栓的症状，如下肢肿胀、疼痛、皮肤温度升高、浅静脉曲张等，对于及时诊断和治疗至关重要。一旦怀疑DVT，应立即进行彩色多普勒超声检查等影像学检查以明确诊断。确诊后，根据病情选择合适的治疗方案，如抗凝治疗、溶栓治疗或手术治疗。

5）通过健康教育，让患者了解下肢静脉血栓的危害和预防方法，提高患者的自我保健意识。同时指导患者进行生活方式调整，如保持适量运动、避免长时间久坐或卧床、合理饮食、戒烟限酒等，以降低DVT的发生风险。

6）患者在面对疾病时可能会产生焦虑、恐惧等心理问题。护理人员应提供心理支持，帮助患者增强信心，积极配合治疗。同时，根据患者的康复情况制订个性化康复指导计划，包括运动康复、生活能力训练等，以促进患者早日康复。

六、症状的精准护理

1. 吞咽困难的护理　吞咽困难是指在吞咽过程中出现障碍，不能安全地将食物由口腔送入胃内，也包括吞咽的口准备阶段困难，如咀嚼、舌运动障碍，是脑卒中患者最常见的症状之一，发病3天内的急性期患者有51%～71%均存在。临床上可使用洼田饮水试验评估量表（表7-3）、EAT-10吞咽筛查量表等进行吞咽障碍的评估。

表7-3　洼田饮水试验评估量表

等级	标准	初级评定 年　月　日	中期评定 年　月　日	末期评定 年　月　日
1级	能够顺利地1次咽下（5秒之内正常）			
2级	分2次以上，能够不呛地咽下（5秒以上可疑1级或2级）			
3级	能1次咽下，但有呛咳（异常）			
4级	分2次以上咽下，也有呛咳（异常）			
5级	全量咽下困难，频繁呛咳（异常）			
评级：				
评定者：				

注：（1）评定与检查方法：患者端坐，喝下30ml温开水，观察所需时间及呛咳情况。
（2）疗效判定标准
治愈：吞咽障碍消失，饮水试验评定1级。
有效：吞咽障碍明显改善，饮水试验评定2级。
无效：吞咽障碍改善不显著，饮水试验评定3级。
（3）护理措施
1）进食环境：保持安静，避免嘈杂的环境，告知进餐时避免讲话，集中注意力。
2）进食体位：抬高床头30°或以上，半坐位，缓慢进食，防止食物反流。
3）进食器具：勺子，为了方便送入，每口的量为半勺，不能用吸管喝水，最好使用带有切口的纸杯子，有助于防止颈部过于伸展。
（4）食物的种类：高蛋白、高维生素、易消化、密度均一、有适当黏性、不易松散残留的食物，可选择软食、半流食或糊状食物，如果冻、布丁、蛋羹、豆腐，避免粗糙、干硬、辛辣等刺激性食物

2. 便秘的护理　临床约有 50% 的脑卒中急性期患者可伴有便秘的症状，长期卧床的脑卒中偏瘫患者发生便秘的比例高达 90% 以上。

（1）便秘的原因

1）疾病因素：脑卒中引起排便反射的受损，随意控制功能的丧失，引起排便障碍。

2）饮食量太少或饮食不合理：急性发病卧床后，食欲缺乏，摄入少，加上呕吐、禁食、脱水剂使用等，造成粪便干硬。

3）药物方面：临床上使用某些药物，如抗生素、激素等，可致患者胃肠功能紊乱，呋塞米、甘露醇等脱水剂的使用，使组织脱水，大便干结，引起便秘。

4）心理方面：脑卒中患者精神方面会出现焦虑、抑郁等问题。抑郁和紧张情绪可影响排便反射，从而促使便秘的发生。

5）排便习惯及姿势的改变：卧床患者只能床上使用便盆排便，所需的腹压不足或床上排便不习惯，导致排便反射抑制，发生便秘。

（2）护理措施

1）饮食护理：向患者及其家属讲解合理饮食的重要性，指导做好饮食调理，增加水分摄入量。

2）心理指导：大部分患者有焦虑、抑郁心理，担心生命安危或肢体留有后遗症，应给予患者积极的情感支持。

3）形成良好的排便习惯及姿势可有效预防便秘。

4）运动疗法：运动能加快胃肠蠕动，促进粪便排出。

5）按摩疗法：常用的有传统腹部按摩法和脐周按摩法。适当增加穴位疗法有助于减轻便秘。

6）健康宣教：告知患者及其家属哪些因素会引起便秘，便秘对患者的危害，教会患者如何预防便秘，以及如何简单地处理便秘。必要时要及时就诊。

3. 睡眠障碍的护理　脑卒中患者常伴有睡眠障碍，以失眠最常见。睡眠障碍可降低人体免疫力，且整日卧床的脑卒中患者极易并发呼吸道感染等症状，严重影响神经系统的功能、康复治疗及训练的速度。

（1）睡眠环境护理：病室要清洁、安静，空气流通，保持适宜的光线和湿度，给患者创造舒适的环境。协助患者晚间用温水泡脚，减少饮水、排空膀胱，指导患者倾听音乐及按摩涌泉穴等放松疗法以促进睡眠。在不影响护理治疗的前提下，保持患者的生活习惯及睡眠体位。避免在睡眠时间内实施影响睡眠的护理操作。

（2）心理护理：一是入院时向家属及患者做好疾病的健康教育，使患者能够科学地对待疾病，增强其康复的信心。二是合理安排患者生活，鼓励亲朋好友常来探视，在护士的指导下，让家属参与患者的功能锻炼，使其感受到亲情的温暖，增加正性情感，消除不良情绪。三是多与患者沟通，了解患者的所需所忧，及时给予帮助解决。

（3）功能训练护理：护理人员根据患者的病情合理安排，由家属及护理人员协助进行患肢的主动和被动功能锻炼，应遵循缓慢轻柔的无痛性运动原则，循序渐进，运动量由小到大。

（4）药物护理：护士应将临床所观察的患者的失眠情况主动与主管医师联系，以便医师依据失眠的不同症状和药物半衰期有的放矢地选择药物。服用催眠药物的患者，一般在服药后15～60分钟发生药效，护士应细心观察患者是否有睡意，中途有无觉醒，次晨觉醒有无困倦等情况，通过正确用药提高药物的有效性。

（5）中医护理：中医学认为，脑卒中患者，病之本为肝，导致其失眠的主要原因是患者本身肾阴虚，加之患病后思虑忧愁，致心两虚，心神失养，心神不安，或肝气郁结，郁久化火，火扰心神则为失眠。治则宜养心安神，理气解郁。

4. **焦虑抑郁的护理** 脑卒中患者除有神经系统症状外，部分还具有一定的精神症状，其中抑郁是比较常见的一种心理障碍，脑卒中后焦虑抑郁如不及时治疗，可持续1年甚至更长时间，既导致患者躯体症状加重，又加重患者的精神痛苦及家庭和社会的负担，导致脑血管病的并发症及病死率上升。

（1）常规护理：在患者治疗期间进行精细的临床护理，监督患者按时定量服用抗抑郁药物，这是脑卒中合并抑郁治疗的一个重要方面，也是基本的治疗手段。脑卒中合并抑郁患者一般同时存在身体功能上的障碍，给生活带来极大的不便，因此需要积极进行康复治疗，在此期间还应配合康复治疗。例如鼓励患者把被动活动变为积极的主动锻炼，帮助患者保持康复锻炼过程中的卫生，监督患者严格按照医师制订的运动处方进行锻炼，不偷懒，同时锻炼量也不要过大，从而保证锻炼效果。

（2）日常生活自理能力缺陷患者的护理：日常生活自理能力差的患者有无用感，内疚，怕拖累家人。鼓励患者进行日常生活自理能力练习，顺序从坐卧、进食、穿衣、如厕、转移、上下楼梯等逐步练习。坐卧练习：用健侧带动患侧。进食：开始时用健侧，逐步用患侧，先从用匙开始，逐步用筷子。穿衣：先健侧后患侧。行走：走廊齐腰高度要有扶手，陪护人员及护理人员协助患者自己行走，同时要在旁边跟从，保证安全。厕所要用坐便，坐便的旁边及前面的墙上要有安全牢固的扶手，方便患者借力。在日常生活自理能力训练的同时，要鼓励患者自护，避免看护人过分照顾，使患者形成依赖心理。

（3）心理护理：心理护理是脑卒中合并抑郁患者护理中非常重要的一个方面，护理人员应及时掌握患者的心理状态及心理需求，建立良好的护患关系，运用沟通技巧鼓励患者坚持治疗和康复锻炼。针对抑郁症的原因开展健康教育，加强心理护理，解除患者的思想顾虑，增强自信心。

（4）防止自杀

1）应成为脑卒中合并抑郁患者护理的首要任务，尤其是有睡眠障碍的患者，应将患者安置在易于观察的病室里，尽可能由专人护理。护理人员应及时巡视，提高警惕，并经常注意患者的言行，加强对患者的关怀，了解其心理活动、精神需求，从而掌握病情变化，及时采取预防措施。

2）护理人员要以亲切的微笑、和蔼的态度、一丝不苟的工作作风及熟练轻柔的技术操作去感染患者，唤起他们对生活的热爱。对有强烈自杀行为的患者，应不离护士视线，外出活动或如厕时要有人陪伴，家属探视时要交代病情及注意事项，严防意外。应尽可能安排有规律的生活，有助于患者精神振作，心情愉快，消除悲观情绪，发挥心理防御机制，使患者积极配合，主动进行训练，防止自杀意外情况的发生。

（5）加强交流，减轻焦虑：抑郁恢复期患者容易出现复杂的心理矛盾和思想负担，因此，护理人员加强与患者的情感交流是非常必要的。护理人员应充分了解患者的身体状况、个性特征及生活经历，利用各种方式促使患者倾诉，要多接触患者，对其充满爱心。

七、出院指导

（一）运动障碍的康复训练

1. **良肢位摆放** 尽可能减少仰卧位，此卧位易诱发异常反射活动，同时骶尾部、足跟等处发生压疮的风险增加，偏瘫侧骨盆后旋，患肢大腿外旋等不利康复的姿势。一般 2 小时翻身一次。若皮肤出现压红、破损等情况，禁止平卧，或平卧时给予减压保护。

（1）按摩患肢：按摩疗法能调节中枢神经系统的兴奋抑制过程，促进局部血液和淋巴循环，从而防止或减轻肌肉的失用性萎缩。患肢应处于功能位，不要使肢体关节扭转、弯曲，防止关节挛缩。按摩前要洗手，剪指甲，并将滑石粉涂于按摩的皮肤上。对痉挛性瘫痪的患者手法要轻，使其放松，以降低中枢神经系统的兴奋性；对软瘫患者手法宜深而重，以刺激神经活动过程的兴奋性。按摩时间是每天 2 次，每次 30 分钟。

（2）被动运动：主要作用是促进肢体血液循环，维持关节韧带活动度，减轻肌肉痉挛。主要操作肢体各关节方向的被动运动，顺序为先大关节，后小关节，运动幅度从小到大，每天2次，每次30分钟。

（3）主动运动：目的是提高中枢神经系统紧张度，活跃各系统生理功能，预防并发症。主动运动要循序渐进，不可操之过急。由于脑卒中导致肢体功能活动降低，部分关节肌肉处于失用状态，大多数患者懒于活动，此时，患者家属要督促和协助患者进行锻炼。从单关节主动运动开始，直至多关节运动，运动时尽可能带动患肢一起活动。在进行坐、站、走功能训练时，患者家属要站在患者的患侧，协助患者坐起、站立，行走时要求患者尽量抬高患肢。目前临床辅助患者运动的新技术不断增多，比如下肢智能机器人、虚拟现实训练、运动想象训练、天轨悬吊减重步行训练等。

（4）日常生活能力训练：是恢复生活能力的最好方法，包括饮食动作、洗漱动作、更衣动作、大小便的自理训练、洗澡、家务劳动及户外散步等，在训练中必须有他人在旁边照顾。

2.语言康复训练

（1）早期训练：对失语者要进行口语和书面训练，训练患者用喉部发出"啊、啊"的声音，或用咳嗽、嘴吹气诱导发音。随着家属发音和说单词，由易到难，由短到长，循序渐进，所教的内容应符合患者的兴趣，尽可能与日常生活联系。

（2）创造语言环境：语言功能恢复通常需要较长时间，并且家庭成员与患者接触最多，应多与患者交流，使他们多听、多说，同时让患者看电视、听广播，给予其听觉和视觉刺激，促进其语言功能恢复。

（二）日常生活注意事项

1.保持情绪稳定，保证充足的睡眠。

2.应摄入清淡、低脂肪、低盐、低胆固醇、多维生素食物，避免暴饮暴食，忌烟酒，尤其晚餐不宜过饱；保持大便通畅。

3.注意保暖，预防感冒。

4.注意定期督促和协助完成监测血压，遵医嘱口服抗高血压药等。

随着社会信息化的发展，数智技术正在应用于脑卒中后的早期康复训练中，对患者功能及训练评估，辅助医护人员制订康复方案，提高诊疗效果，提高患者体验及依从性都起着非常重要的作用。

参考文献

[1] 韩云飞,朱武生,中国急性缺血性卒中早期血管内介入诊疗指南2022[J].临床内科杂志,

2023，40（7）：497-499.

[2] 刘新峰，刘鸣，蒲传强．中国缺血性脑血管病血管内介入诊疗指南2015[J]．中华医学杂志，2015，48（10）：830-837.

[3] 李雅国．颈动脉支架置入术并发症及处理方法 [J]．中国神经免疫学和神经病学杂志，2011，18（3）：156-158.

[4] 杨华，夏章勇，张敏，等．症状性颈动脉完全闭塞患者的临床干预和随访研究 [J] 中华神经医学杂志，2011，10（11）：1092-1096.

[5] 夏章，杨华，曲怀谦，等．颈动脉支架置入术后内皮功能的变化及与再狭窄的相关研究 [J]．中华神经医学杂志，2011，10（5）：145-455.

[6] 雍海荣．TCCF患者血管内介入治疗并发症的护理新进展 [J]．齐齐哈尔医学院学报，2020，41；495（5）：83-85.

[7] 赵凤霞，姚绍鑫．急性脑血管疾病介入治疗护理的研究 [J]．家庭保健，2019（23）：77.

[8] 陶焕唐．进展性缺血性脑卒中的相关因素及治疗研究 [J]．中国医药科学，2019，3（6）：32-33.

[9] 王清，陈湘玉．急性缺血性脑卒中患者早期康复活动的研究进展 [J]．解放军护理杂志，2015，32（1）：39-40.

[10] 周理，刘再英．术前禁食禁饮影响患者围术期血流动力学的研究进展 [J]．中国现代医药杂志，2022，24（4）：105-108.

[11] Avdikos G，Karatasakis A，Tsoumeleas A，et al. Radial artery occlusion after transradial coronary catheterization[J].Cardiovasc Diagn Ther，2017，7（3）：305-316.

[12] Rashid M，Kwok CS，Pancholy S，et al. Radial artery occlusion after transradial interventions：a systematic review and metaanalysis[J]. J Am Heart Assoc，2016，5（1）：e002686.

[13] Kiemeneij F. Left distal transradial access in the anatomical snuff box for coronary angiography （ldTRA）and interventions（ldTRI）[J]. EuroIntervention，2017，13（7）：851-857.

[14] 《经远端桡动脉行冠状动脉介入诊疗中国专家共识》专家组．经远端桡动脉行冠状动脉介入诊疗中国专家共识 [J]．中国介入心脏病学杂志,2020，28（12）：667-674.

[15] 中国医师协会神经介入专业委员会．经介入穿刺建立专家共识 [J]．中国脑血管病杂志，2023,20（9）：637-649.

[16] Dangoisse V，Guédès A，Chenu P，et al.Usefulness of a gentle and short hemostasis using the transradial band device after transradial access for percutaneous coronary angiography and inter ventions to reduce the radial artery occlusion rate （from the prospective and randomized CRASOC Ⅰ，Ⅱ，and Ⅲ studies）[J]. Am J Cardiol，2017，120（3）：374-379.

[17] 中华医学会神经病学分会．中国缺血性卒中和短暂性脑缺血发作二级预防指南 2022[J]．中华神经科杂志，2022,55（10）：1071-1110.

[18] 中华医学会神经病学分会，中华医学会神经病学分会脑血管病学组．中国缺血性脑卒中和短暂性脑缺血发作二级预防指南 2014[J]．中华神经科杂志，2015，48（4）：258-273.

[19] 中华医学会神经病学分会，中华医学会神经病学分会脑血管病学组，中华医学会神经病学分会神经血管介入协作组．中国急性缺血性脑卒中早期血管内介入诊疗指南 2018[J]．中华神经科杂志，2018，51（9）：683-661.

[20]《药物涂层球囊临床应用中国专家共识（第二版）》专家组.药物涂层球囊临床应用中国专家共识（第二版）[J].中国介入心脏病学杂志，2023,31（6）：413-426.

[21] 李占鲁，黄嚣.紫杉醇涂层球囊的应用现状和不足以及新一代药物涂层球囊的研究进展[J].中国介入心脏病学杂志，2022，30（4）：299-302.

[22] Chevalier B, WijnsW, SilberS, et al. Five-year clinical outcome of the Nobori drug-eluting coronary stent system in the treatment of patients with coronary artery disease：final results of the NOBORI 1 trial[J]. Euro Intervention，2015，11（5）：549-554.

下篇　功能神经疾病篇

第 8 章

脑深部电刺激术治疗帕金森病

第一节　概　　述

一、定义

帕金森病（Parkinson's disease，PD）是一种常见的中老年神经系统退行性疾病，主要以黑质多巴胺能神经元进行性退变和路易小体形成的病理变化，纹状体区多巴胺递质降低、多巴胺与乙酰胆碱递质失平衡的生化改变，震颤、肌强直、动作迟缓、姿势平衡障碍的运动症状和睡眠障碍、嗅觉障碍、自主神经功能障碍、认知和精神障碍等非运动症状的临床表现为显著特征。

二、流行病学调查

流行病学调查显示欧美国家 60 岁以上帕金森病患病率达到 1%，80 岁以上超过 4%，我国 65 岁以上人群患病率为 1.7%，与欧美国家相似。我国是世界上人口最多的国家，未来帕金森病的数量将从 2005 年的 199 万例增加到 2030 年的 500 万例，占全球帕金森病数量的近 50%。随着病情的发展，帕金森病的运动和非运动症状会逐渐恶化，一方面损害患者自身的日常活动，另一方面也带来了巨大的社会和医疗负担。

三、临床表现

（一）帕金森病的早期征兆

1. 震颤　震颤是帕金森病患者最早出现的征兆，也是帕金森病的先兆症状。帕金森病患者会有一定的颤抖，在静止的情况下，这种颤抖会变得更加明显。

2. 动作缓慢　帕金森病患者会表现出慵懒、无力、动作缓慢的症状，在发病初期，会有一种懒洋洋的感觉，这是动作缓慢的表现。

3. 不正常的步态　帕金森病早期的典型征兆就是步态异常，这种征兆意味着患者在走路时会出现头向前倾而躯干弯曲的特殊姿势，易突然失去平衡，甚至跌倒。

（二）帕金森病的常见症状

1. 静态震颤　帕金森病患者的第一个症状就是静态震颤，这种震颤一开始是从手指开始的，慢慢蔓延到下半身和四肢，而下颌、口唇、舌和头部前期一般不会出现这种情况，除非病情发展到一定程度。

2. "面具脸"　当帕金森病患者面部肌肉出现动作障碍后，患者的表情就会变得僵硬，而且眨眼的频率也会降低，他的脸上就像是戴着一张面具，故称为"面具脸"。

3. 起步、转向困难　在开始起步和转身的过程中，患者很难迈出第一步，而且运动也会变得更慢。

4. 行走时不摆臂　帕金森病患者会出现上肢运动障碍，其活动能力会降低，行走时手臂摆动的幅度也会降低。

5. 心理紊乱　帕金森病后期，一些患者会有病耻感或认知障碍，同时会出现一些消极的情绪。

6. 失眠　约70%的帕金森病患者会出现失眠的症状。主要表现为白天过度困倦，夜间难以入睡、容易醒来等。

7. 晨僵　晨僵是帕金森病的一种表现，即早上醒来后的一段时间，患者的身体会变得僵硬，不能自由活动，部分患者在30分钟内会恢复正常，也有一些患者需要服药来缓解。

四、治疗原则

（一）非手术治疗

1. 早期干预　包括康复训练、心理辅导等非药物治疗手段，以提高患者的生活质量。康复训练有助于改善患者运动功能，预防并发症。心理干预则能提高患者的信心，保持乐观开朗的健康心态。

2. 药物治疗

（1）抗胆碱能药：能抑制乙酰胆碱的作用，纠正乙酰胆碱和多巴胺的不平衡，适用于早期轻症患者，对震颤和肌僵直有一定疗效。但这类药物在老年人中可能导致智能障碍，因此60岁以上患者多主张不使用。

（2）金刚烷胺：能促进多巴胺的释放，并有轻度激动多巴胺受体的作用，对轻症效果较好，副作用相对较小。

（3）左旋多巴：是治疗帕金森病的主要药物，能够补充脑内多巴胺的不足，显著改善帕金森病的症状。但长期使用可能会产生副作用，如恶心、呕吐、低血压等。

（4）多巴胺受体激动剂：如普拉克索、罗匹尼罗等，能直接刺激多巴胺受体，产生与多巴胺相似的效果，适用于早期和晚期的帕金森病患者。

（5）单胺氧化酶-B抑制剂：如司来吉兰、雷沙吉兰等，能阻止多巴胺的分解，从而提高脑内多巴胺的浓度，对帕金森病的治疗有一定的效果。

在使用帕金森病药物时，应遵循从小剂量开始、逐步调整的原则，以达到最佳的治疗效果并减少副作用。同时，应根据患者的具体情况和症状的严重程度来选择用药，如以震颤为主的患者多选用抗胆碱能药，以肌肉强直为主的患者可选用金刚烷胺。此外需要注意的是，药物治疗虽然可以缓解症状，但并不能根治帕金森病。在药物治疗无效或病情严重的情况下，可能需要考虑手术治疗。同时，患者在接受药物治疗的同时，还应注意保持良好的生活习惯和心态，以延缓病情的进展。

（二）手术治疗

1. 手术方式

（1）神经核毁损术：是帕金森病的一种早期手术治疗方法，通过破坏脑内特定的神经核团，如苍白球或丘脑腹外侧核，以达到减轻症状的目的。这种手术具有费用低、操作简单、长期疗效好等优点，但可能带来一些副作用，如肢体无力、平衡障碍等。

（2）脑深部电刺激手术（deep brain stimulation，DBS）：又称脑起搏器手术，是一种神经调控技术。因DBS具有微创、安全、可逆、调控性好的特点，目前是临床上主流的治疗方法。DBS可以有效改善帕金森病患者震颤、僵硬和运动迟缓等症状。随着帕金森病的慢性进展，可通过调节参数程控达到远期仍能有效控制症状的目的。尤其对于药物难治性原发性帕金森病患者，DBS具有显著的改善作用。其方法为通过在大脑特定区域置入电极，并连接到外部刺激器，以发放高频电刺激来调控异常的脑神经活动。同时DBS还适用于治疗原（特）发性震颤、肌张力障碍、抽动秽语综合征等神经退行性疾病。

（3）磁波刀：也被称为磁共振引导聚焦超声脑部治疗系统，近年来被应用于特发性震颤、帕金森病的治疗中。这种治疗方式的原理是通过磁共振成像来精确定位脑部特定区域，并利用聚焦超声波能量来产生精确的热效应，从而达到治疗帕金森病的目的。

与传统的毁损手术相比，磁波刀无须在颅骨上钻孔，而是通过非侵入性方式进行治疗，大大减少了手术的风险和并发症。然而，需要明确的是，磁波刀治疗帕金森病并不能根治该病。磁波刀治疗的主要作用是在一定程度上缓解帕金森病的症状，如震颤和僵持等。但随着时间的推移，磁波刀治疗的效果可能会逐渐减弱，最终可能无法达到完全控制症状的效果。

此外，磁波刀治疗帕金森病还存在一些限制和注意事项。首先，磁波刀治疗主要适用于单侧症状的帕金森病患者，对于双侧症状的患者，磁波刀治疗可能会引起严重并发症。其次，磁波刀治疗并非适用于所有帕金森病患者，需要在医师指导下进行严格评估和选择。最后，磁波刀治疗虽然可以减少患者口服药物的剂量，但并不意味着手术后患者就完全不需要服药了，术后患者可能仍需继续接受药物治疗。

（4）细胞移植术：是一种尚在试验阶段的治疗方法，通过向脑内移植特定的细胞（如多巴胺能神经元），以替代因帕金森病而丧失的神经元功能。虽然这种方法具有潜在的治疗价值，但目前仍面临许多挑战，如细胞来源、移植后的存活率及免疫排斥等问题。

帕金森病手术治疗是一种有效的治疗方法，但是并不能根治帕金森病，只能缓解症状，帮助患者改善生活质量。术后患者仍需继续服用药物，并定期进行复查和调整治疗方案。同时，手术治疗并非适用于所有帕金森病患者，手术的选择应根据患者的具体病情、年龄、身体状况及手术适应证等因素进行综合考虑。

2. 手术适应证

（1）诊断：①符合英国 PD 协会脑库原发性 PD 或中国原发性 PD 诊断标准；②遗传性 PD 或各种基因型 PD，只要对复方左旋多巴反应良好。

（2）年龄：①患者年龄应不超过 75 岁；②老年患者进行受益和风险的个体化评估后可放宽至 80 岁左右；③以严重震颤为主的老年患者，可适当放宽年龄限制。

（3）药物使用：①左旋多巴冲击试验结果显示，患者服用多巴丝肼症状改善大于 30%；②已经进行了最佳药物治疗（足剂量，至少使用了复方左旋多巴和多巴胺受体激动剂）；③目前不能满意控制症状。

（4）术前评估：使用金刚烷后可能出现幻觉，使用盐酸苯海索后出现认知问题，如果是药物造成的认知问题，通过停药或者减药，认知问题可消失，患病 4～6 年以后，在药物蜜月期反应良好的患者效果比较明确。

（5）病程：①患病5年以上；②确诊的原发性PD患者，经标准化药物治疗后震颤未得到改善，震颤严重影响患者的生活质量。如果患者强烈要求尽快手术以改善症状，则在评估后可将疗程延长至3年以上。

（6）病情严重程度：用于评估帕金森病情严重程度的分期量表，即Hoehn-Yahr 2.5-4期（附表3-2）。

（7）合理的术后预期：手术不能解决所有症状；手术能缓解的症状是引起患者功能障碍的主要原因；不能根治PD，疾病会进展；不是所有患者手术后都能够减药或停药；患者需要知晓手术的益处和风险。

（8）共存疾病：①存在明显的认知功能障碍，足以影响患者的日常生活能力；②存在明显的严重的难治性抑郁、焦虑、精神分裂症等精神疾病；③共存疾病影响手术或生存。

3. 手术禁忌证

（1）继发性帕金森综合征和叠加性综合征、进行性核上性麻痹。

（2）超过75岁，病程中晚期影响了掌管情绪的边缘系统，进而出现幻觉或严重认知问题的患者。

（3）服药没有到蜜月期患者，患者服用多巴丝肼，症状改善<30%，药物反应良好的患者。

（4）明显严重的难治性抑郁、焦虑、精神分裂症等精神类疾病。

（5）凝血机制异常，应用抗血小板药物。

（6）严重脑萎缩或其他脑内器质性病变者。

（7）对手术治疗效果和并发症缺乏认知者。

第二节　评估帕金森病的临床新技术

一、磁共振评估与定位技术

磁共振成像（magnetic resonance imaging，MRI）作为一种无创的影像学检查方法，可以清晰地显示大脑的各个部位，为DBS手术提供精确的导航。在MRI扫描的基础上，医师可以详细观察患者大脑的解剖结构，从而确定置入电极的最佳位置。通过这种方式，医师可以避开大脑中的重要结构，如血管和神经，从而降低手术风险。

二、PET-CT 脑代谢检查技术

在帕金森病的诊断和治疗过程中，PET-CT 检查发挥着重要作用。PET-CT（正电子发射计算机断层扫描）是一种先进的影像学检查技术，通过注射一种特殊的示踪剂（如 FDG）来检测脑细胞的代谢活性。在帕金森病患者中，PET-CT 检查可以显示脑内多巴胺神经元的丢失和功能减退，从而为临床诊断提供有力依据。

三、脑深部电刺激技术

脑深部电刺激置入术（DBS）通过在脑内置入电极并刺激特定区域，可以显著改善帕金森病患者的症状（图 8-1）。这种手术方法在近年来得到了广泛关注和应用，特别是在治疗神经退行性疾病方面取得了显著成效。DBS 手术的主要优点在于创伤小、可逆、安全性高及长期疗效佳。

四、神经电生理监测技术

神经电生理监测技术在神经外科手术中扮演着重要角色，它能帮助医师实时监测神经功能状态，降低手术风险，确保手术安全。常用的电生理监测技术包括脑电图（EEG）、脑干听觉诱发电位（BAEP）、体感诱发电位（SEP）、脑血流动力学监测、脑氧监测等。

1. 脑电图（EEG）　是通过记录大脑皮质的电活动来评估大脑功能状态。
2. 脑干听觉诱发电位（BAEP）　用于评估听觉神经功能。
3. 体感诱发电位（SEP）　用于评估感觉神经功能。
4. 脑血流动力学监测　用于评估脑血流和脑氧供应情况。帮助医护人员了解手术过程中脑血流的供应情况，帮助医师判断手术是否对脑血流造成了不良影响。
5. 脑氧监测　用于评估脑组织的氧供情况，帮助医护人员了解手术过程中脑组织的氧供状态。脑氧监测可以帮助医师判断手术是否对脑功能造成了损伤。

五、程控技术

术后程控是指对电极触点进行程序编辑，以调整刺激参数，如电压、频率、脉宽等，从而保持疗效并提高患者生活质量。在脑深部电刺激置入术后，程控医师需要根据患者的病情和神经电生理特点，对刺激参数进行个性化调整。术后的程控过程可能需要数次调整，以达到最佳的治疗效果。

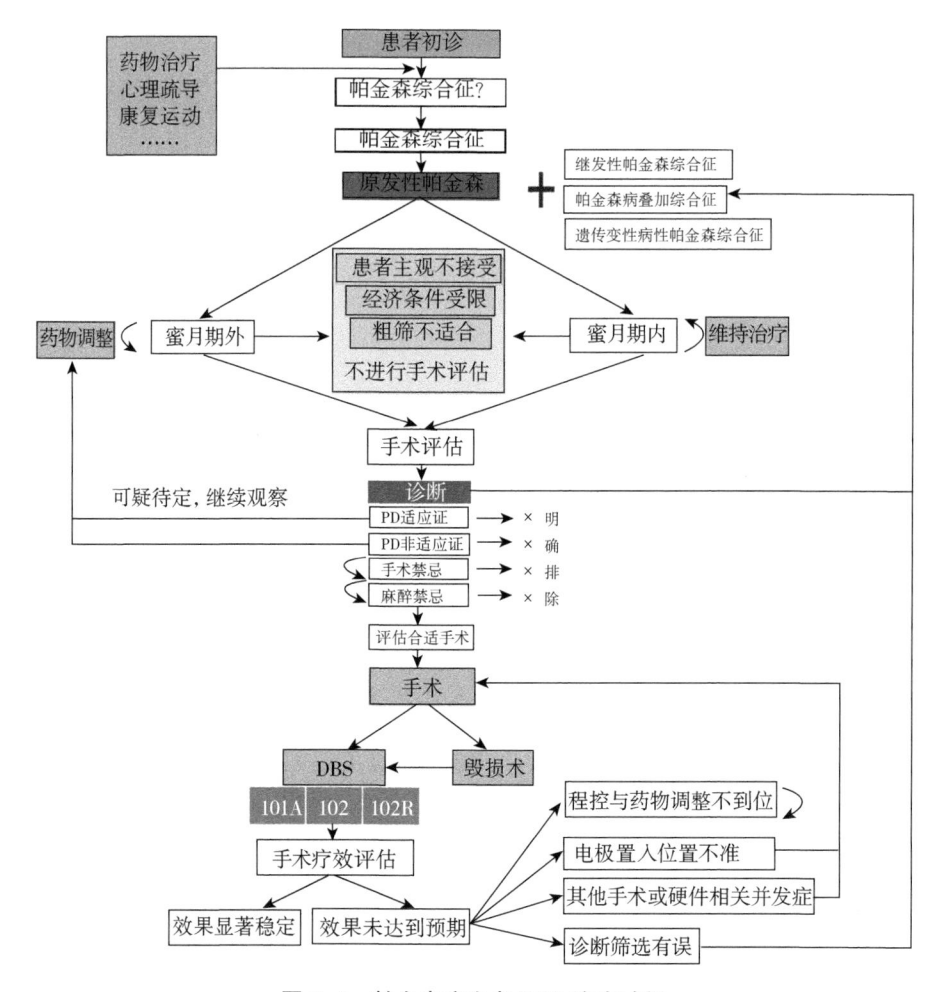

图 8-1　帕金森病患者 DBS 治疗过程

第三节　脑深部电刺激术治疗帕金森病的精准护理

一、术前准备

术前准备是确保患者手术成功和患者安全的重要环节。护士需要对患者的病史、用药情况、过敏史等信息进行详细沟通。同时，还需要对患者进行全面评估，包括神经系统评估、全身功能评估和精神状态评估等，以确保手术的安全性和有效性。

（一）一般评估

1. 入院评估　患者及其家属入科后，护士首先要热情接待患者及其家属，主动与患者及其家属进行沟通，介绍本科室的环境及帕金森病的相关知识、护理及注意事项。在与患者及其家属沟通时，应随时关注患者的心理状态，如果有明显的负面情绪，及时采取有针对性的护理措施来指导、转移注意力等方法进行缓解。

2. 病史评估　护士详细了解患者的病史，包括既往病史、手术史、药物过敏史、家族史等。同时进行全面的体格检查，以评估患者的一般情况和有无其他并发症。

3. 心肺功能评估　神经外科手术对心肺功能要求较高，因此对患者的心肺功能进行评估是必不可少的。护士可以通过询问用药史、既往史，同时入院后重点监测患者的心率、呼吸、血压等客观指标来初步评估其心肺功能，并及时记录、报告给医师。

4. 实验室检查　根据患者的病情，进行相关实验室检查，如心电图、胸部X线片、超声心动图、腹部超声、血常规、生化指标、凝血功能、免疫等，同时询问抗凝血药物的使用情况等。

5. 神经功能评估　针对神经外科手术的特殊性，护士需要对患者进行神经功能评估，以确定患者的神经功能状态。包括对患者的感觉、运动、认知等方面进行评估，患者术中能否配合，以便及早确定手术麻醉方式，帮助医师对麻醉风险准确评估。

6. 心理评估与支持　评定患者的认知障碍、焦虑抑郁评分。神经外科手术对患者造成的心理压力较大，因此在术前进行心理评估是必要的。护士可以与患者进行交流，了解其心理状态和抗压能力，并提供相应的心理支持和安慰，以提高患者的手术适应性和预后。

（二）专科评估

帕金森病是一种常见的神经退行性疾病，其症状主要包括运动症状和非运动症状（non-motor symptoms，NMS）。帕金森病患者常用国际运动障碍病协会统一帕金森病评价量表，以确保评估和手术的安全性和有效性。

1. 术前运动症状评估　针对运动波动和异动症患者，对复方左旋多巴的反应性评估具有重要意义。若患者对复方左旋多巴具有良好反应，则预示着脑深部刺激疗法（DBS）疗效显著。在评估运动障碍及复方左旋多巴反应性时，常采用统一的帕金森病评定表（UPDRS Ⅲ）作为评价工具表见（附录）。

左旋多巴试验（levodopa challenge test）是预测 DBS 疗效的关键指标。通过观察患者在服用左旋多巴后症状的改善程度，判断患者对左旋多巴的反应，为帕金森评定表提供依据。同时，帕金森评定表可以评估患者病情的严重程度和治疗效果，为左旋多巴冲击试验的疗效预测提供参考。左旋多巴冲击试验的评估方法包括急性左旋多巴冲击试验、急性阿扑吗啡冲击试验、慢性多巴胺能反应和慢性左旋多巴负荷试验。其中，急性左旋多巴冲击试验最常用，具有敏感度和特异度较高的特点。

急性左旋多巴药物反应良好：① UPDRS Ⅲ 评分改善 > 30%（左旋多巴 200mg）；② UPDRS Ⅲ 评分改善在 20% ~ 30%，但合并严重震颤。

在试验中，患者需在停药一段时间后再进行评估，以排除药物影响。帕金森病患者停药后均有不同程度的肌张力增强，导致不同程度的运动迟缓、姿势步态异常，不同程度的记忆和反应能力下降等，因此帕金森病患者的安全护理很重要。确保安全的精准护理如下。

（1）护理人员要重视与家属、陪伴人员的沟通，陪伴人员要做到有效陪护。

（2）调节病床到合适的高度，以患者坐在床侧时，双脚可以自然平放在地面上为宜。

（3）日常物品放于患者易拿取处，例如眼镜、水杯、卫生纸等，休息时拉起床档，下床活动时穿防滑拖鞋，陪护人员陪伴在一侧，与患者处于平行位置。

（4）保持地面清洁、干燥，提供足够的照明措施，避免发生跌倒。

（5）关注重点时机，例如如厕、转身、起步、术后未开机、症状有改善等时机，陪伴人员务必在位并有效陪护，防止跌倒、坠床事件的发生。

2. 术前非运动症状评估　帕金森病非运动症状涉及多个领域，如睡眠、情绪、认知障碍、便秘等，严重影响患者的生活质量。最具代表性的是帕金森病非运动症状评价量表（NMSS）。NMSS 是一种重要的评估工具，在护理实践中具有广泛的应用价值。通过对非运动症状的早期筛查、病情监测、疗效评价和护理质量评估，NMSS 有助于提高帕金森病患者的护理水平，改善患者的生活质量。护理人员应充分了解和掌握 NMSS，将其融入临床护理工作。

3. 影像学技术评估

（1）磁共振代谢与评估的精准护理

1）了解患者疾病状况：评估患者疾病进展程度，如活动能力、认知功能等，以便为患者提供针对性的代谢评估。

2）营养状况评估：关注患者的饮食状况，如食欲情况、摄入营养素均衡与否等，以判断患者是否存在营养不良。

3）体能评估：评估患者体力状况，如行走、上下楼梯等，以了解患者日常活动能力。

4）睡眠评估：关注患者睡眠质量，如入睡困难、睡眠中断、睡眠时长等，以判断是否存在睡眠障碍。

（2）PET-CT脑代谢检查的精准护理

1）患者准备：指导患者去除身上的金属饰品，以免影响检查效果。协助患者平躺在检查床上，确保患者舒适、安全。

2）心理护理：检查过程中，患者可能会感到恐惧和紧张，护理人员应密切关注患者的心理变化，给予心理支持和安慰。

3）配合医师：密切配合医师操作，确保检查的准确性。在检查前30分钟服用抗帕金森病药，保证在进行磁共振检查时，患者能尽量避免震颤，保证脑部图像的清晰度。

4）监测生命体征：检查过程中密切监测患者的血压、心率、呼吸等生命体征，确保患者的安全。

（三）术前宣教

1. 术前一天，责任护士对患者及其家属进行物品准备、术前注意事项等指导。例如术前一天理发、洗头，术前12小时禁食、8小时禁饮，术前晚间使用开塞露20～40ml灌肠协助排便，保持肠道清洁，术前一晚难以入睡者，遵医嘱口服催眠药物协助入睡，术日晨起取下活动义齿及随身佩戴的金属物品。

2. 告知患者手术的方式、术中及术后注意事项等，满足患者的心理需求，减轻患者的心理压力。

3. 教会患者正确的深呼吸、咳嗽，防止术后发生坠积性肺炎或肺部感染。

4. 教会患者及其家属正确的踝泵运动方法，预防术后下肢深静脉血栓形成。

二、脑深部电刺激术中精准护理

（一）准备工作

1. 物品准备

（1）常规物品：无菌治疗巾、无菌手术衣、无菌手套、无菌注射器、止血材料、手术缝合线。

（2）特殊耗材：DR干式激光片、速即纱、电钻电锯、导尿管、脉冲发生器、电极导线。

2. 器械准备　护士要在手术开始前仔细核对手术器械，确保手术所需的器械，并处于良好的工作状态。

（1）手术床：检查手术床功能是否处于功能完好状态，根据手术医师及实际情况调整手术体位。

（2）头架：检查头架固定牢固，术前定位CT后，再次检查头架头钉固定无移位。

（3）手术使用的电机、马达处于完好状态。

3. **药品准备** 利多卡因、抗生素（如注射用头孢唑林钠、注射用头孢呋辛钠、注射用盐酸万古霉素等）、人纤维蛋白黏合剂（根据医嘱）、生理盐水等液体。

4. **患者准备**

（1）患者头架固定牢固，疼痛在可耐受范围，心理状态平稳。

（2）患者已禁食12小时、禁饮8小时，空腹状态。

（3）患者了解护士术前的宣教内容，如手术方式、术中及术后注意事项等。

5. **医务人员准备**

（1）严格无菌操作：神经外科手术对无菌操作要求极高，护士需要保持手术室的整洁和无菌环境，遵循手术室相关的操作规范和消毒流程，降低感染风险。

（2）术前安全核查：护理人员核对患者身份信息，确认患者信息无误。手术室护士在麻醉前、手术前、手术后同手术医师及麻醉师对照《手术安全核查表》内容逐项核对，共同签字。

（二）麻醉方式

1. **局部麻醉** 颅内电极置入采用局部麻醉。常规消毒和铺巾，钻孔进行立体定向靶点微电极记录，并开始微电极刺激或粗电极刺激，确定靶点而后置入永久刺激电极，通过影像学辅助验证刺激电极位置，固定刺激电极并缝合创口。术中测试是保证治疗效果的关键。

2. **全身麻醉** 当进行脉冲器置入时，检查置入电极位置无误后，拆除定向仪框架，改为气管插管全身麻醉。在患者右锁骨下画出切口位置及延长导线置入刺激器并与延伸导线连接，缝合切口。

（三）术中护理配合

1. **定位磁共振与CT融合生成手术计划的精准护理关注点** 术前一天行MRI扫描，将图像传输到手术计划系统预处理。手术当天局部麻醉下安装头架，取坐位，头钉部位消毒，在局部麻醉下将头架牢固安装在头颅上。行1.5T MRI及薄层电子计算机断层扫描（CT）（图8-2）。CT图形传输到手术计划系统与术前3.0T MRI融合后计算靶点目标。

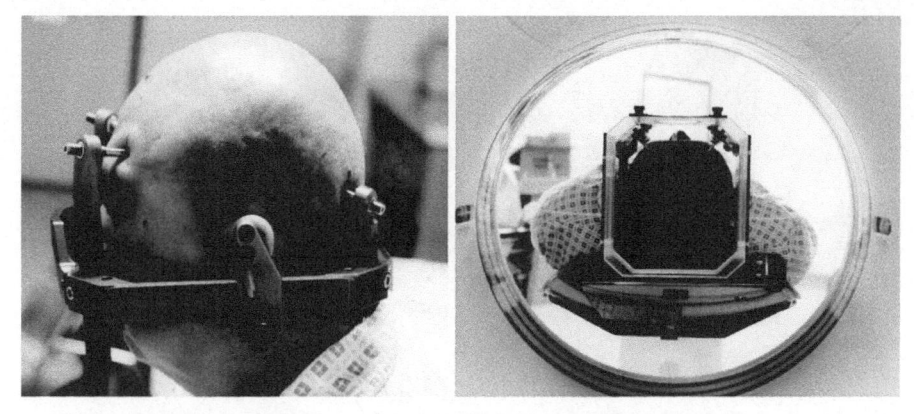

图 8-2　患者行 1.5T MRI 及薄层电子计算机断层扫描（CT）

（1）设备检查：确保磁共振、CT 等设备的正常运行，为手术提供可靠保障。

（2）患者体位：坐位治疗室戴好头架后，平车接入手术室。仰卧位头部抬高躺在手术床上，确保患者舒适、安全，同时便于医师操作。

（3）监测生命体征：密切监测患者的心率、血压、呼吸等生命体征，及时发现并处理异常情况。

（4）配合医师：熟练掌握手术步骤，密切配合医师，确保手术顺利进行。

2. 微电极（图 8-3）置入的护理关注点

（1）熟练掌握手术器械的使用方法，确保手术顺利进行。密切监测患者的生命体征，如心率、血压、呼吸等，及时发现并处理异常情况。

（2）术中密切观察患者有无不适症状，如头痛、恶心、呕吐等，及时报告医师并处理。

（3）神经功能监测：在手术过程中，要密切观察患者的神经功能变化，如肢体活动、肌力等。记录术中电极置入的全过程，关注术中电生理的反馈。

（4）心理护理：颅内电极置入时患者是局部麻醉清醒状态，大多数帕金森病患者有抑郁倾向，手术中护士应尽可能多地与患者沟通交流，了解患者需求，稳定患者情绪，使其积极配合。

（5）当发生术中出血时，遵医嘱使用负压吸引，保证术区视野清晰。准备足够的止血材料，配合手术医师及时止血。保证静脉通道通畅，遵医嘱用药，确保有效灌注量，维持生命体征并准确记录。

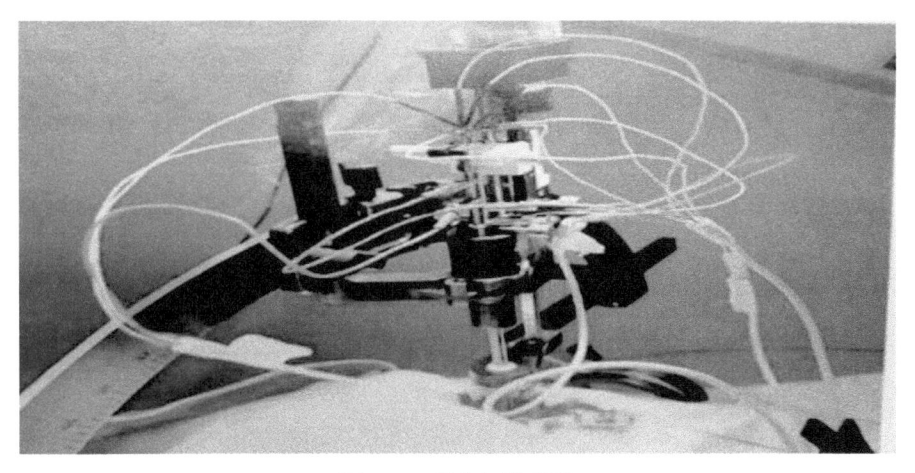

图 8-3 微电极推进器

3.神经电生理监测的护理关注点

（1）配合医师连接神经电生理监测设备，确保设备正常运行。配合医师进行神经电生理监测，准确记录监测数据（图 8-4）。

（2）密切观察患者的生命体征，如心率、血压、呼吸等，及时报告异常情况。

（3）关注患者的神经功能状况，如意识、肢体活动等，与患者和医师保持良好沟通。

（4）在手术过程中，医师应用多导电生理记录仪记录患者脑部的电信号，以了解神经元放电活动。通过分析放电频率、放电模式等参数，判断患者神经元功能状态。注意观察患者术中神经电生理参数的变化，如放电频率、波幅等，与医师密切沟通。

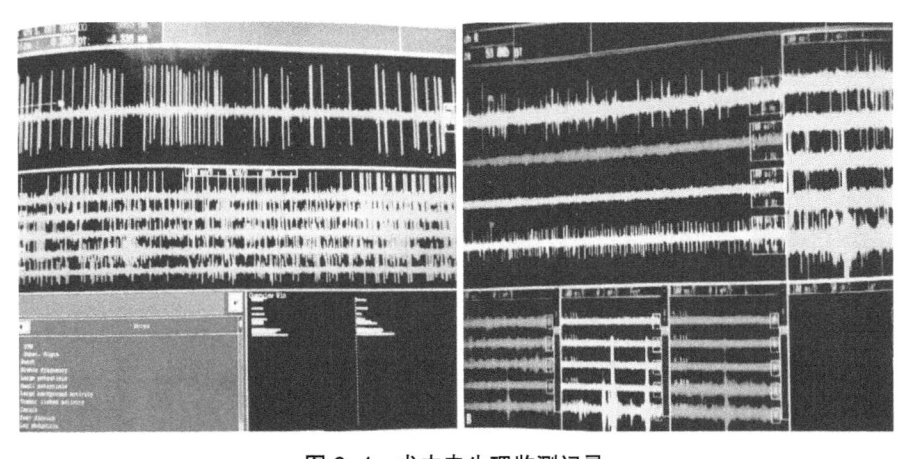

图 8-4 术中电生理监测记录

4.脉冲器电池置入的护理关注点

（1）帕金森病手术治疗主要包括脑深部刺激术和脉冲器电池置入术。脉冲器电池置入术采用全身麻醉无菌屏障铺巾方式，无菌操作是预防感染最基本的要求。手术护士负责无菌铺巾，同时监督医师的无菌操作。

（2）护士协助麻醉师给予患者经口气管插管，要确保患者的气道通畅，必要时吸痰。

（3）护士熟悉手术相关器械、设备、一次性耗材的使用方法，配合手术。

（4）护士还要与医师和手术团队保持密切沟通，及时反馈患者的情况，正确执行医嘱。注意术中突发情况，例如出血、栓塞、心搏骤停等，协助应急抢救等。

三、术后护理

（一）一般护理

1.环境准备　保持病房内环境的整洁，将病房内的温度控制在18～22℃，将湿度控制在50%～60%。

2.生命体征监测　给予患者持续低流量吸氧，持续床旁心电监护监测生命体征，保持患者呼吸道通畅、观察伤口情况等。

3.静脉液体管理　术后静脉液体管理对于帕金森病患者至关重要。规范的静脉液体管理，既有助于缓解患者的不适症状，还能增加患者的依从性，降低术后并发症的发生率，提高治疗效果。

（1）术后遵循治疗原则，有序输注静脉液体，如优先给予止血、降颅内压、抗感染、止吐的药物，继而进行营养神经、静脉补液等治疗。

（2）根据患者的实际情况，调整用药顺序及滴注时间，若出现电解质紊乱，优先积极纠正电解质紊乱情况。

4.术后体位与皮肤护理

（1）全身麻醉清醒后，可适度抬高，保持患者头部和颈部的舒适姿势，同时确保气道通畅。

（2）避免长时间保持同一姿势，定期帮助患者翻身或调整体位。

（3）术后第1天，从半坐卧位到坐位到站位过渡，视具体情况可下床活动。

（4）保持皮肤清洁和干燥，术后清洁皮肤、会阴冲洗，注意保暖，防止受凉，密切观察皮肤情况。

（5）帕金森病患者术后运动功能仍不能完全改善，护理人员应保持床单位清洁和卧位舒适，每 1～2 小时协助患者翻身一次，消瘦的患者给予垫海绵垫或在骨隆突处贴防压疮膜，预防患者发生压疮。

5. 饮食护理　帕金森病患者术后饮食护理同样至关重要。因大多数帕金森病患者受吞咽功能的影响，进食差，护理人员需要指导患者及其家属安全进食。

（1）患者术后当日禁食、水，术后第 1 天可进食半流食，之后改为普食，以高蛋白、高维生素、高纤维素为主，保持大便通畅，患者应注意饮食节律，防止窒息或呛咳。

（2）帕金森病患者术后初期因长期卧床，患者可能消化功能较弱，应选择易消化的食物，如稀饭、面条、炖菜等。

（3）帕金森病患者术后可能会出现饮水呛咳、吞咽困难等症状，可以将药物、食物碾碎调配成糊状以利于吞咽，保证患者的营养摄入。对于意识状态差、进食困难的患者，术后可以采用鼻饲饮食过渡，同时根据医嘱进行静脉补液治疗。

6. 口腔护理　帕金森病患者术后口腔护理对于患者的康复和健康至关重要。

（1）口腔清洁：患者术后需要及时清洁口腔，包括刷牙、使用漱口水及口腔护理等。

（2）预防口腔干燥：口腔干燥可能是帕金森病患者术后的常见问题，可以通过多饮水、使用含生理盐水的漱口水等方式来缓解口腔干燥。

（3）观察口腔情况：定期观察患者的口腔状况，包括口腔黏膜的状况、牙齿的健康状况等，及时发现并处理问题。

7. 气道护理　帕金森病患者术后的气道管理是非常重要的，特别是对于一些可能出现吞咽困难或喉部感觉异常的患者。

（1）监测呼吸：术后应密切监测患者的呼吸，包括呼吸频率和血氧饱和度。防止舌后坠、麻醉药代谢异常等导致的呼吸暂停。

（2）保持气道通畅：确保患者气道通畅，避免气道阻塞。

（3）辅助呼吸：对于呼吸困难，不能维持血氧的患者，使用呼吸辅助治疗，包括鼻导管吸氧、面罩吸氧、简易呼吸器辅助呼吸、呼吸机辅助通气等。

8. 管路护理

（1）保持管路固定在位、通畅，无打折、扭曲、拖拽等情况，防止堵塞、感染、脱出等意外情况。

（2）每天会阴冲洗，每周更换尿袋，在翻身时要防止导尿管滑脱，避免尿液外溢，术后尽快拔除导尿管，一般术后 1 天意识清楚的患者即可拔除导尿管。

（3）加强病房环境卫生管理，减少探视人数，指导患者合理饮食，提高机体免疫力。

（4）密切观察尿量、性状、颜色变化等，训练患者膀胱功能，并根据评估结果及时拔除导尿管。

（二）专科护理

密切观察患者的意识、瞳孔、生命体征、伤口敷料、局部皮肤、肢体活动、语言和吞咽功能等情况，正确评估患者心理状态，并进行安全护理。

1. 观察意识状态　观察患者是否出现意识模糊、嗜睡、昏迷等异常状态，如有异常及时通知医师。

2. 观察瞳孔　观察患者瞳孔大小、形状、对光反射等情况，如有异常及时通知医师。

3. 言语情况　注意患者的言语表达和交流能力，是否存在言语不清或无法理解语言的情况。

4. 肢体活动情况　注意观察患者肢体活动能力、肌力和协调性。

（三）症状的精准护理

1. 头痛的精准护理　帕金森病患者术后疼痛的原因多种多样，包括手术切口、神经功能恢复、药物副作用、并发症和心理因素等。合理的疼痛管理可以提高患者的生活质量和手术恢复效果。

护理人员要评估患者的疼痛程度和特点，结合患者的个人差异和手术类型，排查术后 CT 无异常后，采用适当的疼痛管理措施，主要包括药物治疗、物理治疗、心理干预等，同时密切观察患者的疼痛反应和不良反应，及时调整和改进护理措施。

2. 呕吐的精准护理　呕吐是帕金森病患者术后常见并发症，对患者的康复和生活质量产生不利影响。针对术后呕吐，精准护理至关重要。

（1）及时清理呕吐物，保持患者口腔、鼻腔清洁，避免感染。

（2）遵医嘱给予药物治疗，如止吐药、胃肠道动力药等，缓解呕吐症状。

（3）调整床头高度，避免平卧，以减轻胃肠道负担。

（4）呕吐患者可在呕吐间歇期给予营养支持，避免摄入高脂肪、高糖、高蛋白食物。

（5）患者术后呕吐可能导致焦虑、恐惧等不良情绪，护士应加强与患者的沟通，了解患者需求，给予心理支持。

（6）指导患者进行放松训练，如深呼吸，以减轻焦虑情绪。

3. 震颤的精准护理

（1）了解患者病情：护理人员要充分了解患者的病情、病因及病情发展程度、用药情况等，以便为患者提供精准的护理。

（2）药物治疗：术后静止性震颤患者仍需长期服用抗帕金森病药物，指导患者麻醉清醒4小时口服帕金森病药物，此后，按术前口服抗帕金森病的药物剂量规范用药，不私自停药、减药。护理人员要密切观察患者的药物疗效，向医师及时反馈，遵医嘱调整药物剂量，以达到最佳的治疗效果。

（3）康复训练：指导患者进行康复训练，如手部、头部和躯干的运动，以改善肌肉功能，减轻震颤症状。

（4）舒适环境：为患者营造一个安静、舒适的生活环境，减少外界刺激，有助于缓解静止性震颤。

4.肌强直的精准护理

（1）早期康复训练：术后早期进行康复训练，有助于改善肌肉僵硬症状。康复训练应包括关节活动、肌肉按摩等。

（2）药物治疗：针对肌强直患者，可采用抗帕金森病药物、肌肉松弛剂等药物治疗，以缓解肌肉僵硬。

（3）体位摆放：患者长时间保持一个姿势可能导致肌肉紧张加重，护理人员要定时协助患者更换体位，避免长时间保持同一姿势，防止压疮。

（4）心理护理：肌强直患者可能会因为生活自理能力下降而产生焦虑、抑郁等不良情绪，护理人员要关注患者心理状况，给予心理支持。

5.直立性低血压的精准护理　在帕金森病患者术后，直立性低血压的发生率较高。

（1）缓慢改变体位：当帕金森病患者从躺下到坐起时，应该缓慢而小心地进行，避免突然的体位改变。

（2）加强宣教：讲解直立性低血压的危害，引起患者重视，提高依从性。

（3）增加液体摄入：根据医嘱给予补液，有助于维持血压稳定。

（4）使用抗血栓压力带：穿弹力袜有助于增加下肢血液循环，有利于减轻直立性低血压的症状。

（5）定期监测：定期监测血压情况，以便及时发现并处理直立性低血压。

6.吞咽困难的精准护理　帕金森病患者常伴有吞咽困难，护理人员应首先采用吞咽功能评估表（如洼田饮水试验、吞咽障碍评估表）对患者进行吞咽功能量化评估，并给予相应的护理措施。

（1）饮食调理：为患者提供营养丰富、易消化的食物，如糊状食物、糊状蔬菜水果等。避免刺激、油腻、辛辣、质地较硬的食物。

（2）改善口腔卫生：指导患者就餐前清洁口腔，减少细菌滋生，降低感染风险。

（3）姿势调整：进食时保持坐位，头部稍前倾，有利于食物顺利进入食管。必要时用枕头抬高床头。

（4）分次进食：患者每次进食量不宜过多，分次进食，以减轻吞咽负担。

（5）缓慢进食：鼓励患者缓慢进食，细嚼慢咽，有助于食物充分消化。

（6）监测病情：密切观察患者进食情况，了解吞咽困难程度，及时调整护理措施。

（7）康复训练：指导患者进行吞咽康复训练，如口腔肌肉锻炼、喉部按摩等。

（8）药物管理：密切观察患者用药情况，及时向医师反馈，调整药物剂量和种类，以减轻药物副作用。

7.谵妄躁动的精准护理　帕金森病术后，部分患者会出现谵妄、被害妄想等明显的精神症状。护理人员通过汉密尔顿焦虑量表评估、汉密尔顿抑郁量表评估患者的情绪障碍，神经精神问卷（NPI）、简明精神病量表（BPRS）评估患者的心理状态并制订精准的护理措施。

（1）及时评估，准确报告主管医师，遵医嘱使用抗精神类药物，例如富马酸喹硫平片、奥氮平片等，做好安全防护工作，必要时使用约束具。

（2）护理人员应与患者建立良好的信任关系，倾听患者的心声，了解其心理需求，给予针对性的心理支持和疏导。

（3）与患者家属及时有效沟通，取得社会支持。

（4）关心鼓励患者，帮助树立信心，积极配合治疗。

8.睡眠障碍的精准护理　导致帕金森病患者失眠的原因多种多样，包括病理生理变化、康复锻炼、手术原因、心理因素及药物治疗等。护理人员通过帕金森病非运动症状评价量表（NMSS）来评估患者的睡眠状态并制订相应的护理措施。

（1）营造良好的睡眠环境，保持病房安静、舒适，控制光线、温度和湿度，确保床单位整洁、舒适。

（2）规律作息时间，确保患者按时入睡、起床，避免白天过度睡眠，规律锻炼，但要避免过于激烈的运动。

（3）改善睡眠质量，减轻患者疼痛和不适感，缓解焦虑、抑郁等情绪，避免摄入刺激性饮食和饮料。

（4）加强患者与家人、朋友的沟通，鼓励家属参与护理过程，提供心理支持和康复指导。

（5）医护人员定期评估患者睡眠状况，针对患者个体化制订护理方案，及时调整护理策略。

9. **便秘的精准护理** 据报道，帕金森病患者便秘发生率约为73%，便秘作为帕金森病的一种典型的非运动症状，多以中医治疗为主。与便秘发病机制密切相关的因素包括肠道菌群失衡、胃肠蠕动减缓、肛门直肠功能障碍等。

（1）护士及时评估，指导患者合理膳食，每天饮水≥2000ml。

（2）多吃富含纤维素的蔬菜、水果、全谷物和豆类，促进肠道蠕动，利于排便。

（3）鼓励患者养成规律的排便习惯，训练肠道功能。

（4）运用推拿手法调整气血及内脏功能，可进行腹部穴位推拿，促进胃肠蠕动，改善帕金森病伴功能性便秘。

（5）术后在病情允许的情况下，患者应尽早下床活动。可根据个人情况选择散步、太极拳等轻度运动，以促进肠道蠕动。

（6）必要时遵医嘱给予通便中成药或使用开塞露灌肠等方法，保持大便通畅。

10. **伤口的精准护理** 帕金森病患者术后头部敷料包扎要求加压包扎，在头部伤口部位覆盖无菌敷料后固定好，用弹性绷带从伤口处开始往返包扎，最后绕头一周形成帽状固定后，再将头部网套撑开罩住头部。

（1）护理人员应对患者的伤口进行定期观察和评估，注意伤口有无渗液、红肿、感染等。

（2）严格无菌操作，落实医院的消毒和手术创面护理的相关规范，保持伤口的清洁和干燥，避免感染的发生。

（3）帕金森病患者多为老年人，医护人员需要评估患者是否有糖尿病，定期检查血糖、肝肾功能等指标，严格控制血糖，胰岛素剂量应根据患者的实际血糖水平和医嘱进行调整，防止伤口迁延不愈或感染的发生。

11. **认知障碍的精准护理** 帕金森病患者手术后可能会出现认知障碍，这可能与术前长时间停药有关，或手术中的微损毁效应所致，给患者的生活带来了严重影响。护理人员通过汉密尔顿焦虑量表评估、汉密尔顿抑郁量表评估患者的情绪障碍，神经精神问卷（NPI）、简明精神病量表（BPRS）评估精神障碍并制订护理措施。

（1）患者术后可能因认知障碍而产生焦虑、抑郁等心理问题，护理人员需要及时开展心理疏导，加强与患者的沟通，增强患者战胜疾病的信心。

（2）根据患者认知障碍的程度和类型，制订个性化的认知功能训练计划，包括注意力、记忆、语言、执行功能等方面的训练。

（3）营造安静、整洁、有序的居住环境，降低患者认知负担。合理安排作息时间，确保患者充足休息。

（4）在医师的指导下，合理使用抗认知障碍药物，如胆碱酯酶抑制剂、N-甲基-D-天冬氨酸受体拮抗剂等。

（5）针对患者术后认知障碍的特点，加强安全防护措施，防止患者走失、跌倒等意外事件。

（6）加强对患者家属的教育和培训，使其了解术后认知障碍的护理要点，提高家庭护理能力。争取社会资源，为患者提供康复治疗和心理支持。

12. 术后用药的精准护理

（1）护理人员应严格按照医嘱给药，讲解术后继续服药的原因，取得患者及其家属的配合。

（2）帕金森病患者长期口服抗帕金森病药物，因手术停药及麻醉的原因，且术后电刺激暂未开机，为防止患者出现药物戒断，嘱患者术后4~6小时按原剂量口服抗帕金森病药物，以减少患者因停药出现的全身不适和加重的症状。

（3）如果患者的异常症状较多，可能与术后的微损毁作用有关，该微损毁作用将在术后约1周消失。

（4）术后正常进食后，要落实发药到口的原则。应在饭前1小时或饭后2小时口服抗帕金森病药物。

（5）密切观察药物不良反应，如出现胃肠道反应、精神症状、血压下降等及时报告医师，以便调整药物和对症处理。

13. 功能锻炼的精准护理　身体功能运动指导是帕金森病患者康复护理的重要组成部分。

（1）帕金森病患者术后24~48小时即可下床活动，操作方法：先从床上坐起30秒，双腿下垂30秒，在床边站起30秒，然后过渡到在床旁活动，循序渐进。

（2）电极置入患者的延伸导线会在术后3个月左右被周围的纤维组织包裹固定，因此在术后早期应适当活动颈部，让导线有足够的活动空间，避免导线形成条索过短引起断裂。

（3）护理人员应指导患者加强肢体功能运动，防止关节僵硬和肢体挛缩。

（4）在训练过程中，护理人员应密切观察患者的身体反应和疼痛程度，及时调整训练强度和方式，确保患者的安全和康复效果。

（四）术后并发症的护理

尽管DBS手术相对安全，但仍存在一定的风险。帕金森病患者术后并发症的监测与处理是术后护理中至关重要的一点。护理人员应密切观察患者的生命体征、意识状态、伤口情况等，术后24～48小时要重点监测有无出血、感染、电极移位、脑水肿、神经功能损害、下肢深静脉血栓等。

1. **颅内出血的护理** 帕金森病术后可能出现脑出血，护理人员要密切监测生命体征、意识、瞳孔的变化、头痛变化、恶心呕吐等症状，必要时行颅脑CT检查，判断是否发生脑出血，及时发现并处理，降低患者的死亡率及致残率。

2. **切口感染的护理** 脑深部电刺激手术切口感染是早期并发症中最常见的一种，护理人员需要密切观察手术切口是否有红肿、渗液等症状，并严格执行无菌操作，保持手术切口清洁，发现感染迹象时要及时处理。

3. **电极移位的护理** DBS电极可能会出现移位，导致治疗效果不佳，护理人员需要帮助患者保持正确的体位，避免剧烈的头部运动，以减少电极移位的风险。

4. **脑水肿的护理** 帕金森病患者术后可能出现脑水肿，表现为头痛、恶心、呕吐等症状，需及时给予脱水、降颅内压等治疗。密切观察患者病情，如有病情恶化，要及时调整治疗方案。

5. **肺部感染的护理**

（1）监测患者的体温波动情况，术后体温≤38.5℃时，一般考虑吸收热，可采用物理降温。如术后出现持续高热或体温≥38.5℃，应考虑可能发生肺部感染或颅内感染等，及时报告医师。

（2）评估患者的咳嗽能力，协助患者进行有效咳嗽，促进痰液排出。保持呼吸道通畅，定期清理呼吸道分泌物，避免痰液堵塞，血氧饱和度≤90%时，给予持续吸氧，根据患者病情遵医嘱调整氧流量。

（3）遵医嘱行胸部CT检查，结合影像学检查结果选择体位引流管理，采用雾化吸入疗法，加强听诊，对症进行胸肺物理治疗，减轻呼吸道炎症，缓解呼吸困难。

（4）遵医嘱留取血标本，如血常规、生化、C反应蛋白、动脉血气分析等，根据检验结果选择敏感抗生素，留置静脉穿刺针，保持静脉通道通畅。

（5）合理安排饮食，保证营养均衡，增强免疫力。保持病房空气流通，减少探视，降低感染风险。

（6）评估有无吞咽困难，根据评估结果选择合适的进食方式，防止误吸。

6. **下肢深静脉血栓的护理** 对于不能下床活动的，定期协助其更换体位，指导患者进行踝泵运动，给予穿抗血栓压力带并予以下肢按摩和肢体被动活动等。当患者能起床时，鼓励患者尽快起床，防止压疮及深静脉血栓形成。

（五）症状管理

1. 生活自理能力培塑

（1）合理安排作息时间，保证充足的睡眠。

（2）保持良好的心态，避免过度焦虑和紧张。

（3）遵医嘱按时、按剂量服用抗帕金森病药物，不随意停药及调整剂量。

（4）避免剧烈运动和搬运重物，以防受伤。

（5）注意饮食均衡，多吃新鲜蔬菜、水果等富含维生素的食物。

（6）外出时要随身携带电极植入识别卡，以便在需要时及时获得他人的帮助。

（7）检查指导：告知患者如需做全身或局部磁共振成像（MRI）检查，需要提前与医院或刺激器生产公司联系并将脑起搏器置于关闭状态后，在专业人员指导下方可进行。

2. 脑深部电刺激置入后家庭程控管理　术后程控是帕金森病患者在全身麻醉下行 DBS 手术治疗的重要组成部分。2016 年的《帕金森病脑深部电刺激疗法术后程控中国专家共识》规范了我国 DBS 术后程控指南，规范的术后程序控制使帕金森病患者明确最佳刺激参数、减轻症状、改善生命质量。原则上，对临床症状的改善应以最小的刺激强度、最小的服药剂量为宜。

（1）微损毁效应一般于术后 2～4 周消退，因此术后开机程控前按原剂量正常服药。

（2）首次程控一般为术后 2～4 周，程控前一天晚停用抗帕金森病药物，部分不能耐受整晚停药的，可根据病情调整，保证开机时处于药效基本消失的状态。①开机参数的设定，大部分频率为 130Hz，脉宽为 60 微秒，根据患者的反应来调整适宜的参数，一般不超过 3V。②长期 DBS 参数的变化，需要经过多次调整术后参数，STN-DBS 电压变化较大，很少出现 3.5V 以上的情况；其次是频率的变化，超过 170Hz 的频率很少，相对的脉宽变化更少。绝大部分都是设置单极，双极较少；久而久之，双极设置的比重就稍微提高了一些。

（3）在程控过程中，如果出现肌肉痉挛、肢体麻木、重影、情绪变化等异常情况，及时告知程控医师。

（4）开机后 3～6 个月可能需要数次程控优化刺激参数、电极触点并调整药物，达到缓解症状的目的。

3. 专项康复训练指导

（1）基础康复训练

1）放松训练：经常采用深呼吸法和富有想象力的放松法，有节奏的躯干旋转和按摩可以改善僵硬的肌肉群。

2）关节活动范围训练：躯干和四肢的完全主动或被动运动，集中于弯曲肌肉的伸展和胸廓的扩张运动。小心避免过度牵引引起疼痛。

3）肌力训练：重点训练核心肌肉和肢体的近端肌肉。渐进式阻力训练可以通过技术和器械来进行。

4）姿势训练：重点是纠正躯干屈曲姿势，如在姿势镜的帮助下反复进行重力伸展训练。

5）平衡训练：包括坐立"三平衡"（一级静态、二级自动、三级动平衡）训练，可通过重心高度、支撑面大小、睁开眼睛进行调整，也可使用平衡板、平衡垫、平衡机进行训练。

6）步态训练：重点是纠正躯干向前的姿势，改善由于追逐身体重心而引起的恐慌步态。建议患者抬起头，足跟落地。他们可以使用姿势镜进行高腿步数和手臂摆动训练，以改善上肢和下肢的协调性。步行训练的难度可以通过增加步幅、加快速度、跨越障碍物、绕过障碍物行走、改变步行方向等方式来调整。

7）转移训练：包括翻身平移在床上、坐起在床边、站好位、再转移在床上等训练。晚期患者应定期在床上翻身，并可进行床间位置转换训练。

8）手功能活动训练：注重抓取和控制物体，提高活动的速度、稳定性、协调性和准确性。如使用不同大小、形状、重量和材料的杯子（纸杯和杯子等）喝水，使用各种餐具和按钮等。

（2）中医疗法与康复训练：八段锦是少林易筋经的一部分，以调和阴阳、通理三焦为主旨。由于帕金森病患者在疾病的后期，一直被平衡问题和肌肉僵直所困扰。结合中医、太极拳和瑜伽各自的特点，创造了一套新型专门针对帕金森病病患者的帕金森病八段锦。它兼顾了有氧运动、平衡性训练、舒展训练和拉伸训练。每天 15 分钟的训练，可以很好地改善帕金森病患者的平衡障碍、肌肉僵直、身体的紧张，以及焦虑和抑郁等问题。

4. 脉冲器维护与保养要点

（1）充电方法

1）确保使用合适的充电器：根据医师或厂家的指导，使用特定的充电器对脉冲发生器进行充电。

2）准备工作：在进行充电前，护理人员需要准备好充电器、连接线等设备，并保证充电环境安静、整洁。

3）位置确认：确认脉冲发生器的位置，通常位于患者的胸部或腹部，确保充电器与脉冲发生器的连接良好。

4）充电操作：按照医师或厂家的指导，使用充电器对脉冲发生器进行充电，通常需要将充电器连接到特定的位置，并设置合适的充电参数。

（2）注意事项

1）专业指导：充电操作需要在医师或专业医护人员的指导下进行，护理人员需要接受相关的培训和指导。

2）定期充电：根据医师的建议，患者需要定期对脉冲发生器进行充电，确保其处于正常工作状态。

3）观察症状：在充电过程中，护理人员需要观察患者是否有头晕、恶心等不适症状，并及时向医师报告。

4）充电环境：充电时需要保持环境安静，避免干扰，确保充电操作的安全和准确性。

参考文献

[1] 凌至培，汪业汉.立体定向和功能性神经外科手术学[M].北京：人民卫生出版社，2018.

[2] 凌至培，汪业汉，凌士营，等.慢性丘脑刺激治疗帕金森病[J].立体定向和功能性神经外科杂志，2000，13（1）：27-29.

[3] 中国帕金森病脑深部电刺激疗法专家组.中国帕金森病脑深部电刺激疗法专家组共识[J].中华神经科杂志，2012，28（8）：855-857.

[4] 中国帕金森病脑深部电刺激疗法专家组.中国帕金森病脑深部电刺激疗法专家共识[J].中华神经科杂志，2012，45（7）：541-543.

[5] 凌至培，崔志强.如何正确开展脑深部电刺激术的临床应用[J].中国现代神经疾病杂志．2015，15（9）：689-691.

[6] 凌至培，汪业汉，牛朝诗，等.丘脑底核高频刺激治疗帕金森病[J].立体定向和功能性神经外科杂志，2001，14（3）：125-128.

[7] 凌至培，汪业汉，牛朝诗，等.丘脑底核与电刺激术效果关系的研究[J].中华神经外科杂志，2002，18（1）：15-17.

[8] 中华医学会神经病学分会帕金森病及运动障碍学组.中国帕金森病治疗指南（第三版）[J].药学与临床研究，2014，22（4）：290.

[9] 中华医学会神经外科学分会功能神经外科学组.帕金森病脑深部电刺激疗法术后程控中国专家共识[J].中华神经外科杂志，2016，32（12）：1192-1198.

[10] 廉龙江.基于"脑肠轴"理论探讨帕金森病便秘与抑郁的相关性研究[D].合肥：安徽中医药大学，2017.

[11] 叶青，刘娜，李卫华.脑深部电刺激术联合针对性护理对帕金森病患者的护理效果[J].国际护理学杂志，2020，39（24）：4501-4503.

[12] 王陇德，王金环，彭斌，等.《中国脑卒中防治报告2016》概要[J]、中国脑血管病杂志，2017，14（4）：217-224.

[13] 周沛萱，李双庆.帕金森病患者直立性低血压的研究进展[J].中华全科医学，2018，16(1)：

113-117.

[14] 王磊,闫媛媛,赵晓艳,等.帕金森病非运动症状评价量表（NMSS）的护理探讨[J].护理研究,2021,35（12）:2065-2069.

[15] 李振光,于占彩,于成勇,等.帕金森病非运动症状临床特点研究[J].中华老年学杂志,2016,36（7）:739-743.

[16] 张媛,郭纪铎,唐北沙.帕金森病非运动症状评定量表进展[J].中华神经科杂志,2019,52（1）:70-74.

[17] 徐欣.帕金森病健康管理手册[M].北京:人民卫生出版社,2023.

第 9 章

磁波刀治疗特发性震颤

第一节 概 述

一、定义

特发性震颤（essential tremor，ET）又称原发性震颤，是一种常见的运动障碍性疾病，该病以姿势性或动作性震颤为主要特征，其典型症状为两侧对称的上肢轻度姿势性震颤，活动时加重，在肢体的旋前旋后和屈伸运动中尤为明显，重度患者可以出现静止性或动作性震颤。该病也可以累及头、面、口唇、声带、下颌部，甚至下肢，其头部震颤可以出现垂直性点头运动或水平性摇头运动表现。其震颤频率为 6～12Hz，部分患者可在饮酒后出现震颤减轻现象，情绪激动或紧张时，其震颤可明显加重。

二、流行病学调查

特发性震颤发病率超过帕金森病 20 倍，全球范围内患病率为（4.1～39.2）/1000，ET 在人群中的患病率约为 0.9%，30%～70% 的 ET 患者有家族史，多呈常染色体显性遗传。目前认为 ET 是缓慢进展的、可能与家族遗传相关的复杂性疾病，而且随着年龄增长，患病率明显增加，并随着年龄的增长而升高，65 岁以上老年人群的患病率约为 4.6%。80 岁以上老年人群患病率是 20～39 岁人群的 20 倍以上。

三、临床表现

特发性震颤的唯一症状是震颤，偶有报道出现语调和轻微步态异常。患者通常首先由上肢开始，双侧上肢对称性起病，也可单侧上肢起病。一旦影响上肢后，常向上发展至头、面、舌、下颌部。少有累及躯干和双侧下肢者，仅在病程晚期出现，且震颤程度比上肢轻。

（一）姿势性震颤

可同时含有运动性、意向性和静止性震颤成分。震颤可能在指向目的的运动中加重。震颤的频率为 4～8Hz，随着病程和年龄的增长，频率逐渐降低，幅度逐渐增加。

（二）手部严重姿势性震颤

表现为手的节律性外展，呈内收样震颤和屈伸样震颤，旋前、旋后样震颤十分少见。书写的字可能变形，但不会表现为写字太小。

（三）影响精细动作

震颤在发病前 10～20 年后会影响精细动作，至发病第 6 个 10 年达到高峰。86% 的患者至 60～70 岁可影响社会活动和生活能力，包括书写、饮酒、进食、穿衣、言语和操作等。

（四）震颤临床分级

0 级：无震颤。

1 级：轻微，震颤不易察觉。

2 级：中度，震颤幅度 < 2cm，非致残。

3 级：明显，震颤幅度为 2～4cm，部分致残。

4 级：严重，震颤幅度 > 4cm，致残。

四、治疗原则

轻度震颤无须治疗；轻到中度患者由于工作或社交需要，可选择事前 30 分钟服药以间歇性减轻症状；影响特发性震颤患者日常生活和工作的中至重度震颤需要药物治疗；药物难治性重症患者可考虑手术治疗；头部或声音震颤患者可选择 A 型肉毒素注射治疗。

（一）非手术治疗

1. 物理治疗　主要包括平衡训练、力量训练、柔韧性训练等。这些训练可以帮助患者改善肌肉力量和协调性，从而减少震颤对生活的影响。一些研究表明，通过物理治疗，患者的震颤幅度和频率可以得到一定程度的改善。

2. 认知行为疗法　是一种通过改变患者的思维方式和行为习惯来减轻震颤的方法。这种疗法可以帮助患者学会控制自己的情绪和应对压力，从而减少震颤的发生。一些研究表明，认知行为疗法对于减轻特发性震颤患者的焦虑和抑郁情绪具有较好的效果。

3. 药物治疗

（1）一线药物：普萘洛尔、阿罗洛尔、扑米酮是治疗特发性震颤的首选初始用药，且临床证实有确切疗效。

（2）二线药物：有加巴喷丁、托吡酯、阿普唑仑、氯硝西泮、阿替洛尔、索他洛尔。

（3）三线用药：有纳多洛尔、尼莫地平、A型肉毒素。当单药治疗无效时可联合应用，A型肉毒素和手术治疗适用于症状严重、药物难治性患者。

（二）手术治疗

1. 手术方式　特发性震颤手术治疗方法主要包括立体定向丘脑损毁术、脑深部电刺激术（DBS）和经颅磁共振引导超声聚焦治疗系统（magnetic resonance-guided focused ultrasound，MRgFUS），都能较好地改善震颤。

（1）丘脑毁损术：通过破坏丘脑的一部分来减少震颤信号的传递，但这种方法具有一定的风险，可能会导致不可逆的神经损伤。

（2）脑深部电刺激术：是一种相对安全且可逆的治疗方法。通过在脑部特定区域置入电极并施加微弱的电流，可以调节神经元的活动，从而减少震颤。然而，手术治疗的费用较高，且并非所有患者都适合接受手术治疗。

（3）经颅磁共振引导超声聚焦治疗系统（MRgFUS）：在我国俗称"磁波刀"或"医萨刀"。"磁波刀"包括体部和头部两种治疗系统。头部系统还分为高频（650kHz）和低频（220kHz）两套设备。现已有越来越多的研究表明，"磁波刀"高频系统通过热毁损，对特发性震颤、帕金森病、强迫症、神经性疼痛等有良好的治疗效果。"磁波刀"低频系统开放特定靶区的血脑屏障（blood-brain barrier，BBB），实现药物、免疫制剂、基因载体、治疗细胞等向脑内治疗靶区的有效传递，成为胶质瘤、阿尔茨海默病、肌萎缩侧索硬化等众多疾病的新治疗手段。

该治疗系统将聚焦超声和磁共振成像（MRI）相融合，先通过MRI精准定位至治疗靶点，然后使用高强度聚焦超声消融病灶达到治疗目的。关键是不需要开刀，也不需要麻醉。不开刀意味着不需要在颅骨上切口或开洞；无须麻醉，意味着患者治疗全程是清醒的，治疗过程中医师能随时判断患者症状的改善情况。具有穿透性的超声波就仿佛是一把无形的"刀"，直达"病灶"，效果立竿见影。一篇题为《无创磁共振引导聚焦超声治疗特发性震颤：5年随访结果》的报道称，通过对75例中至重度接受磁波刀治疗的特发性震颤患者的随访，患者的单侧肢体震颤在术后第5年震颤改善率依然维持在70%以上，证实了该疗效的显著性和持久性。"磁波刀"治疗对于特发性震颤治疗效果良好，术后90%患者的震颤症状几乎完全消失。治疗安全性高，一般无脑出血、感染等严重并发症，仅少数患者术后出现轻微和短暂感觉异常或麻木等，一般经过1个月均可消失。

2. 手术适应证

（1）药物难治性震颤：对于经过药物治疗后震颤症状仍无法得到有效控制的患者，磁波刀治疗可作为一种可行的选择。这类患者通常对药物治疗反应不佳，且震颤症状严重影响了日常生活和工作。

（2）年龄适中：磁波刀治疗通常适用于成年人，特别是年龄在18～70岁的患者。这一年龄段的患者身体状况相对较好，能够更好地耐受治疗过程。

（3）震颤症状局限：磁波刀治疗主要针对局部震颤，如手部震颤等。对于全身性震颤或其他严重神经系统疾病的患者，磁波刀治疗可能不适用。

3. 手术禁忌证

（1）严重的全身性疾病：如心脏病、呼吸系统疾病等，这些疾病可能增加治疗过程中的风险，因此不适宜进行磁波刀治疗。

（2）颅内病变：如脑肿瘤、脑血管病变等，这些病变可能影响治疗效果或增加治疗风险。

（3）凝血功能障碍：磁波刀治疗过程中可能导致局部组织损伤，凝血功能障碍的患者可能出现出血等并发症。

（4）妊娠期及哺乳期妇女：由于磁波刀治疗可能对胎儿或婴儿产生不良影响，因此妊娠期及哺乳期妇女不宜接受此治疗。

第二节　评估特发性震颤的临床新技术

一、实验室检查

检查肝肾功能、电解质、血糖、甲状腺功能、血清铜蓝蛋白、药物、毒物等以排除代谢、药物、毒物等因素引起的震颤。

二、影像学技术

颅脑磁共振成像（magnetic resonance imaging，MRI）主要用于排除颅内病灶及与小脑疾病或创伤后事件相关的震颤；多巴胺转运体（dopamine transporter，DAT）PET-SPE/CT显像用于评估黑质纹状体多巴胺能通路的功能，排除多巴胺能神经元变性相关疾病，如帕金森病。

三、神经电生理技术

肌电图可记录震颤的存在、测量震颤的频率并评估肌电爆发模式，在震颤的电生理评估中被广泛应用；加速度结合肌电图进行震颤分析可对各种原因导致的震颤起到一定的鉴别诊断作用。

四、基因诊断

目前发现了一些基因，如 *LINGO1* 等基因或位点的变异，与 ET 的发病风险相关。*NOTCH2NLC* 基因 5′ 非翻译区的 GGC 异常重复扩增明确与 ET 发病相关，其他多核苷酸重复突变的检测有助于对脊髓小脑性共济失调等的鉴别诊断。

五、临床评估

ET 的临床评估工具主要为量表，评估内容主要包括两方面，一方面是对震颤严重程度的评估，另一方面是对震颤导致的功能障碍和生活质量下降的评估。常用量表如 Fahn-Tolosa-Marin 震颤评估量表、Bain-Findley 震颤评估量表、WHIGET 震颤评估量表、QUEST 问卷、Matsumoto 震颤评估量表（见附录）等。

ET 的临床诊断需要同时满足以下 3 点。

（1）双上肢动作性震颤，伴或不伴其他部位的震颤（如下肢、头部、口面部或声音）。

（2）不伴有其他神经系统体征，如肌张力障碍、共济失调、帕金森综合征等。

（3）病程超过 3 年。

第三节　磁波刀治疗特发性震颤的精准护理

一、术前准备

在接受磁波刀治疗之前，患者需要进行全面评估，包括神经系统检查、影像学检查、临床评估等，以确保治疗的安全性和有效性。同时，护理人员需要对患者进行心理疏导，帮助患者了解治疗过程、可能的风险和预期效果，减轻患者的焦虑和恐惧情绪。

（一）一般评估

1. 入院评估　患者及其家属入科后，护士首先要热情接待患者及其家属，主动与患者及其家属进行沟通，介绍本科室的环境、特发性震颤的相关知识及注意事项。

2. *病史评估* 护士会详细询问患者的病史，包括震颤的起始时间、部位、频率、持续时间等，以及患者的家族史、既往病史和用药史等。这些信息有助于了解患者的病情背景和可能的风险因素。

3. *实验室检查* 检查肝肾功能、电解质、血糖、甲状腺功能、血清铜蓝蛋白、药物、毒物等以排除代谢、药物、毒物等因素引起的震颤。这些辅助检查手段可以提供更多的信息，更准确地评估患者的震颤情况，以确定磁波刀治疗的适用性和最佳方案。

4. *心理评估与支持* 特发性震颤出现难以控制的颤抖，病情严重时，书写、饮食、穿衣、说话或其他精细活动变得十分困难，不仅影响患者的身体健康，还可能给他们的心理带来负担。因此，护理人员需要在术前与患者进行充分的沟通，了解他们的心理状态，帮助他们建立信心，以积极的心态迎接治疗。

（二）专科评估

1. *神经功能评估* 通过检查患者的腱反射、肌张力、协调功能等，可以进一步了解神经系统的受损情况。同时，还需要关注患者的认知、情感、语言等方面，以全面评估神经功能。

2. *基因诊断* 见本章第一节。

3. *临床评估* 见本章第一节。

（三）术前宣教

1. 头部备皮要求高。需剃头，不能刮头，防止毛囊受损，以头皮光滑，摸不到发根、毛刺为准。术前一天常规理发后，使用锋利的手动剃须刀，顺向剃头并用苯扎氯铵溶液擦拭头皮，防止头皮感染，在此期间注意更换刀片，尽量避免损伤头皮。术日接手术前，再次使用同样的方法，用剃须刀再次剃头，防止治疗期间发根部位产生超声空泡的可能。

2. 患者提前准备保暖毯子、无金属拉头的毛坎肩，根据腿围，准备型号合适的抗血栓弹力袜。

3. 宣教进入核磁室的要求：磁共振是一种无痛、无创，无辐射的检查，一切的铁磁性、金属性、电子的物品都是不可以带进去的，例如磁卡、轮椅、病床、活动义齿、钱包、钢笔、打火机、腰带、手机、手表、剪刀、硬币、氧气罐、钥匙、发夹等；另外植入物易受到电磁场的影响，如心脏起搏器、除颤器、神经刺激器、助听器、胰岛素泵、药物治疗泵。包括患者、陪护及陪同的医务人员等均需要去掉所有金属物品后方可进入检查室内。术前头颅 MRI 扫描，排除颅内肿瘤、血管病等异常情况，并确认靶点脑组织的完整。即可计算颅骨密度值（skull

density ratio，SDR）。本院临床试验入选的阈值定在 0.3±0.05。计算 SDR 的同时，可根据立体定向图谱的靶点坐标，设定靶点，制订治疗计划并保存于系统中。

4. 以视频动画的形式向患者和家属展示手术方式、术中过程及注意事项等，减轻患者的心理压力。

5. 术前 12 小时禁食、8 小时禁饮，术前晚间使用开塞露 20～40ml 灌肠，协助排便保持肠道清洁。

二、磁波刀技术术中精准护理

（一）准备工作

1. 物品准备　10ml 注射器、5ml 注射器、小药杯、碘伏棉签、干棉签、75% 酒精。

2. 器械准备　立体定向头架、硅胶头膜、磁波刀核磁间。

3. 药品准备　盐酸利多卡因、盐酸罗哌卡因、帕瑞昔布钠、帕罗诺司琼、0.9% 氯化钠注射液 100ml、5% 葡萄糖注射液 500ml。

4. 患者准备

（1）手术当日再次检查患者头皮情况，如仍有发根毛刺，再次剃头并用苯扎氯铵溶液擦拭头皮，直至头皮光滑。

（2）患者已穿戴抗血栓弹力袜，防止治疗过程中长时间卧床导致下肢血栓形成，同时外穿保暖马甲。

（3）患者已禁食 12 小时、禁饮 8 小时，空腹状态。

5. 医务人员准备

（1）手术当天给予患者留置导尿管，给予抗血栓压力带治疗，给予留置套管针建立静脉通道。

（2）术前安全核查：护理人员、与手术医师、核磁室技师共同核对患者身份信息，确认患者信息无误。

（二）麻醉

用 10ml 注射器抽取利多卡因 2.5ml+ 罗哌卡因 2.5ml（1∶1），配相同的 2 支，换小号针头，皮下注射麻醉药在头架头钉安装部位，安装专用的磁共振兼容的立体定向头架。

（三）术中精准护理配合

1. 头架安装完毕后，盖保暖毯，患者坐轮椅，医护人员推轮椅至核磁室。

2. 进入核磁室待检区域，检查禁用物品全部取出，不可带入核磁室。评估患者分别描画螺旋曲线、水平直线、"米"字形直线、签名等。

3. 为患者佩戴耳塞，协助医师给予患者佩戴专用硅胶膜，硅胶膜是密封超声换能器头盔与头部空间的部件，因此要求佩戴尽可能低，与头皮接触面要略紧，防止衔接头盔后缝隙漏水。

4. 治疗床上铺褥子、协助患者上治疗床、垫肩垫脚垫，患者进入治疗室，仰卧于治疗床，患者头架锁紧于治疗床，换能器头盔连接硅胶膜，向头盔内充入脱气（degas）冷却水。

5. 护士连接静脉通路、测量血压，向患者佩戴呼叫器并讲解使用方法，尿袋放于患者两腿之间，盖保暖毯，记录血压，检查静脉通道。

6. 开始磁共振扫描，主诊医师调节定位靶点，超声聚焦于脑内治疗靶点一般选择丘脑腹中间核、Vim核进行单侧治疗。护士扫描上机时、治疗中、治疗结束均需记录患者的生命体征，此后每次跟随医师进入磁共振扫描室时随机测量。

7. 第一次测试给能量后，遵医嘱给予塞瑞昔布钠 +2ml 0.9% 氯化钠注射液静脉推注，观察患者承受疼痛的阈值。

8. 第二次给予能量后，医师会再次进入扫描室查看、评估患者震颤改善情况，观察患者恶心、呕吐的症状，遵医嘱给予帕罗诺司琼静脉推注，防止呕吐物窒息，必要时给予负压吸引。

9. 主治医师根据评估结果和患者的耐受性，决定给予治疗的次数，一般2～3次即可。

三、术后护理

（一）一般护理

1. 治疗结束后，护士撤除静脉通道、血压计、呼叫器，协助患者下治疗床。

2. 协助拆头架、硅胶膜，收好头钉、硅胶帽，清洁纸巾擦拭头膜，分离头架部件入专用箱。

3. 准备无菌方纱2包、弹性绷带1卷、胶布，给予头部包扎，取出耳塞。

4. 再次评估患者，分别描画螺旋曲线、水平直线、"米"字形直线、签名等，与术前相同的评估表进行对比。

5. 带齐物品，携患者安返病区，交接术中情况、管路、生命体征、不适症状、用药情况等。

6. 环境准备：保持患者病房内环境的整洁，将病房内的温度控制在18～22℃，将湿度控制在50%～60%。

7. 生命体征监测：给予患者持续低流量吸氧，持续床旁心电监护监测生命体征，观察伤口情况等。

8. 静脉液体管理：遵医嘱静脉给予地塞米松磷酸钠注射液 5mg、20% 甘露醇注射液 50g 等药物，以减轻消融灶周围水肿。

9. 饮食护理：患者术后 2 小时可进食半流食，之后改为普食，以高蛋白、高维生素、高纤维素为主，保持大便通畅，患者应注意饮食节律，防止窒息或呛咳。

10. 管路护理：返回病房后密切观察尿量、性状、颜色变化等，训练患者膀胱功能，并根据评估结果及时拔除导尿管，一般返回病房后就可以拔除导尿管。

11. 特发性震颤磁波刀治疗后，一般无并发症，次日即可出院，出院前需再次行磁共振检查。

（二）专科护理

1. 观察意识状态　观察患者是否出现意识模糊、嗜睡、昏迷等异常状态，如有异常及时通知医师。

2. 观察瞳孔　观察患者瞳孔大小、形状、对光反射等情况，如有异常及时通知医师。

3. 言语情况　注意患者的言语表达和交流能力，是否存在言语不清或无法理解语言的情况。

4. 肢体活动情况　注意观察患者肢体活动能力、肌力和协调性。

（三）症状的精准护理

1. 头痛的精准护理

（1）要密切观察患者的头痛程度和持续时间，及时发现异常情况。

（2）护士评估判断头痛的原因，鉴别紧张性头痛、焦虑型头痛、高血压头痛、伤口痛、水肿痛等，并报告医师，遵医嘱对症使用相应的镇痛药物。

（3）护理人员需关注患者的心理状态，帮助消除顾虑，树立信心。可以通过心理疏导、放松训练等方法，缓解患者的紧张情绪。

2. 呕吐的精准护理

（1）及时清理呕吐物，保持患者口腔、鼻腔清洁，避免感染。

（2）遵医嘱给予药物治疗，如止吐药、胃肠道动力药等，缓解呕吐症状。

（3）调整床头高度，避免平卧，以减轻胃肠道负担。

（4）呕吐患者可在呕吐间歇期给予营养支持，避免高脂肪、高糖、高蛋白食物。

3. 伤口的精准护理

（1）磁波刀治疗时佩戴的头架，其中有 4 个头钉固定，使用弹性绷带包扎，注意观察有无渗血、渗液情况，通知医师，及时更换敷料。

（2）患者可能会感到一定程度的疼痛，根据疼痛评估结果，判断疼痛程度和患者的主诉，报告医师，遵医嘱给予镇痛药或物理治疗方法。

4. 功能锻炼精准护理　　对于ET患者应适度进行有氧运动，其中抗阻力训练是最常见的运动疗法，其主要目的是训练人体的肌肉。传统的抗阻力训练有俯卧撑、哑铃、杠铃等项目。通过抗阻力训练，姿势性震颤可以显著减少，ET患者获益显著。其他常见的运动疗法还包括肌力训练、手功能活动训练、关节活动范围训练、姿势训练、平衡训练等。

（四）术后并发症的护理

磁波刀治疗过程中可能出现的一些常见并发症包括局部疼痛、皮肤刺激和短暂的肌无力等。这些症状通常是轻微和暂时的，大多数患者能够在短时间内自行缓解。磁波刀偶有引发一些较为严重的并发症。例如，磁波刀治疗可能导致局部组织水肿、出血、下肢深静脉血栓。尽管这些并发症的发生率相对较低，但一旦出现，可能会对患者的健康造成较大影响。

1. 颅内局部组织水肿的护理　　患者术后可能出现脑水肿，表现为头痛、恶心、呕吐等症状，需及时给予脱水、降颅内压等药物治疗，密切观察患者病情，如病情恶化及时调整治疗方案。

2. 颅内出血的护理　　术后可能出现脑出血，护理人员通过密切监测生命体征、意识瞳孔的变化、头痛变化、恶心、呕吐等症状，必要时行颅脑CT检查，判断是否发生脑出血，及时发现并处理，降低致残率及死亡率。

3. 下肢深静脉血栓的护理　　对于不能下床活动的患者定期协助其更换体位，指导患者进行踝泵运动，给予穿抗血栓压力带并予以下肢按摩和肢体被动活动等。当患者能起床时，鼓励患者尽快起床，防止压疮及深静脉血栓形成。

（五）知识拓展

磁波刀利用类似相控阵雷达技术原理，由计算机控制超声换能器阵列，根据个体化的颅骨厚度调整相位的算法，使众多超声换能器发生的超声波束在脑内靶点聚焦，并恰好相位叠加，在局部形成边缘锐利的能量高峰，产生范围局限的热毁损斑。进一步结合非侵入的MR热图技术，磁波刀具备治疗温度反馈能力，在治疗过程中可以获得实时靶点温度信息。

磁波刀系统热消融精度高，早期研究表明，其实际消融点精度为$0.4\sim0.7$mm。后期报道的实际精度在$0.29\sim0.44$mm。在实际操作过程中，可按照0.2mm的精度移动温度焦点。同时该系统具有类似射频消融的陡峭的热剂量曲线，温度扩散局限，路径热损伤风险小。

患者躺在磁共振移动床上，佩戴磁共振兼容的立体定向头架和超声换能器，超声聚焦于脑内治疗靶点（丘脑腹中间核，Vim核，选择单侧治疗）。在磁共振不间断扫描下，监测治疗靶点，患者可以和医师交流、反馈治疗感受，以获得最佳治疗效果。治疗后经短期观察即可出院。门诊定期随访评价治疗效果。治疗无须开颅手术，不用全身麻醉，无须置入硬件，无电离辐射。

在特发性震颤的治疗中，磁波刀技术展现出了独特的优势。首先，它是一种非侵入性的治疗方法，避免了传统手术带来的风险和痛苦。其次，磁波刀技术具有较高的治疗精度和效果，能够有效缓解患者的震颤症状。此外，磁波刀治疗过程相对简便，恢复时间短，患者可以在短时间内重返正常生活。但不保证一定能从治疗中获益，患者也可能由于治疗无效或其他一些潜在的疾病或并发症而出现病情恶化，例如术后出现定向障碍、暂时性麻木、平衡障碍、头痛、头晕、恶心或呕吐等。另外为保障安全，磁波刀治疗一般为单侧治疗，优先解决优势侧的震颤症状。

参考文献

[1] 中华医学会神经病学分会帕金森病及运动障碍学组，中国医师协会神经内科医师分会帕金森病及运动障碍学组.中国原发性震颤的诊断和治疗指南（2020）[J].中华神经科杂志，2020，53（12）：987-995.

[2] 梁卉，虢毅.原发性震颤的遗传学进展[J].生物化学与生物物理进展，2011，38（1）：5-10.

[3] 王柳清，张守成.特发性震颤诊疗进展[J].中华脑科疾病与康复杂志，2019（3）：168-171.

[4] 张鹏.特发性震颤的治疗研究进展[J].中风与神经疾病杂志，2020（1）：93-96.

[5] 贾建平，陈生弟.神经病学[M].第8版.北京：人民卫生出版社，2018.

[6] 中华医学会神经病学分会帕金森病及运动障碍学组.原发性震颤的诊断和治疗指南[J].中华神经科杂志，2009（8）：571-572.

[7] 张芳，徐婷，罗春香.心理护理对特发性震颤患者的情绪及生活质量研究[J].蛇志，2020（4）：472-474.

[8] Bhatia KP, Bain P, Bajain, et al. Consensus statement on the classification of tremors. From the task force on tremor of the International Prkinson and Movement Disorder Society[J]. Mov Disord, 2018, 33（1）: 75-87.

[9] Haubenberger D, Hallett M. Essentialtremor[J]. New Engl J Med, 2018, 379（6）: 596-597.

[10] Haubenberger D, Hallett M. Essential Tremor [J]. N EnglJ Med, 2018, 378（19）: 1802-1810.

[11] Findley L J, Cleeves L, Calzetti S. Primidone in essential tremor of the hands and head: a double blind controlled clinical study[J]. J Neurol Neurosurg Psychiatry, 1985, 48（9）: 911-915.

[12] 蒋雨平.临床神经疾病学[M].上海：上海医科大学出版社，1998：339-347.

[13] 朱宏伟，李勇杰.同期丘脑和苍白球切开术治疗合并特发性震颤的帕金森病[J].立体定向和功能性神经外科杂志，2001，14（1）：9-11.

[14] 李建宇，陈革，庄平，等.微电极导向立体定向手术治疗原发性震颤[J].立体定向和功能神经外科杂志，2003，16（1）：7-10.

[15] 方亦斌，周晓平.特发性震颤的外科治疗[J].立体定向和功能性神经外科杂志，2005，18（1）：52-55.

[16] 郭效东，高国栋，王本瀚，等.立体定向下丘脑Vim核毁损术治疗特发性震颤的相关因素分析[J].立体定向和功能性神经外科杂志，2006，19（1）：13-16.

[17] 中华医学会神经病学分会帕金森病及运动障碍学组.原发性震颤的诊断和治疗指南[J].中华神经科杂志，2009，42：571-572.

[18] 张建国，脑深部电刺激术的现状与未来[J].中华神经外科杂志，2010，26（5）：385-386.

[19] 孟凡刚，马羽，葛明，等.脑深部电刺激治疗特发性震颤[J].中华医学杂志，2012，92（15）：1037-1040.

[20] Young RF，Li F，Verm eulen S，et al. Gamma Knife thalamotomy for treatment of essential tremor：long-term results[J]. J Neuro-surg，2010，112：1311-1317.

[21] Louis ED，Gillman A. Factors Associated with Receptivity to Deep Brain Stimulation Surgery among Essential Tremor Cases[J]. Parkinsonism Relat Disord，2011，17（6）：482-485.

[22] Kooshka BA，Lunsford LD，Tonetti D，et al. Gamma Knife thalamotomy for tremor in the magnetic resonance imaging era[J]. J Neurosurg，2013，118：713-718.

[23] Buijink AWG，Caan MWA，Contarino MF，et al. Structural changes in cerebellar outflow tracts after thalamotomy in essential tremor[J]. Parkinsonism and Related Disorders，2014，20：554-557.

[24] Lipsman N，Schwartz ML，Huangn Y，et al. MR-guided focused ultrasound thalamotomy for essential tremor：a proof-of-concept study[J]. Lancet Neurol，2013，12：462-468.

[25] Buijink AWG，Caan MWA，Contarino MF. Structural changes in cerebellar outflow tracts after thalamotomy in essential tremor[J]. Parkinsonism and Related Disorders，2014，20：554-557.

[26] 汪业汉，吴承远.立体定向神经外科手术学[M].北京：人民卫生出版社，2005：242-257.

[27] 万新华.肌张力障碍诊断与治疗指南[J].中华神经科杂志，2008，41（8）：570-573.

[28] 王琳，万新华.对《肌张力障碍诊断与治疗指南》的解读[J].中国现代神经疾病杂志，2009，9（3）：216-220.

[29] 万新华.肌张力障碍的临床特点及诊治要点[J].中国神经免疫学和神经病学杂志，2010，17（3）：167-169.

[30] 卢祖能.肌张力障碍的新定义和分类[J].卒中与神经疾病，2014，21（1）：61-62.

[31] 陈生弟，周海燕.肌张力障碍的研究现状和未来展望[J].中国神经精神疾病杂志，2009，35（6）：384-385.

[32] 张张，张建国，张凯.丘脑底核电刺激术治疗原发性肌张力障碍[J].中国微侵袭神经外

科杂志，2012，17（7）：302-304.
[33] 吴逸雯，陈生弟，肌张力障碍遗传学发病机制及诊断策略 [J]. 中国现代神经疾病杂志，2013，13（7）：568-573.
[34] 傅先明，牛朝诗，立体定和功能性神经外科学 [M]. 合肥：安徽科学技术出版社，2004.
[35] 郭钢花，张秋珍，李哲. 继发性肌张力障碍研究及治疗进展 [J]. 中国康复医学杂志，2014，29（2）：192-195.
[36] 赵思源，张剑宁，常洪波，等，早发性肌张力障碍—帕金森综合征 1 例并文献复习 [J]. 中国临床神经科学，2014，22（2）：208-211.

第10章

SEEG 引导下射频热凝损毁治疗难治性癫痫

第一节 概　述

一、定义

癫痫（epilepsy.EP）主要是由于大脑神经元异常放电所引起的，具有发作性、短暂性、重复性和刻板性为特征的慢性脑部疾病。可表现为感觉、运动、意识、精神、行为、自主神经功能障碍。难治性癫痫虽被各国学者所认识，但早期缺乏统一的认定标准，因而多年来各国学者从不同的角度赋予了难治性癫痫不同的含义。狭义的难治性癫痫则指耐药性癫痫。2010年国际抗癫痫联盟（International League Against Epilepsy，ILAE）推出的专家共识中提出耐药性癫痫的定义为：在经过足量、足疗程、合理选用的单药或联合用药之后，仍然不能有效控制发作的癫痫。2015年中国医师协会神经内科分会癫痫专业委员会专家共识将耐药性癫痫定义为：两种或两种以上抗癫痫药物治疗失败，并且每种方案均是患者能够耐受的，根据患者发作情况正确地选择合适的治疗方案，则被认为是耐药性癫痫，与2010年ILAE提出的定义基本吻合。

二、流行病学调查

据世界卫生组织（WHO）数据统计，全球估计有5000万例癫痫患者，其中近80%生活在低收入和中等收入国家。每年诊断出的新病例超500万，预计这个数字还会进一步增加。癫痫占全球疾病总负担的0.5%以上。国内流行病学数据显示，目前我国约有1000万例癫痫患者，且每年有40万例新发病例，癫痫整体发病率为4‰～7‰，约有1/3为药物难治性癫痫。

在性别分布上，男性略多于女性，男女比例约为1.2∶1。这可能与男性在生活中面临的压力、生活习惯等因素有关。在年龄分布上，主要集中在儿童和青少年时期。这一阶段的患者正处于生长发育的关键阶段，大脑的结构和功能尚未完全成熟。此外，老年患者也是难治性癫痫的高发人群。

三、临床表现

（一）部分性发作

1. 单纯部分发作

（1）部分运动性发作：主要是某一个身体部位的不自主抽动，大多是一侧眼睑、口角、手或脚趾，也可能是一侧面部或肢体。严重者发作后可能发生短暂性的肢体瘫痪。部分患者还会不自主地重复发作前的单词或单个音节，伴有身体或眼睛的旋转等。

（2）部分感觉性发作：躯体感觉性发作常表现为一侧肢体麻木感和针刺感，多发生在口角、舌、手指或脚趾。特殊感觉性发作时出现味觉、嗅觉、听觉等感觉异常。

（3）自主神经性发作：出现面部及全身潮红、多汗、立毛、瞳孔散大、呕吐、腹痛、肠鸣、烦渴和欲排尿感等。

（4）精神性发作：可表现为各种类型的记忆障碍（如似曾相识、似不相识、强迫思维、快速回顾往事）、情感障碍（莫名恐惧、忧郁、欣快、愤怒）、错觉（视物变形、变大、变小，声音变强或变弱）、复杂幻觉等。

2. 复杂部分性发作

（1）仅表现为意识障碍：一般表现为意识模糊，意识丧失较少见。由于发作中可有精神性或精神感觉性成分存在，意识障碍常被掩盖，表现类似失神。

（2）表现为意识障碍和自动症：经典的复杂部分性发作可从先兆开始，先兆是痛性发作出现意识丧失前的部分，患者对此保留意识，以上腹部异常感觉最常见，也可出现情感（恐惧）、认知（似曾相识）和感觉性（嗅幻觉）症状，随后出现意识障碍、呆视和动作停止。发作通常持续 1～3 分钟。自动症可表现为患者会做一些没有目的性、刻板的动作，比如反复咀嚼、反复搓手、无目的地开门或关门等，发作后无法回忆起发作细节。

（3）表现为意识障碍与运动症状：复杂部分性发作可表现为开始即出现意识障碍和各种运动症状，特别在睡眠中发生，可能与放电扩散较快有关。运动症状可为局灶性或不对称强直、阵挛和变异性肌张力动作，各种特殊姿势（如击剑样动作）等，也可为不同运动症状的组合或先后出现，与放电起源部位及扩散过程累及区域有关。

（二）全面性发作

1. 强直-阵挛发作　发作包括强直期、阵挛期及发作后状态。开始为强直期，出现全身骨骼肌强直性收缩伴意识丧失、呼吸暂停与发绀（皮肤、黏膜发绀）；继之阵挛期，出现全身反复、短促的猛烈屈曲性抽动。从发作到意识恢复历时5～15分钟，醒后可出现头痛、全身酸痛、嗜睡等表现。

2. 失神发作　突然发生和迅速终止的意识丧失是失神发作的特征，典型失神发作表现为活动突然停止，发呆、呼之不应，手中物体落地，部分患者可机械重复原有的简单动作，每次发作持续数秒钟，每天可发作数十、上百次。发作后立即清醒，无明显不适，可继续先前的活动。醒后不能回忆。不典型失神发作的起始和终止均较典型失神缓慢，除意识丧失外，常伴肌张力降低，偶有肌阵挛。

（三）癫痫持续状态

指一次癫痫发作持续30分钟以上，或连续多次发作、发作期间意识或神经功能未恢复至通常水平。任何类型的癫痫均可出现，但通常是指大发作持续状态，可因不适的停用癫痫药物或治疗不规范、感染、精神刺激、过度劳累、饮酒过度等诱发。

四、治疗原则

（一）非手术治疗

1. 药物治疗

（1）托吡酯：新型广谱抗癫痫药，针对1～24个月难治性癫痫部分性发作的婴儿有效，是难治性癫痫发作持续状态的添加治疗。目前此药没有明显的副作用或并发症。

（2）左乙拉西坦：为吡咯烷类似物，适应局灶性发作；对全面性强直-阵挛发作、部分性发作有效，对儿童耐受性很好，可大大减少及缓解难治性癫痫发作次数。

（3）唑尼沙胺：适应局灶性发作；使全面性强直-阵挛发作的发作频率降低，目前临床出现的副作用表现在嗜睡、疲劳、厌食，但均较短暂。

（4）普瑞巴林：适应局灶性发作，是治疗难治性癫痫有益的补充，其副作用有明显的嗜睡、头晕、体重增加或行为改变，极少数对其没有疗效。

（5）拉科酰胺片：也称拉考沙胺，适应局灶性发作、全面性强直-阵挛发作，长期服药与唑尼沙胺、普瑞巴林疗效相似，副作用绝大多数与中枢神经系统有关，撤出不是因为不良反应的发生，而是无效。

（6）丙戊酸钠：适应单纯或复杂失神发作、肌肉阵挛发作及癫痫大发作，常见副作用为腹泻、消化不良、恶心呕吐、眩晕、胃肠道痉挛等。

（7）拉莫三嗪：适用于部分发作、复杂部分性发作、全身强直－阵挛性发作，常见副作用为皮疹、幻觉、精神混乱等。

2. 生活方式的调整　生活方式的调整是难治性癫痫非手术治疗中的一项重要内容。保持规律的作息，避免过度疲劳，减少乙醇和咖啡因的摄入，这些看似微不足道的生活习惯调整，实则对控制癫痫发作具有不可忽视的作用。

3. 中医药治疗　中医药治疗也是难治性癫痫非手术治疗中的一种选择包括，针灸、推拿、中药等。可以根据患者的具体情况进行个性化治疗，从而达到控制癫痫发作、改善患者生活质量的目的。

4. 饮食治疗　生酮饮食指的是高脂肪、低蛋白和低糖饮食，已成功用于治疗难以控制的癫痫患者。生酮饮食可能对部分患者有效的机制是通过影响丙酮的代谢进而影响 K^+ 通道。其常见副作用是胃肠功能紊乱、体重减轻和疲劳。生酮饮食的缺点为限制热量、液体和蛋白质。近年来，采用阿特金斯饮食可以生酮却避免了这些限制。阿特金斯饮食法被认为是一种对儿童难治性癫痫安全有效的替代治疗。

5. 心理干预　心理干预也是非手术治疗中不可忽视的一环。癫痫患者的心理健康往往受到疾病的严重影响，焦虑、抑郁等心理问题屡见不鲜。因此，心理治疗、认知行为疗法等心理干预方法可以帮助患者调整心态，提高应对能力，从而更好地面对疾病。

6. 物理疗法和康复训练　通过专业的物理疗法和康复训练可以帮助患者改善肌肉力量、平衡能力、协调能力等，从而减少因癫痫发作而导致的意外伤害。

（二）手术治疗

手术仍是治疗难治性癫痫最重要的手段之一，许多难治性癫痫都可考虑手术治疗。20 世纪初，癫痫患者的神经外科手术取得了巨大进展，引入了手术致痫灶的概念。之后在脑电图引导下切除致痫灶的手术也逐步开展，病变区域的精准切除成为可能。目前认为癫痫患者脑部存在癫痫网络，存在起始部位、传导部位及效应部位，神经网络的每个部分都在癫痫的发生发展中起着重要作用。手术的作用是打破癫痫网络。随着术前评估技术的不断发展，立体定向脑电图（SEEG）、高频和超高频震荡脑电图、高场强 MRI、功能 MRI 的广泛应用，致病灶的定位也越发精确。

1. 手术方式

（1）癫痫灶切除术

1）颞叶切除术：颞叶切除术目前被认为是治疗难治性颞叶癫痫手术中效果最佳的手术，癫痫治疗有效率可达 55%～75%，且颞叶切除术后并发症发生率低。

目前颞叶癫痫的手术治疗方式多采用前颞叶切除术，而选择杏仁核－海马切除术可以不同程度地保留颞叶外侧皮质的完整性，以减少手术创伤，避免功能缺失过多。

2）大脑半球切除术：大脑半球切除术是将致痫灶单侧的大脑半球皮质完全或次全切除，保留基底节及丘脑，对于单侧大脑半球弥漫性病变的药物难治性癫痫患者，大脑半球切除术是较为理想的治疗方案。主要包括经典的大脑半球切除术、功能性大脑半球切除术和改良式大脑半球切除术等。进行大脑半球切除术通常要求对侧大脑半球功能良好。有研究表明，接受大脑半球切除术后70%左右的患者术后癫痫发作得到了完全控制。

3）脑叶离断术：脑叶离断术是指分步离断额叶、颞叶和顶枕叶与丘脑、基底节之间的联系，通过侧脑室额角和枕角离断胼胝体前后部，仅保留中央前后回皮质及其与丘脑、基底节和内囊之间的联系。

（2）神经调控治疗：神经调控治疗主要包括迷走神经刺激术（VNS）、脑深部刺激术（DBS）、反应性神经电刺激术（RNS）等。

1）迷走神经刺激术（VNS）：于1994年在欧洲被许可用于临床，其治疗的适应证是局部性癫痫、伴或不伴有继发性的全身性癫痫发作。1997年得到美国食品药品监督管理局（FDA）的批准，并于1998年将该手术的适应证扩大到全身原发性癫痫。

2）脑深部刺激术（DBS）：是近年来兴起的治疗癫痫的方法。目前研究表明癫痫发作的起始和扩散与一些脑内环路密切相关。目前DBS主要刺激靶点包括海马－杏仁核复合体、丘脑前核、丘脑中央中核等，在部分难治性颞叶癫痫中体现了显著的疗效。

3）反应性神经电刺激术（RNS）：主要通过预先在异常脑电频发区域置入颅内电极，实时收集脑电信号传送至脉冲发生器分析脑电信号，自动识别发作前脑电信号，随即释放电刺激通过颅内电极传导至靶点皮质，从而中止发作。迷走神经刺激、脑深部电刺激和反应性神经电刺激等各种神经调控技术成为一种新的辅助治疗手段。

（3）姑息性手术：常用术式包括胼胝体切开术、多处软脑膜下纤维切断术等。胼胝体切开术作为难治性癫痫患者姑息性治疗方式的一种，旨在通过手术离断的方式，减少患者癫痫发作次数，并不能完全消除患者癫痫发作。

（4）立体定向脑电图（SEEG）引导下射频热凝损毁术：对于难治性癫痫患者而言，用药不理想、开颅风险大，SEEG引导下射频热凝术不失为更好的选择，SEEG是当前最精确定位致痫灶的位置、范围、功能区关系的技术，可探测脑深部结构与脑深部局部皮质发育不良情况，以临床症状 – 脑皮质放电区域 – 解剖为理论依据，较准确地评估患者的致痫网络，为射频热凝损毁术的实施提供有效依据。根据 SEEG 结果确定毁损电极触点，通过射频仪在患者清醒状态下局部加热、破坏或隔离致痫灶，毁损后拔除电极，使颅内致痫灶定位能够更加直接和准确，达到治疗的目的。

2. 手术适应证　对于不适合开颅做切除性手术的药物难治性癫痫患者，均可采取立体定向脑电图引导下射频热凝损毁术。具体适应证如下。

（1）癫痫灶位于脑重要功能区，术后可能严重致残，不适合切除性手术者。

（2）痫灶明确，位置深难以切除者或多发性病灶无法切除者。

（3）下丘脑错构瘤引起的癫痫，手术难以完全切除病变者。

（4）开颅行切除性手术后，术后仍有严重癫痫发作者。

（5）癫痫灶不明确，脑电图表现为全脑放电或双侧弥漫性放电，不适合切除性手术者。

（6）患者无切除性手术指征，且不适合神经调控治疗或神经调控治疗效果不佳者。

3. 手术禁忌证

（1）患者致病灶不明确，但药物可以控制的癫痫患者。

（2）癫痫灶定位明确，估计切除性手术能够获得很好疗效者。

（3）癫痫伴有严重神经精神功能障碍者，术后可能加重上述症状，一般不建议做毁损性手术。

（4）患者一般状况差或合并有重要器官功能衰竭者。

第二节　评估难治性癫痫的临床新技术

一、磁共振评估与定位技术

磁共振成像（MRI）对于发现脑部结构性异常有很高的价值，癫痫术前检查首选高分辨率磁共振检查（包括 T_1W、T_2W、Flair 等序列，轴位、冠状位、矢状位、海马成像等），必要时需行薄层扫描。近年来出现的血氧水平依赖的功能磁共振成像（BOLD-fMRI）技术在癫痫方面广泛应用，尤其是在癫痫灶定位的应用方面显示出强大的潜力。常规 CT 和 MRI 检查只能检测到显著结构性病变所致的症状性癫痫，有 15%～30% 的难治性局灶性癫痫患者在 MRI 上没有明显可见病变，功能磁共振成像（functional MRI，fMRI）弥补了常规 MRI 阴性癫痫定位诊断的不足，已成为当前癫痫影像学研究的主要方向。

二、CT 评估与定位技术

CT 作为传统的结构影像学检测手段，能够发现较为明显的结构异常，但难以发现皮质发育不良、海马硬化等细微结构异常。头颅 CT 多在癫痫发作急性期和无法进行 MRI 检查的情况下应用，易于发现急性大面积脑梗死、脑出血、颅内血肿、脑外伤、脑肿瘤等所致癫痫；对于钙化病变，如结节性硬化、少枝胶质细胞瘤、猪囊尾蚴结节、Sturge-Weber 综合征等，CT 也有明显优势。在急诊情况下，CT 是确定癫痫是否系急性脑损伤所致的一种最好选择。但是，孕产期妇女禁用 CT 检查。

三、PET 脑代谢检查技术

正电子发射断层扫描（PET）：正电子参与了脑内大量的生理动态，PET 是通过标记示踪剂反映正电子在大脑中的分布，可以定量分析特定的生物化学过程，可以测定脑葡萄糖的代谢及不同神经递质受体的分布。临床常用示踪剂 ^{18}F 标记 2-脱氧葡萄糖（^{18}FDG）来观测局部脑代谢变化，从而定位癫痫源。癫痫发作间歇期癫痫源呈低代谢，低于对侧 5% 以上，发作期呈高代谢，一般较对侧增高 10% 以上；且代谢减低的程度与发作次数具有相关性，如病程长、发作频繁者，代谢减低严重。PET 也可用于受体显像，受体变性或消失都可导致癫痫发作。利用 PET 可检测局限性癫痫的局灶代谢改变，从而为癫痫灶的定位提供依据。

四、神经功能影像学技术

神经功能影像学技术（SPECT）是通过向体内注射能够发射 γ 射线的放射性示踪药物后，检测体内 γ 射线的发射来进行成像的技术，它反映的是脑灌注情况。可作为难治性癫痫术前定位的辅助方法，在神经网络功能变化的检测中具有独特的优势，当 MRI、EEG 检测结果与癫痫症状学进行术前定位产生矛盾时，就离不开功能影像学技术的辅助。发作间歇期 SPECT 显示的癫痫源为低灌注，发作期为高灌注。SPECT 可明显提高癫痫术前定位的准确性，发作间期 SPECT 对癫痫灶定位的准确性约 70%，发作期准确性约 90%。

五、视频脑电图监测技术

视频脑电图监测（VEEG）是在脑电图设备基础上增加了同步视频设备，从而同步拍摄患者的临床情况，易于观察癫痫发作与脑电图变化间的实时关系。监测时间可根据需要灵活掌握，如果监测的目的主要用于癫痫诊断和药物治疗而不涉及外科手术，一般监测数小时并能记录到一个较为完整的清醒—睡眠—觉醒过程，是目前诊断癫痫最可靠的检查方法。对于术前评估患者，根据其发作频率可适当延长监测时间，以监测到患者3～5次癫痫发作类型为目的。对于颞叶癫痫者可以配合蝶骨电极脑电图，为了更好地记录发作期的脑电图，应当常规进行过度换气和闪光刺激试验，必要时可以进行睡眠剥夺和药物诱发癫痫发作等。

六、立体定向脑电图技术

立体定向脑电图（SEEG）是一种高精度的神经定位技术，通过置入电极并记录脑电信号，能够准确定位病变区域或异常放电的神经元。这使得医师能够精确地了解病变的位置和范围，为后续射频热凝损毁术提供精确的导航。

七、射频热凝损毁技术

射频热凝损毁术是一种通过高频电流产生热能，对特定神经组织进行热凝损毁的方法。在SEEG的引导下，医师能够准确地将射频电极放置到目标神经组织附近，通过控制电流的频率和持续时间，实现对神经组织的精确损毁。这种损毁效果是可逆的，可以通过调整参数来控制损毁的程度和范围，从而避免对周围正常组织的损伤。

第三节　SEEG射频热凝损毁术治疗难治性癫痫的精准护理

一、术前准备

术前评估分为一般评估和专科评估进行。一般评估具有无创的优点，包括患者的入院评估、病史评估、心肺功能评估、实验室检查、神经功能评估、心理评估与支持。通过专科评估（如神经电生理学、神经影像学、核医学、神经心理学等）多重检测手段进行术前综合评估，对致痫源区进行综合定位，以便帮助医师确定手术适应证及合理的手术方法。

（一）一般评估

1. 入院评估　患者及其家属入科后，护士首先对患者进行入院评估，了解患者一般情况，既往有无脑器质性病变、代谢性疾病及家族近亲中有无相同病史，了解患者的生活习惯、爱好、职业等。

2. 病史评估　评估患者癫痫发作的类型、频率、时间、发病过程、有无前驱症状、求医经历、家庭－社会状况，掌握用药情况。检查患者有无因发作时伴舌咬伤、跌伤、尿失禁等。采用 Braden 压疮风险评分、Morse 跌倒风险评估、日常生活活动 Barthel 指数评估表等，确定患者不良事件高危因素，防止不良事件的发生。

3. 心肺功能评估　护士可以通过询问用药史、既往史，同时入院后行胸部正侧位、心电图、肺功能、超声心动图等来初步评估其心肺功能的情况，并及时记录、报告给医师。

4. 实验室检查　根据患者的病情，进行相关实验室检查，如血常规、生化指标、凝血功能、免疫等，同时询问抗凝血药物的使用情况等。

（二）专科评估

1. 神经电生理检查　是指通过电生理仪器、微电极等技术，从头皮上将脑部的自发性生物电位变化加以放大并记录而获得的电活动检查。其中主要包括脑电图（electr-oencephalogram，EEG）和长程视频脑电图（video-EEG monitoring，VEEG）。EEG 是诊断癫痫的基本方法，但由于记录的时间短，而且无法记录临床发作与脑电图的同步变化，因而准确率较低。视频脑电图监测（VEEG）可进行长时间的脑电图监测，从而实现癫痫临床发作和脑电图变化的同步记录，提高癫痫的临床诊断及分类，已成为判断癫痫发作并记录脑电临床特征和难治性癫痫患者致痫灶定位的首要检查。由于 VEEG 过程中患者需要长时间保持静止并可能经历一些不适，因此护理在 VEEG 过程中起着至关重要的作用。VEEG 的护理要点如下。

（1）患者准备：在 VEEG 之前，向患者详细解释 VEEG 的目的、过程及可能的感受。这有助于减轻患者的焦虑，并让他们更好地配合整个过程。检查前 1 天理发、洗头，禁用护发素、头油等。

（2）环境准备：确保 VEEG 监测室安静、舒适且光线柔和。减少噪声和干扰，以便更准确地记录脑电图信号。

（3）患者体位：协助患者采取舒适的体位，并确保他们长时间保持静止。这可能需要在监测过程中定期调整患者的姿势，以防止不适或疲劳。

（4）电极护理：电极是记录脑电图信号的关键设备。确保电极正确放置并紧密贴合头皮，以减少信号干扰。同时，定期检查电极的接触情况，以确保信号的稳定性和准确性。

(5) 监测过程观察：在 VEEG 过程中，护士应密切观察患者的状态，包括意识、瞳孔、呼吸等。如果出现任何异常或患者感到不适，应立即通知医师并采取相应措施。患者监测过程中如长时间未发作时可以诱导其发作，如喝可乐、热茶、咖啡或熬夜等方式。

(6) 记录与沟通：详细记录 VEEG 过程中的所有重要信息，如患者状态、电极接触情况等。确保患者远离手机、收音机等可能产生干扰的无线信号，减少记录中的干扰。

(7) 患者家属教育：保证有 1 名家属陪伴，床单位有双侧床档，床档上加用保护性棉套，防止患者癫痫发作时意外损伤。

(8) 癫痫发作的护理：癫痫发生时，护士第一时间至床旁，判断患者的意识状态，评估安全性，掀开其身体遮挡物，暴露躯体，注意疏散人员，避免遮挡摄像头，以便记录癫痫发作状态。

2. 神经影像学检查　神经影像学的主要作用是致痫灶的解剖定位。神经影像学使人们认识到脑组织和结构的异常正是电生理和临床特征的结构基础。癫痫影像学检查中，CT 可以显示出含有出血、钙化等病变，而 MRI 具有更高的敏感性，能够显示微出血或含有铁血黄素的区域。MRI 常用序列包括 T_1 加权成像、T_2 加权成像及 FLAIR 序列等。MRI 在定位致痫灶，预测手术效果等方面均优于 CT，也是最常用的方式，同时对海马硬化的诊断也十分敏感。磁共振波谱是近年来应用于癫痫定位研究的新技术，对额叶癫痫的定位诊断受到广泛重视。功能影像学的进步为致痫灶的定位提供了便利，静息状态的功能 MRI 已成为定位致痫灶的重要工具。

3. 核医学检查　PET 和单光子发射计算机断层成像术具有敏感性强、特异性高、无创等优势，能够准确提供脑血管血流、脑组织代谢和脑组织受体功能变化的信息，为癫痫手术患者致痫灶的定位及手术方式的选择提供了可靠的依据。值得一提的是，PET-MRI 的应用极大提高了潜在致痫灶的检出率，将分子功能成像与三维结构成像相结合，在难治性癫痫患者术前评估中更具有价值，且因放射剂量的减少安全性更高。术中神经导航技术通过术前将患者影像学资料技术处理后与患者的手术部位相结合以提供更精确的定位，从而确定手术方案，并且术中实时指导手术操作，其意义在于确定病变的三维空间以保证手术的微创化和提高手术效果。多模态影像学检查在难治性癫痫术前评估中的应用已逐渐成为一种趋势。多模态影像学技术包含了多种技术，但往往需要因地制宜，将患者术前评估的多种信息结果相互结合从而进行全面合理的推断，以提高术前评估的运用价值及患者致痫灶定位的准确性，进而增加难治性癫痫患者手术的可能性及改善手术的预后。

4. 神经心理学评估　神经心理学评估能够较好地评估人脑各脑区的功能，可以辅助致痫灶定位和预测术后认知结果，癫痫患者的认知障碍可能是由致痫灶的病理改变、癫痫发作的损害、抗癫痫药的服用和精神疾病所共同引起。

（三）术前宣教

1. 术前一天，责任护士对患者及其家属进行物品准备、术前注意事项等进行指导。例如术前一天理发、洗头，术前12小时禁食、8小时禁饮，术前晚间使用开塞露20～40ml灌肠，协助排便保持肠道清洁，术前晚夜间难以入睡者，遵医嘱可以口服睡眠药物协助入眠，术日晨起取下活动义齿及随身佩戴的金属物品。

2. 向患者及其家属详细解释SEEG手术的目的、过程及可能的风险，以减轻患者的焦虑和恐惧。

3. 教会患者及其家属正确的踝泵运动方法，预防术后下肢深静脉血栓形成。

4. 教会患者床上使用便盆或小便器。

5. 术日晨起测血压，对血压高的患者使用10ml以下温水送服抗高血压药物。

6. 针对癫痫症状频发的患者，术日晨起用10ml以下温水送服抗癫痫药物。

二、SEEG射频热凝损毁治疗难治性癫痫的精准护理

（一）准备工作

1. **物品准备**　电极、导线、一次性无菌物品、铺单等无菌纺布。

2. **器械准备**　护士要在手术开始前，仔细核对手术器械，确保手术所需的器械，并处于良好的工作状态。

（1）手术床：检查手术床功能是否处于功能完好状态，根据手术医师及实际情况调整手术体位。

（2）手术使用的电极、电极导线、立体定向装置、微电极记录系统等。

3. **药品准备**　利多卡因、抗生素（如注射用头孢唑林钠、注射用头孢呋辛钠、注射用盐酸万古霉素等）、生理盐水等大液体。

4. **患者准备**

（1）患者头皮上标记立体定向穿刺位点，固定头钉。

（2）评估疼痛在可耐受范围。

（3）患者已禁食12小时、禁饮8小时，保证空腹状态。

（4）患者了解护士术前的宣教内容，例如手术的方式、术中及术后注意事项等。

5. 医务人员准备

（1）严格无菌操作：护士保持手术室的布局整洁和无菌环境，遵循手术室相关的操作规范和消毒流程，降低感染风险。

（2）术前安全核查：手术室护士在麻醉前、手术前、手术后同手术医师及麻醉医师对照《手术安全核查表》内容逐项核对，共同签字。

（二）麻醉方式

1. 局部麻醉　术前一天行 MRI 扫描，包含平扫和增强，应用手术治疗计划系统做出每根电极的靶点和路径。手术当天常规消毒和铺巾，局部麻醉安装定向仪，行颅脑 CT 扫描，并与手术前计划的 MRI 数据融合，得出每根电极的框架坐标。

2. 全身麻醉　根据置入的部位不同，采取不同的体位。SEEG 电极置入在全身麻醉下进行。立体定向脑电图技术（图 10-1）是通常在全身麻醉的情况下通过微创的手段，在患者头皮和颅骨开孔，将电极置入脑内深部特定的位置并记录癫痫放电信号，电极的轨迹需要提前做好规划以避免穿破血管。立体定向脑电图较传统的颅内 EEG 技术具有安全、微创、精准等优势，可以更准确地定位致痫灶，从而提高手术效果。

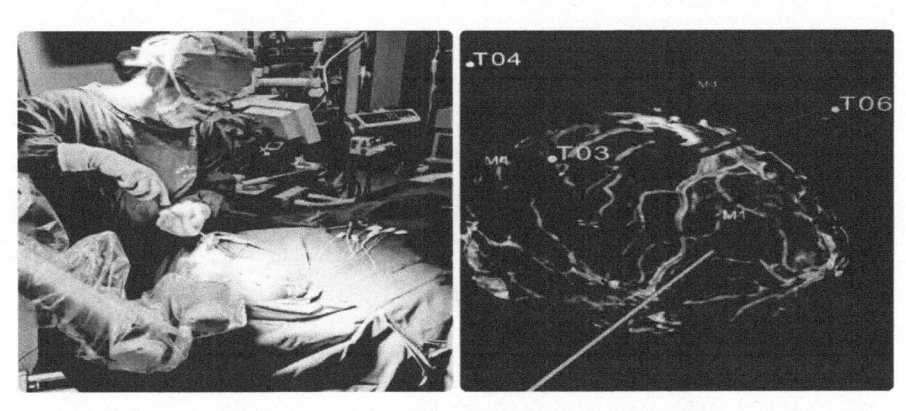

图 10-1　立体定向颅内电极置入术（SEEG）

（三）术中护理配合

1. 电极置入的护理关注点

（1）护士建立静脉通道，保证术前 0.5～1 小时使用抗生素，导管固定通畅，防止静脉外渗和脱管。

（2）医师电极置入过程中，护士密切监测患者的生命体征，如心率、血压、呼吸等，及时发现、报告并处理异常情况。

（3）术者与助手双人核对坐标及置入电极的长度，护理人员保证手术医师器械、物品传递，监督手术过程无菌操作落实。在手术过程中，还需要定期清洁电极周围的皮肤，防止感染。

（4）术中出血时，遵医嘱使用负压吸引，保证术区视野清晰。准备足够的止血材料，配合手术医师及时止血。

（5）保证静脉通道通畅，遵医嘱用药，确保有效灌注量，维持生命体征并准确记录。

2.神经电生理监测的护理关注点

（1）配合医师连接神经电生理监测设备，确保设备正常运行。配合医师进行神经电生理监测，准确记录监测数据。

（2）密切观察患者的生命体征，如心率、血压、呼吸等，及时报告异常情况。

（3）关注患者的神经功能状况，如意识、肢体活动等，与患者、医师保持良好沟通。

（4）术后在电极描记监测前，常规行颅脑CT、MRA和X线检查，了解电极位置，并除外颅内出血。

（5）术者与电生理医师交接与核对术中置入电极的记录情况，以防监测时出错。

（6）护士要确保患者的气道通畅，维持正常的呼吸功能。在手术过程中，护士应定期清洁患者的口腔，及时吸痰。对于无法自主呼吸的患者，护士需要协助麻醉师进行人工通气，并密切监测呼吸机参数和气道峰压。

（7）护士熟悉手术设备的操作原理和使用方法，监测患者术中的生命体征，包括血压、心率、呼吸、氧饱和度监测等，及时发现异常情况并采取相应的措施。

（8）护士还要与医师和手术团队保持密切沟通，及时反馈患者的情况，正确执行医嘱。注意术中突发情况，例如出血、栓塞、心搏骤停等，协助应急抢救等。

三、术后护理

（一）一般护理

1.环境准备　保持患者病房内环境的整洁，将病房内的温度控制在18～22℃，将湿度控制在50%～60%。

2.生命体征监测　给予患者持续低流量吸氧，持续床旁心电监护监测生命体征（图10-2），保持患者呼吸道通畅、观察电极固定是否牢固。

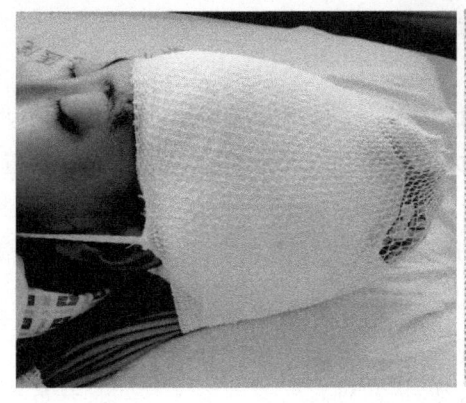

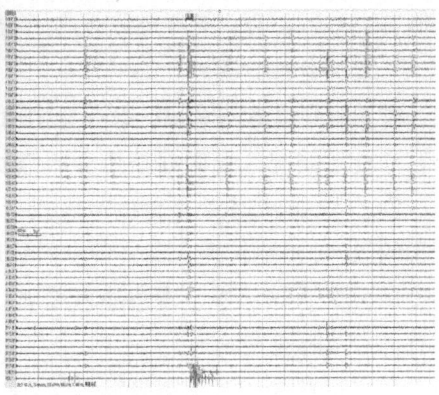

图 10-2　SEEG 术后视频脑电监测

3. 静脉液体管理　术后遵循治疗原则，有序输注静脉液体，如优先止血、抗癫痫、抗感染、止吐的药物，继而营养神经、静脉补液等治疗。

4. 术后体位与皮肤护理

（1）全身麻醉清醒后，可适度抬高，保持患者头部的舒适姿势，取卧位时避开电极置入部位，防止长期受压，改变位置深度。

（2）避免长时间保持同一姿势，定期帮助患者翻身或调整体位。

（3）术后第 1 天，从半坐卧位、坐位、站位过渡，视具体情况可下床活动。

（4）保持皮肤清洁和干燥，术后给予清洁皮肤，注意保暖，防止受凉，密切观察皮肤情况。

（5）保持床单位清洁和卧位舒适，指导活动范围，做好陪护人员有效陪护的宣教。

5. 气道护理　确保患者气道通畅，避免气道阻塞，术后当日给予低流量吸氧 1～2L/min，密切监测患者的呼吸频率和血氧饱和度，防止舌后坠、麻醉药代谢异常等导致的呼吸暂停。

6. 饮食护理　患者术后当日禁食水，术后第 1 天可进半流食，因咀嚼牵拉伤口疼痛，之后可改为软食。

7. 口腔护理　保持口腔清洁无异味，可以根据患者的情况选择软毛牙刷刷牙、使用漱口水或口腔护理等。

8. 管路护理　保持静脉管道通畅，固定在位，及时按照抗生素使用间隔追加抗生素，止血、抑酸、补液等治疗。同时重点交接置入电极导线的根数、位置、固定、敷料渗出等。

9. 其他　根据术中具体情况，术中可能不会留置导尿管，术后观察患者是否能自主排尿，防止憋尿导致颅内压增高。

（二）专科护理

密切观察患者的意识、瞳孔、生命体征、伤口敷料、局部皮肤、肢体活动、语言功能等情况，正确评估患者心理状态，并进行安全护理。虽然电极的置入为微创手术，但是术后预留的电极线与外界相通，增加了颅内感染、脱落、打折、断裂的风险，需要护理人员具备专科护理知识，有效指导患者开展视频脑电监测。

1. 观察意识状态　观察患者是否出现意识模糊、嗜睡、昏迷等异常状态，如有异常及时通知医师。

2. 观察瞳孔　观察患者瞳孔大小、形状、对光反射等情况，如有异常及时通知医师。

3. 言语情况　注意患者的言语表达和交流能力，是否存在言语不清或者无法理解语言的情况。

4. 肢体活动情况　注意观察患者肢体活动能力、肌力和协调性。

5. 健康宣教　根据患者及其家属的相关知识掌握程度，讲解术后的注意事项及脑电监测的配合等，强调家属专人陪护的重要性。尤其强调术后抗癫痫药遵医嘱停药，勿擅自停药。监测期间患者活动范围为床上，并保持导线处于松弛状态，防止拖、拉、拽，防止患者突然癫痫发作扯断电极导线等意外发生。

（三）症状的精准护理

1. 头痛的精准护理　难治性癫痫患者术后疼痛是由于手术过程中对头皮和脑组织的牵拉、电极置入等操作，都可能引起头痛。为了减轻患者的痛苦，保持病房环境安静、舒适，遵医嘱给予患者适量镇痛药，如布洛芬混悬液、洛索洛芬钠片、氟比洛芬酯注射液等，同时陪护家属给予心理支持，多沟通、安慰患者。

2. 呕吐的精准护理　呕吐原因可能包括手术刺激、麻醉药物反应、颅内压增高等。手术刺激可能导致脑干呕吐中枢受到激惹，而麻醉药物的使用则可能引起胃肠道平滑肌松弛，导致恶心和呕吐。此外，颅内压增高也可能引发呕吐反射。因此，在精准护理中，首先要对呕吐的原因进行深入分析，以便有针对性地采取措施。

（1）及时清理呕吐物，保持患者口腔、鼻腔清洁，避免感染。

（2）根据患者的具体情况，选择合适的止吐药物进行治疗，如止吐药、胃肠道动力药等，缓解呕吐症状。

（3）定期评估患者的呕吐次数、呕吐物量、呕吐物的性状等指标，可以及时了解护理效果，并根据评估结果调整护理措施。

3. **睡眠障碍的精准护理** 难治性癫痫患者手术后脑部结构发生变化，可导致睡眠结构紊乱。同时，手术过程中的应激反应、麻醉药物的使用及术后疼痛等因素也可能导致睡眠障碍。因此，术后当日夜间患者可出现睡眠障碍。

（1）环境：为患者创造一个安静、舒适、温馨的睡眠环境，关闭室内光源，夜间保持光线微弱。

（2）疼痛管理：术后疼痛是影响患者睡眠的主要因素之一。通过合理的药物镇痛、物理疗法及心理支持等方式，有效缓解患者的疼痛感，从而改善睡眠质量。

（3）心理护理：术后患者往往存在焦虑、抑郁等情绪问题，这些负面情绪会影响患者的睡眠，通过抚触、轻拍、听轻音乐等手段，帮助患者调整心态，树立战胜疾病的信心。

4. **电极导线的精准护理** SEEG 术后，电极线会与患者的大脑直接接触，因此其安全性和稳定性至关重要。不当的护理可能导致电极线脱落、断裂、感染等并发症，不仅影响手术效果，还可能给患者带来额外的痛苦和风险。因此，精准护理是确保手术成功和患者安全的关键。

（1）定期检查：术后应定期检查电极线的位置和固定情况，床旁交班，确保无脱落或移位。同时，还要注意观察周围皮肤是否有红肿、疼痛等感染迹象。

（2）清洁护理：保持电极线周围的皮肤清洁干燥，避免污染和感染。在清洁时，应使用温和的消毒液或生理盐水擦拭，避免使用刺激性强的化学物品。

（3）固定方式：为确保电极线的稳定性，应采用合适的固定方式。可以使用无菌弹性绷带和网状头套联合使用将电极线固定，避免其移动或脱落。

（4）妥善固定电极线，避免外力：在日常生活中，避免过度牵拉，造成电极线移位、脱落，严重时造成颅内损伤，嘱患者避免抓挠。

（5）保持电极线松弛：避免患者癫痫发作时意识改变，肢体抽搐或无意识动作牵拉，导致电极线脱出或电极折断移位。

（6）监测中护理：若患者突发头痛、脑电图波形异常疑似电极线脱出或电极置入部位渗血等异常情况，及时告知医师并配合处理。

5. **SEEG 脑电图监测的精准护理** SEEG 术后患者通常需要接受一段时间的脑电图监测，以观察脑电活动的变化，及时发现并处理可能出现的异常情况。这一阶段的监测工作对于确保手术效果、预防并发症及评估患者的整体状况具有重要意义。因此，护理人员需要充分了解 SEEG 术后脑电图监测的重要性，并熟练掌握相关护理技能。

（1）严密观察病情变化：护理人员应密切关注患者的生命体征变化，如意识、瞳孔、肢体活动等，及时发现并报告异常情况。同时，要密切监测患者的脑电图波形，注意波幅、频率等参数的变化，以便及时发现并处理癫痫发作等异常情况。

（2）保持患者安全舒适：在脑电图监测期间，做好病房监测器材使用安全措施的指导，护理人员应确保患者的安全，防止因电极脱落、导线断裂等原因导致监测失败。同时，要关注患者的舒适度，保持床单位整洁干燥，协助患者进行适当的肢体活动，以减轻长时间卧床带来的不适。

（3）合理调整监测参数：根据患者的具体情况和监测需求，护理人员应合理调整脑电图监测的参数，如采样频率、滤波设置等，以确保监测结果的准确性和可靠性。病房内需减少电子产品的使用，以保证患者在监测的过程中仪器免受磁波的干扰而影响结果的分析。

（4）饮食指导：患者置入电极后，通过癫痫发作可精准定位癫痫发作部位，因此在视频脑电监测期间，鼓励患者诱导发作，例如在饮食上可以喝咖啡、可乐、红牛等饮料，或者进食辛辣、冷硬刺激性食物，或者牛肉、羊肉、鱼类、虾等食物，必要时遵医嘱停药，诱导发作。

（5）加强患者心理疏导：SEEG术后患者常因疾病本身和监测过程的不适而产生焦虑、恐惧等不良情绪。护理人员应加强与患者的沟通交流，了解患者的心理需求，提供针对性的心理疏导和支持，帮助患者树立战胜疾病的信心。

（6）癫痫发作时的护理：脑电视频监测期间如果癫痫发作，第一时间将患者的被子掀开，按下信号按钮，记录时间，不遮挡患者前上方的摄像头，视频记录发作的全过程。牙关紧闭者使用牙垫保护，及时清除口腔内分泌物，保持呼吸道通畅。针对抽搐强直的肢体发作，禁止强行按压，防止发生骨折。发作期间防止其双手及头部对电极线的拉扯及牵拉，遵医嘱给予氧气吸入、抗癫痫药物治疗。

6. 射频热凝损毁的精准护理　SEEG术后射频热凝损毁作为一种常见的治疗方法，对于控制病情、减轻患者症状具有重要意义。然而，射频热凝损毁治疗后的护理工作同样至关重要，它直接关系到患者的康复效果和生活质量。

（1）射频热凝治疗在病房由医师实施，护士在床旁准备急救车做好抢救准备。在医师操作期间，护士不断与患者沟通，让患者回答简单的问题，以了解患者的意识状态，一旦患者出现意识丧失、生命体征异常、癫痫发作等严重后果立即暂停射频热凝治疗，配合医师进行抢救。

（2）射频热凝治疗后可能出现高热、颅内水肿、出血、神经功能障碍等并发症。密切监测患者意识、瞳孔、生命体征、肢体活动状况，重视患者主诉，一旦发现异常立即报告医师并配合进行抢救。多与患者进行沟通交流，观察患者的神经功能情况，以便及时处理。

7. 癫痫持续状态的精准护理　当抽搐持续发作导致循环衰竭、呼吸衰竭、电解质紊乱，危及生命。应立即抢救终止发作，积极配合抢救，密切观察病情，详细记录发作的频度，每次发作持续的时间和间歇时间，注意生命体征的变化。

（1）癫痫发作时应立即平卧位，保持患者呼吸道通畅，口腔如有分泌物时头要偏向一侧，解开患者衣领和腰带，及时清除患者口鼻腔分泌物，将压舌板放在上、下臼齿之间，以防咬破舌、颊或将牙齿损害。

（2）及时给予患者高流量吸氧，严密观察患者意识、生命体征变化。

（3）对抽搐肢体不可以暴力强压，以免发生骨折或脱臼，避免坠床。

（4）针对癫痫持续状态，遵医嘱给予地西泮注射液、苯巴比妥钠注射液等药物对症治疗。

（5）观察并记录癫痫发作时的全过程。

8. 术后药物的精准护理

（1）术后当日早期使用抗癫痫药物可使患者癫痫症状得到控制，减轻脑水肿反应。

（2）术后当日遵医嘱给予患者注射用丙戊酸钠持续静脉输注。

（3）护士要认真执行用药医嘱，按时按量服药，确保患者将药服下，做到药物到手、服药到口。

（4）用药后注意观察用药的不良反应，切忌突然停药、换药，易诱发癫痫的发作。

9. 精准的心理护理　由于患者发病时可能丧失意识，且症状较为怪异，患者可能因此产生尴尬、自卑的心理。部分患者可能需要长期服药，可能会出现烦躁、抑郁等负面情绪。家属应该主动与患者交流，尊重患者，鼓励患者积极面对疾病。患者在治疗过程中，要相信医师，正视疾病，在生活中保持轻松愉悦的心情，抛弃思想负担。

（四）术后并发症的护理

随着医学技术的不断发展，立体定向脑电图（SEEG）引导下的射频热凝损毁术在神经外科领域的应用越来越广泛。这种先进的手术方法，通过精确的定位和损毁病变组织，为许多神经系统疾病的治疗带来了新希望。然而，任何手术都存在风险，射频热凝损毁术也不例外。术后的并发症处理与护理，对于患者的恢复和生活质量至关重要。护理人员应密切观察患者的生命体征、意识状态、伤口情况等，术后要重点监测有无出血、感染、脑水肿、电极断裂、下肢深静脉血栓等。

1. **颅内出血的护理** 电极置入术后颅内出血是最严重的并发症，术后应严密观察意识状态，出现意识加深、呼之不应时，立即报告医师，同时密切监测生命体征、头痛变化、恶心、呕吐等症状，注意皮肤黏膜有无出血倾向。如出现意识由清醒逐渐发展为障碍，脉搏、呼吸变慢，血压不断升高，提示有发生颅内出血的危险，应及时通知医师，必要时行颅脑CT检查，判断是否发生颅内出血，及时发现并处理，降低患者死亡率及致残率。

2. **颅内感染的护理** 脑脊液漏是产生颅内感染的高危因素，观察敷料是否干燥，包扎是否妥善。观察敷料浸渍的性状，鉴别是否有脑脊液渗出，及时报告医师，给予缝合处理。尤其拔除电极时，要重点观察有无脑脊液漏。

3. **电极移位的护理** SEEG电极可能会出现移位，导致治疗效果不佳，护理人员需要帮助患者保持正确的体位，避免剧烈头部运动，以减少电极移位的风险。

4. **脑水肿的护理** 难治性癫痫患者射频热凝损毁术后可能出现脑水肿，表现为头痛、恶心、呕吐、肢体活动障碍等症状，需及时给予脱水、降颅内压等药物治疗，密切观察患者病情，如病情恶化及时调整治疗方案。

5. **下肢深静脉血栓的护理** 对于不能下床长时间进行脑电监测的患者，指导患者保证基础入量，同时鼓励其做踝泵运动，加强活动，给予穿抗血栓压力带或肢体被动活动等。

（五）健康宣教

1. 癫痫手术治疗后，需要保持手术切口清洁干燥，一般于拆线后1周检查伤口愈合情况，根据伤口愈合情况，完全愈合无结痂时，可以沐浴。

2. 合理运动，保持愉快心情。术后癫痫患者要依据自身身体恢复情况为自己量身制订一套健身方案，坚持锻炼，逐渐恢复体力，同时还对疾病恢复和防止复发起非常重要的作用。另外，还要适当参加社会活动，保持乐观向上的心态。

3. 癫痫手术治疗之后，要防止脑外伤，防止手术区域受外力打击。

4. 癫痫手术治疗之后，需要格外注意合理饮食，增强营养，多吃瘦肉、蛋类、奶类、蔬菜及水果，尽量避免食用油腻、辛辣、刺激性食物，保持大便通畅。

5. 遵医嘱按时吃药、坚持复查，切记所用药物停药前一定与医师联系，逐渐停药，防止突然停药，引起疾病复发。

6. 出现任何不适症状，及时与医师联系，勿乱服药物，以免延误病情。

（六）延续护理

1. 服药指导

（1）癫痫的治疗，服药是关键。严格按医嘱坚持长期有规律服药，不能擅自换药、增药、减药或停药等。随意增减药物或更换药物，容易导致脑电活动异常，使发作变得更加频繁，甚至出现癫痫持续状态而危及生命。

（2）如有漏服，一般应在下一次服药时补上，定期检测血药浓度并调整药物剂量。患者出院时医师及护士应向家属或患者交代服药次数、剂量以及药物存放时间，并告诉他们癫痫治疗是一个漫长的过程，一般需1～3个月得到控制，要求服药快则6～9个月，慢则1～2年甚至2～3年才能逐渐减量，不能突然停服，不能盲目换药、加药。

（3）坚持服药2～5年，要定期复查。停药或换药应在医师的指导下进行，不可骤停骤换，以免复发。

（4）患者家属要督促患者定时服药，即使休止期也不要间断服药，不规律服药是不能控制发作的主要原因。

2. 加强心理护理 患者及其家属的心理状况直接影响疗效。因此重视患者及其家属的心理指导。因部分癫痫患者有不同程度的心理行为障碍，指导家属建立良好的教育方式和控制情绪的方法，鼓励、疏导、解除患者的精神负担，克服自卑心理，树立良好的心态。

3. 饮食指导 指导家属对患者饮食进行合理搭配，多吃优质蛋白及富含维生素的蔬菜和水果，饮食要清淡、易消化，不食辛辣，少食油腻的食物，合理控制饮食，避免过饱。戒除烟酒，适当饮水。长期服用苯妥英钠等药物可使人体内缺乏维生素、钙、镁、叶酸等物质，可以通过饮食补充，从而减少药物的副作用。

4. 活动指导 适当参加体育锻炼能增强患者的体质，提高机体抗病能力，因此应根据不同年龄患者的体质特点，分别制订适宜的锻炼方法，选择适当的运动项目。限制攀高、游泳、驾驶车辆及在炉火旁或高压电机旁作业。

5. 安全指导

（1）癫痫发作时，应立即使患者平卧头偏向一侧，松解衣领，保持呼吸道畅通。

（2）咬舌时在患者上、下臼齿之间放置厚纱布包裹的压舌板，以防患者牙关紧闭，发生舌咬伤。

（3）移开患者周围可能导致受伤的物品并在屋内有棱角的地方包上棉布，以防发作时患者突然意识丧失，烦躁不安，出现手舞足蹈而造成身体伤害。

（4）室内不放热水瓶、火炉、锐利器具等不安全物品，消除隐患。

（5）在意识恢复后仍要加强保护措施，以防患者因身体衰弱或精神恍惚发生意外事故。

6. 出院后随访与管理

（1）出院前建立健康管理档案，完善患者相关信息。出院后1个月内，每月随访2～3次，出院后2～3个月、每月随访2次，出院后4个月后，每月随访1次。

（2）根据患者病情变化，调整随访次数，危重者、复发者等增加随访次数。

（3）随访期间，向患者家属仔细询问患者的癫痫发作情况、身体健康状态、情绪状态、近期是否规律服药，有无药物不良反应，有无发作，是否定期复查、对护理服务的满意度等，叮嘱家属应严格按照医嘱治疗、饮食。

（4）嘱患者家属如果发现异常情况，应立即来院检查。提醒家属复查时间，务必及时来院复查。依托医院公众号平台定时推送癫痫相关健康知识，指导患者及其家属落实延续护理。

参考文献

[1] 中国医师协会神经外科分会功能神经外科学组，中国抗癫痫协会，国家神经外科手术机器人应用示范项目专家指导委员会. 立体定向脑电图引导射频热凝毁损治疗药物难治性癫痫的中国专家共识 [J]. 中华医学杂志，2021，101（29）：2276-2282.

[2] 中国抗癫痫协会立体定向脑电图与脑定位学专业委员会，中国医师协会神经外科医师分会，国家神经外科机器人示范项目专家指导委员会. 立体定向脑电图临床应用的中国专家共识 [J]. 中华医学杂志，2022，102（39）：3095-3102.

[3] 郭强，谭红平，陈俊喜，等. 立体定向脑电图引导下的适形热凝治疗功能区局灶性皮质发育不良所致癫痫效果及安全性评价 [J]. 中华医学杂志，2021，101（41）：3393-3398.

[4] 凌至培，汪业汉. 立体定向和功能性神经外科手术学 [M]. 北京：人民卫生出版社，2018.

[5] 中国抗癫痫协会，中华医学会神经外科学分会神经生理学组，中华医学会神经病学分会癫痫与脑电图学组，等. 癫痫外科术前评估中国专家共识（2022版）[J]. 中华神经外科杂志，2022，38（10）：973-979.

[6] 临床诊疗指南 癫痫学分册2023版 [M]. 北京：人民卫生出版社，2023：2.

[7] 王春娟，姚尧. 15例药物难治性癫痫患者行立体定向脑电图引导射频热凝毁损治疗的护理. 天津护理，2021，29（5）：570-571.

[8] 林娟，魏小强，庄源东. Sinorobot机器人辅助立体定向脑电图引导射频热凝毁损治疗难治性癫痫12例护理 [J]. 福建医药杂志，2020，42（4）：150-152.

[9] 张凯. 规范开展新型微创手术治疗药物难治性癫 [J]. 中华神经外科杂志，2024，40（2）：109-112.

[10] Kwan P，Arzimanoglou A，Berg AT，et al. Definition of drug resistant epilepsy：consensus

proposal by the ad hoc Task Force of the ILAE Commission on Therapeutic Strategies [J]. Epilepsia, 2010, 51 (6): 1069-1077.

[11] peacock WJ, Wehby-Gant MC, Shield WD, et al. Hemis pherectomyfor intractable seizures in children: areoort of 58 cases[J]. Childs NervSyst, 1996, 12 (7): 376-384.

[12] Jutila L, Aikiä M, Immonen A, et al. Long-term memory performance after surgical treatment of unilateral temporal lobe epilepsy (TLE) [J]. EpilepsyRes, 2014, 108 (7): 1228-1237.

[13] Ryvlin P, Cross JH, Rheims S.Epilepsy surgery in children and adults[J].Lancet Neurol, 2014, 13 (11): 1114-1126.

[14] Voges J, Büntjen L, Schmitt FC. Radiofrequency-thermoablation: general principle, historical overview and modern applications for epilepsy[J]. Epilepsy Res, 2018, 142: 113-116.

[15] Nei M, O'Connor M, Liporace J, et al. Refractory generalized seizures: response to corpus callosotomy and vagal nerve stimu-lation[J]. Epilepsia, 2006, 47: 115-122.

[16] Kim CH, Chung CK, Lee SK, et al. Parietal lobe epilepsy: surgical treatment and outcome[J]. Stereotact Funct Neurosurg, 2004, 82 (4): 175-185.

[17] Asadi-Pooya AA, Sharan A, Nei M, et al. Corpus callosotomy[J]. Epilepsy Behav, 2008, 13 (2): 271-278. 294.

[18] Noachtar S, Remi J. The role of EEG in epilepsy: a critical review[J]. Epilepsy Behav, 2009, 15 (1): 22-33.

[19] Ilyas M, Sivaswamy L, Asano E, et al. Seizure control following palliative resective surgery for intractable epilepsy-a pilot study[J]. Pediatr Neurol, 2014, 51 (3): 330-335.

[20] Guerrini R, Scerrati M, Rubboli G, et al. Overview of presurgical assessment and surgical treatment of epilepsy from the Ital-ian League Against Epilepsy[J]. Epilepsia, 2013, 54 Suppl 7: 35-48.

[21] Yonekawa T, Nakagawa E, Takeshita E, et al. Effect of corpus callosotomy on attention deficit and behavioral problems in pe-diatric patients with intractable epilepsy[J]. Epilepsy Behav, 2011, 22 (4): 697-704.

[22] Iwasaki M, Nakasato N, Kakisaka Y, et al. Lateralization of interictal spikes after corpus callosotomy[J]. Clin Neurophysiol, 2011, 122 (11): 2121-2127.

[23] Donadío M, D'Giano C, Moussalli M, et al. Epilepsy surgery in Argentina: Long-term results in a comprehensive epilepsy centre[J]. Seizure, 2011, 20 (4): 275-280.

[24] Guenot M. Indications and risk of neurosurgical techniques in the adult presenting with drug-resistant partial epilepsy (radio-surgery included)[J]. Rev Neurol (Paris), 2004, 160 (1): 58185-58194.

[25] Guenot M. Surgical treatment of epilepsy: outcome of various surgical procedures in adults and children[J]. Rev Neurol (Paris), 2004, 160 (1): 58241-58250.

[26] Cui ZQ, Luan GM, Zhou J. Pure bipolar electro-coagulation on functional cortex in the treatment of epilepsy involving eloquent areas[J]. Epilepsy Res, 2012, 99 (1-2): 139-146.

[27] Cui ZQ, Luan GM, Zhou J, et al. Treatment of epilepsy with bipolar electro-coagulation:

an analysis of cortical blood flow and histological change in temporal lobe[J]. Chin Med J (Engl), 2015, 128 (2): 210-215.

[28] Zhai F, Zhou J, Li T, et al. Outcome of bipolar electrocoagulation with lesionectomy in the treatment of epilepsy involving eloquent areas[J]. Stereotact Funct Neurosurg, 2014, 93 (1): 1-9.

[29] Yang ZX, Luan GM. Treatment of symptomatic epilepsy with lesionectomies combined with bipolar coagulation of the surrounding cortex[J]. Chinese Medical Journal, 2003, 116 (12): 1930-1932.

[30] 崔志强，栾国明．单纯脑皮层电凝热灼术治疗功能区癫痫 [J]. 中华神经外科杂志，2010, 26（6）：483-485.

[31] 李云林，栾国明．热灼治疗功能区顽固性癫痫 [J]. 立体定向和功能神经外科杂志，2002, 15（2）：111-113.

[32] 栾国明，王忠诚，白勤，等．病灶切除辅助脑皮层横行纤维热灼治疗功能区顽固性癫痫 [J]. 亚洲癫痫杂志，2002, 1（1）：21-23.

[33] 栾国明，张伟丽，孙异临，等．电凝热灼和激光照射猴脑浅表皮层后其形态学改变的对比研究 [J]. 立体定向和功能神经外科杂志，2002, 15（4）：78-81.

[34] 李云林，栾国明．功能区顽固性癫痫的治疗进展 [J]. 现代神经疾病杂志，2002, 2（4）：227-240.

附　录

附录一　常用评估量表

附表1-1　简易精神状况检查（MMSE）

定向力 （10分）	1. 现在是（5分）	星期几？	1分
		几号？	1分
		几月？	1分
		什么季节？	1分
		哪一年？	1分
	2. 我们现在在哪里（5分）	省市？	1分
	区或县？	1分	
	街道或乡？	1分	
	什么地方？	1分	
	第几层楼？	1分	
即刻记忆力 （3分）	3. 现在我要说三样东西，在我说完后，请你重复说一遍，请你记住这三样东西，因为几分钟后或要再问你的（3分）	皮球	1分
	国旗		1分
	树木		1分
注意力和计算力 （5分）	4. 请您算一算100-7=？连续减5次（若错了，但下一个答案正确，只记一次错误）（5分）	93	1分
	86		1分
	79		1分
	72		1分
		65	1分

续表

回忆能力 （3分）	5. 请你说出我刚才告诉你让你记住的那些东西（3分）	皮球	1分
		国旗	1分
		树木	1分
语言能力 （9分）	6. 命名能力（2分）	出示手表，问这个是什么东西	1分
	出示钢笔，问这个是什么		1分
	7. 复述能力（1分）	我现在说一句话，请跟我清楚地重复一遍（四十四只石狮子）	1分
	8. 阅读能力（1分）	（闭上你的眼睛）请你念念这句话，并按上面意思去做！	1分
	9. 三步命令（3分） 我给您一张纸请您按我说的去做，现在开始	用右手拿着这张纸	1分
	用两只手将它对折起来	1分	
	放在您的左腿上	1分	
	10. 书写能力（1分）	要求受试者自己写一句完整的句子（句子必须有主语、动词、有意义）	1分
	11. 结构能力（1分）	（出示图案）请你照上面图案画下来！	1分

评估总分：总分30分，分数值与受教育程度有关，文盲≤17分，小学程度≤20分，中学或以上程度≤24分，为有认知功能缺陷，以上为正常。13～23分为轻度痴呆，5～12分为中度痴呆，＜5分为重度痴呆。

判定标准：最高得分为30分，分数在27～30分为正常，分数＜27分为认知功能障碍；痴呆严重程度分级方法：轻度，MMSE≥21分；中度，MMSE 10～20分；重度，MMSE≤9分

附表 1-2　爱丁堡利手问卷

姓名　　　　　　　　　　　　出生日期　　　　　　　　　　性别 □男　□女

在下列活动中请说明你更喜欢使用哪只手，在相应的方格中打 +。当这种倾向很强，除非被强迫，你从来不用另一只手，请打 ++。如果一种情况下真的没有区别，在两个方格里打 +。其中一些活动要求两只手。这种情况下，活动的一部分或操作物品，哪只手更想用，请在下面格子中选择。

请尽量回答所有问题，如果你对提到的物体或任务没有经验，留下空格。

	左手	右手
1. 写字		
2. 画画		
3. 投掷		
4. 剪刀		
5. 牙刷		
6. 餐刀（没有叉）		
7. 汤勺		
8. 扫帚（握在上面的手）		
9. 擦火柴（拿火柴的手）		
10. 打开盒子（盖子）		
总分（在每一列中数 +）		
i. 你更喜欢用哪只脚踢球？		
ii. 当只用一只眼时你更喜欢用哪只？		

差异分	集合总分	结果分

注：将左手总分加右手总分输入集合总分。右手总分减左手总分输入差异格。用集合总分除以差异（如果有必要保留 2 位小数）乘以 100，输入在结果一格。

结果：40 分以下 = 左利手；40 分 = 双手均衡；40 分以上 = 右利手

附表 1-3　Barthel 指数评估

项 目	分数	内容	初期评定 ／　／	中期评定 ／　／	末期评定 ／　／
一、进食	10 5 0	□自己在合理的时间内（约 10 秒吃一口）可用筷子取食眼前的食物。若需辅具时，应会自行穿脱 □需部分帮助（切面包、抹黄油、夹菜、盛饭等） □依赖			
二、转移	15 10 5 0	□自理 □需要少量帮助（1 人）或语言指导 □需两人或 1 个强壮、动作娴熟的人帮助 □完全依赖他人			
三、修饰	5 0	□可独立完成洗脸、洗手、刷牙及梳头 □需要他人帮忙			
四、上厕所	10 5 0	□可自行进出厕所，不会弄脏衣物，并能穿好衣服。使用便盆者，可自行清理便盆 □需帮忙保持姿势的平衡，整理衣物或使用卫生纸。使用便盆者，可自行取放便盆，但须仰赖他人清理 □需他人帮忙			
五、洗澡	5 0	□可独立完成（不论是盆浴或淋浴） □需他人帮忙			
六、行走（平地 45m）	15 10 5 0	□使用或不使用辅具皆可独立行走 50m 以上 □需要稍微的扶持或口头指导方可行走 50m 以上 □虽无法行走，但可独立操纵轮椅（包括转弯、进门及接近桌子、床沿）并可推行轮椅 50m 以上 □需他人帮忙			
七、上下楼梯	10 5 0	□可自行上下楼梯（允许抓扶手、用拐杖） □需要稍微帮忙或口头指导 □无法上下楼梯			

续表

项目	分数	内容	初期评定 / /	中期评定 / /	末期评定 / /
八、穿脱衣服	10 5 0	□ 可自行穿脱衣服、鞋子及辅具 □ 在他人帮忙下、可自行完成一半以上的动作 □ 需他人帮忙			
九、大便控制	10 5 0	□ 能控制 □ 偶尔失禁（每周＜1次） □ 失禁或昏迷			
十、小便控制	10 5 0	□ 能控制 □ 偶尔失禁（每周＜1次）或尿急（无法等待便盆或无法即时赶到厕所）或需他人帮忙处理 □ 失禁、昏迷或需要他人导尿			
总分					

失禁性皮炎（IAD）评估工具。

附表1-4　会阴评估工具（PAT）

评估项目	1分	2分	3分
刺激物类型	成形的粪便或尿液	软便混合或未混合尿液	水样便或尿液
刺激时间	床单/尿布每8小时1次	床单/尿布每4小时1次	床单/尿布每2小时1次
会阴皮肤状况	皮肤干净、完整	红斑、皮肤合并或不合并念珠菌感染	皮肤脱落、糜烂合并或不合并皮炎
影响因素：低蛋白、感染、鼻饲营养或其他	0～1个影响因素	2个影响因素	3个以上影响因素

注：共4～12分，分数越高表示发生失禁性皮炎危害性越高，总分在4～6分属于低危害群，7～12分属于高危险群

附表 1-5　皮肤状况评分工具（SAT）

评估项目	分数				
	0	1	2	3	4
皮肤破损范围	无	小范围（＜20cm）	中等范围（＜20～50cm）	大范围（＞50cm）	
皮肤发红	无发红	轻度发红（斑点外观不均匀））	中度发红（严重点状，但外观不均匀）	严重发红	
糜烂深度	无	轻度糜烂只侵犯表皮	轻度糜烂侵犯表皮及真皮，伴或不伴少量渗液	表皮严重糜烂，中度侵犯到真皮层（少量或无渗出）	表皮及真皮严重糜烂，合并中等量渗出

注：选择合适的评估时机和频率：高危患者在入院 2 小时内进行初次评估．之后每班次进行评估确定评估部位：尿失禁引起的失禁性皮炎常发生于大阴唇、阴囊皱褶；大便失禁引起的失禁性皮炎常发生于肛门周围

附表 1-6　Karnofsky 评分量表

体力状况	评分
正常，无症状和体征	100 分
能进行正常活动，有轻微症状和体征	90 分
勉强进行正常活动，有一些症状或体征	80 分
生活能自理，但不能维持正常生活和工作	70 分
生活能大部分自理，但偶尔需要别人帮助	60 分
常需要他人照料	50 分
生活不能自理，需要特别照顾和帮助	40 分
生活严重不能自理	30 分
病重，需要住院和积极的支持治疗	20 分
重危，临近死亡	10 分
死亡	0 分

注：得分越高，健康状况越好，越能忍受治疗给身体带来的副作用，因而也就有可能接受彻底的治疗。得分越低，健康状况越差，若低于 60 分，许多有效的抗肿瘤治疗就无法实施

附表 1-7　成人 PONV 简易风险评分量表（Apfel 评分法）

注：手术后恶心呕吐（postoperative nausea and vomiting，PONV）是许多手术患者术后常见的不适症状，严重影响了患者的恢复体验和满意度。为了有效预测和管理 PONV，Apfel 等设计了简易的风险评分系统，用于评估住院患者发生 PONV 的风险

一、评分因素：成人 PONV 简易风险评分量表主要包括以下四个预测因素：

1. 性别：女性患者得 1 分

2. 吸烟状况：不吸烟患者得 1 分

3. PONV 或晕动症病史：具有 PONV 或晕动症病史的患者得 1 分

4. 术后应用阿片类药物：术后应用阿片类药物的患者得 1 分

二、评分量表表格

预测因素	赋值
女性	1 分
不吸烟	1 分
具有 PONV 或晕动症病史	1 分
术后应用阿片类药物	1 分
总分	

三、评分方法

根据患者是否具备上述预测因素进行评分，每个因素赋值 1 分，总分范围 0～4 分。不同分数的患者发生 PONV 的概率如下：

0 分：发生 PONV 的概率为 10%

1 分：发生 PONV 的概率为 20%

2 分：发生 PONV 的概率为 40%

3 分：发生 PONV 的概率为 60%

4 分：发生 PONV 的概率为 80%

附表 1-8　口腔黏膜炎分级量表

级别	分级标准
0 级	无症状
Ⅰ级	口腔黏膜出现红斑，伴有疼痛，但不影响进食

续表

级别	分级标准
Ⅱ级	口腔黏膜出现红斑、溃疡，但能进食固体食物
Ⅲ级	口腔黏膜出现严重的红斑和溃疡，不能进食固体食物
Ⅳ级	溃疡融合成片，有坏死，不能进食

附表1-9 口腔黏膜炎的风险等级

风险等级	风险因素
轻度风险	□女性　□≥60岁　□吸烟　□饮酒 □佩戴义齿　□口腔卫生不良　□口腔pH＜6.5
中度风险	□有口腔疾病（龋齿、牙周病等）　□口干/唾液分泌不足 □有营养不良的风险、营养状况差　□脱水 □疾病终末期　□重度骨髓抑制 □合并糖尿病或免疫缺陷病 □接受氧疗、留置鼻胃管等可能导致口腔干燥的治疗 □服用靶向药物　□服用双膦酸盐制剂　□服用镇静药 □服用阿片类药物　□服用利尿药
高度风险	□头颈部放疗 □大剂量化疗 □自体/异体造血干细胞移植

注：有2个及2个以上中度风险因素为高风险人群，有3个及3个以上轻度风险因素为中度风险人群；合并多个口腔黏膜炎相关风险因素时，以高级别风险为准

附表1-10 口腔黏膜炎继发感染征象

感染类别	症状/体征
白念珠菌感染	好发于唇、舌、颊、腭。通常表现为黏膜充血、水肿，伴灼热、干燥、刺痛，1~2天后出现散在白色斑点，随后融合成片，呈奶酪样、珍珠白色，覆盖在舌体、上腭、颊部，容易刮掉，露出溃疡面，偶有出血
病毒感染	发病初期表现为口腔黏膜及口角处软组织肿胀，可见多个散在或成簇的疱疹样水疱，疼痛剧烈，伴或不伴有乏力、发热等全身症状；疱破溃后形成大小不等的溃疡，形状不规则，周围黏膜红肿充血，溃疡表面可见渗液。恢复期溃疡表面可形成黄白色假膜并形成血痂
细菌感染	口腔黏膜充血，局部形成边界清楚的糜烂或溃疡，表面覆盖一层黄色、灰黄色或黄白色假膜，溃疡伴疼痛，可伴发热

附表 1-11 疲劳严重程度视觉模拟量表
(visual analogue scale to evaluate sfatigue severity, VAS-F)

编号： 日期： 时间： 上午/下午

我们希望了解在夜间入睡前及早晨醒来后您的精力状态。需要您在 1 分钟内针对 18 个条目做答。谢谢！

指导语：下面每一条线上有 10 个数字，在最能够代表您目前状态的数字上画圈。

举例：假如您从昨天起就没有吃任何东西，您应该在下面哪一个数字上画圈？

一点也不饿 0 1 2 3 4 5 6 7 ⑧ 9 10 极度饿

您可能需要在靠近"极度饿"那一端的数字上画圈。

我画圈的数字如下：

一点也不饿 0 1 2 3 4 5 6 7 ⑧ 9 10 极度饿

现在，请完成下面的条目：

1	一点也不劳累	1	2	3	4	5	6	7	8	9	10	极度劳累
2	一点也不困倦	1	2	3	4	5	6	7	8	9	10	极度困倦
3	一点也不瞌睡	1	2	3	4	5	6	7	8	9	10	极度瞌睡
4	一点也不疲乏	1	2	3	4	5	6	7	8	9	10	极度疲乏
5	一点也不精力丧失	1	2	3	4	5	6	7	8	9	10	极度精力丧失
6	一点也不精力充沛	1	2	3	4	5	6	7	8	9	10	极度精力充沛
7	一点也不活跃	1	2	3	4	5	6	7	8	9	10	极度活跃
8	一点也不充满活力	1	2	3	4	5	6	7	8	9	10	极度充满活力
9	一点也不高效	1	2	3	4	5	6	7	8	9	10	极度高效
10	毫无活力	1	2	3	4	5	6	7	8	9	10	富有活力
11	一点也不疲劳不堪	1	2	3	4	5	6	7	8	9	10	极度疲劳不堪
12	一点也不精疲力竭	1	2	3	4	5	6	7	8	9	10	极度精疲力竭
13	保持睁眼根本不费力	1	2	3	4	5	6	7	8	9	10	保持睁眼非常困难
14	移动我的身体毫不费力	1	2	3	4	5	6	7	8	9	10	移动我的身体非常困难
15	集中注意力不困难	1	2	3	4	5	6	7	8	9	10	集中注意力非常困难
16	进行一次谈话根本不费力	1	2	3	4	5	6	7	8	9	10	进行一次谈话非常困难

续表

| 17 | 我没有闭眼的期望 | 1 | 2 | 3 | 4 | 5 | 6 | 7 | 8 | 9 | 10 | 我强烈希望闭上眼睛 |
| 18 | 我根本不想躺下 | 1 | 2 | 3 | 4 | 5 | 6 | 7 | 8 | 9 | 10 | 我非常想躺下 |

注：目的量表包含18个关于疲劳主观体验的条目，要求受试者在条目下面的视觉模拟线（如从"一点也不累"到"极度疲惫"）上合适的位置上画一个X，这个合适的位置刚好能反映受试者目前的感受。与等级量表（如Likert式量表）相比，VAS-F对受试者回答的范围限制更少。然而这种优势也会成为劣势，因为一部分不情愿参加的受试者会频繁选择最高和最低两个极端值。

测试人群量表在18～55岁成人中进行了效度验证。

评估方式本量表为自评量表，笔答，要求在5～10分钟完成。

信度和效度最初的心理测量特征研究由Lee及其同事完成，发现量表的内部一致性很高，范围在0.94～0.96。同时效度是建立在斯坦福嗜睡量表（Stanford sleepiness scale）和心境状态剖面量表（profile of mood states scale）的基础上。所以有些人批评该量表模棱两可，认为其在区分疲劳和嗜睡方面的敏感性低。

评分方法每条线的长度是100mm，因此评分也在0～100。这个工具包含两个分量表：疲劳量表（条目1～5和11～18）和精力量表（条目6～10）。虽然对量表的打分不需要专门的培训，但是作者也直截了当地指出，如果需要结果更加准确，获得较高的评估者间信度也是非常重要的

附表1-12 疲劳严重度量表（fatigue severity scale，FSS）

目前国外多用疲劳严重度量表，评价脑卒中患者的疲劳水平。FSS是广为人知、应用最广泛的量表之一，由9个条目组成，7个分值点评价，自1分至7分为非常不同意逐渐过渡为非常同意。1989年美国学者Krupp等研制了此量表.将之应用于系统性红斑狼疮和多发硬化患者，并证实了其较高的内部一致性和共存效度、随时间和治疗的改变有着较高的敏感度，并可依照不同诊断区分患者。此量表曾应用于多发性硬化、帕金森病、慢性疲劳综合征及脑外伤等多种疾病。

	1 非常不满意	2	3	4	5	6	7 非常满意
1. 当我感到疲劳时，我就什么事都不想做了							
2. 锻炼让我感到疲劳							
3. 我很容易疲劳							
4. 疲劳影响我的体能							
5. 疲劳带来频繁的不适							
6. 疲劳使我不能保持体能							
7. 疲劳影响我从事某些工作							
8. 疲劳是最影响我活动能力的症状之一							

续表

| 9.疲劳影响了我的工作、家庭，社会活动 | | | | | | |

评分结果：上述回答中"1""2""3""4""5""6""7"分别代表每个条目分数，然后把9个条目所得分数相加即为总得分。

总分低于36分表明你或许不会感受到疲劳。

总分为36分或者高于36分表明你可能需要医师做进一步的评估

附表1-13　蒙特利尔认知评估量表（MoCA）

视空间与执行功能			得分
（图：连线测试 戊甲5结束1开始乙2丁4丙3）	（立方体图）复制立方体	画钟表（11时过10分）（3分）	
[ ]	[ ]	轮廓[ ]　指针[ ] 数字[ ]	__/5

命名				
	（狮子图）[ ]	（犀牛图）[ ]	（骆驼图）[ ]	__/3

记忆	读出下列词语，然后由患者重复上述过程重复2次，5分钟后回忆	面孔	天鹅绒	教堂	菊花	红色	
		第一次					不计分
		第二次					

注意	读出下列数字，请患者重复（每秒1个）	顺背[ ]　21854	
		倒背[ ]　742	__/2

读出下列数字，每当数字出现1时，患者敲1下桌面，错误数大于或等于2不给分 [ ]5213941180621519451114 1905112	__/1

续表

视空间与执行功能			得分
100 连续减 7　　　　　[　]93　　[　]86　　[　]79　　[　]72　　[　]65 4～5 个正确得 3 分，2～3 个正确得 2 分，1 个正确得 1 分，0 个正确得 0 分			__/3
语言	重复：	"我只知道今天张亮是帮过忙的人"[　] "当狗在房间里的时候，猫总是藏在沙发下"[　]	__/2
	流畅性：	在 1 分钟内尽可能多地说出动物的名字。[　]_____ （N≥11 名称）	__/1
抽象	词语相似性：香蕉—橘子＝水果　[　]火车—自行车　[　]手表—尺子		__/2
延迟回忆	没有提示	面孔 [　]	天鹅绒 [　]	教堂 [　]	菊花 [　]	红色 [　]	只在没有提示的情况下给分	
选项	类别提示：							
	多选提示：							__/5
定向	[　]星期　[　]月份　[　]年　[　]日　[　]地点　[　]城市			__/6
正常≥26/30		总分 __/30 教育年限≤12 年加 1 分	

MoCA 量表评分指导

1. 交替连线测验

指导语："我们有时会用'123……'或者汉语的'甲乙丙……'来表示顺序。请您按照从数字到汉字并逐渐升高的顺序画一条连线。从这里开始 [指向数字（1）]，从 1 连向甲，再连向 2，并一直连下去，到这里结束 [指向汉字（戊）]"。

评分：当患者完全按照"1-甲-2-乙-3-丙-4-丁-5-戊"的顺序进行连线且没有任何交叉线时给 1 分。当患者出现任何错误而没有立刻自我纠正时，给 0 分。

2. 视结构技能（立方体）

指导语（检查者指着立方体）："请您照着这幅图在下面的空白处再画一遍，并尽可能精确"。

评分：完全符合下列标准时，给 1 分：

图形为三维结构。

所有的线都存在。

无多余的线。

相对的边基本平行，长度基本一致（长方体或棱柱体也算正确）。

上述标准中，只要违反其中任何一条，即为 0 分。

3. 视结构技能（钟表）

指导语："请您在此处画一个钟表，填上所有的数字并指示出 11 点 10 分"。

评分：符合下列三个标准时，分别给 1 分。

轮廓（1 分）：表面必须是个圆，允许有轻微的缺陷（如圆没有闭合）。

数字（1 分）：所有的数字必须完整且无多余的数字；数字顺序必须正确且在所属的象限内；可以是罗马数字；数字可以放在圆圈之外。

指针（1 分）：必须有两个指针且一起指向正确的时间；时针必须明显短于分针；指针的中心交点必须在表内且接近于钟表的中心。

上述各项目的标准中，如果违反其中任何一条，则该项目不给分。

4. 命名

指导语：自左向右指着图片问患者："请您告诉我这个动物的名字"。

评分：每答对一个给 1 分。正确回答是：①狮子；②犀牛；③骆驼或单峰骆驼。

5. 记忆

指导语：检查者以每秒 1 个词的速度读出 5 个词，并向患者说明："这是一个记忆力测验。在下面的时间里我会给您读几个词，您要注意听，一定要记住。当我读完后，把您记住的词告诉我。回答时想到哪个就说哪个，不必按照我读的顺序"。把患者回答正确的词在第一试的空栏中标出。当患者回答出所有的词，或者再也回忆不起来时，把这 5 个词再读一遍，并向患者说明："我把这些词再读一遍，努力去记并把您记住的词告诉我，包括您在第一次已经说过的词"。把患者回答正确的词在第二试的空栏中标出。

第二试结束后，告诉患者一会儿还要让他回忆这些词："在检查结束后，我会让您把这些词再回忆一次"。

评分：这两次回忆不记分。

6. 注意

数字顺背广度：指导语："下面我说一些数字，您仔细听，当我说完时您就跟着照样背出来"。按照每秒 1 个数字的速度读出这 5 个数字。

数字倒背广度：指导语："下面我再说一些数字，您仔细听，但是当我说完时您必须按照原数倒着背出来"。按照每秒 1 个数字的速度读出这 5 个数字。

评分：复述准确，每一个数列分别给 1 分（注：倒背的正确回答是 2 — 4 — 7）。

警觉性：指导语：检查者以每秒钟1个的速度读出数字串，并向患者说明："下面我要读出一系列数字，请注意听。每当我读到1的时候，您就拍一下手。当我读其他数字时不要拍手"。

评分：如果完全正确或只有一次错误则给1分，否则不给分（错误时是指当读1的时候没有拍手，或读其他数字时拍手）。

连续减7：指导语："现在请您做一道计算题，从100中减去一个7，而后从得数中再减去一个7，一直往下减，直到我让您停下为止"。如果需要，可以再向患者讲一遍。

评分：本条目总分3分。全部错误记0分，1个正确给1分，1～2个正确给2分，4～5个正确给3分。从100开始计算正确的减数，每一个减数都单独评定，也就是说，如果患者减错了一次，而从这一个减数开始后续的减7都正确，则后续的正确减数要给分。例如，如果患者的回答是93-85-78-71-64，85是错误的，而其他的结果都正确，因此给3分。

7.句子复述

指导语："现在我要对您说一句话，我说完后请您把我说的话尽可能原原本本地重复出来（暂停一会儿）：我只知道今天张亮是帮过忙的人"。患者回答完毕后，"现在我再说另一句话，我说完后请您也把它尽可能原原本本地重复出来（暂停一会儿）：狗在房间的时候，猫总是躲在沙发下面"。

评分：复述正确，每句话分别给1分。复述必须准确。注意复述时出现的省略（如，省略了"只"，"总是"）以及替换/增加（如"我只知道今天张亮……"说成"我只知道张亮今天……"；或"房间"说成"房子"等）。

8.词语流畅性

指导语："请您尽可能快、尽可能多地说出您所知道的动物的名称。时间是1分钟，请您想一想，准备好了吗？开始。"1分钟后停止。

评分：如果患者1分钟内说出的动物名称≥11个则记1分。同时在检查表的背面或两边记下患者的回答内容。龙、凤凰、麒麟等神话动物也算正确。

9.抽象

让患者解释每一对词语在什么方面相类似，或者说它们有什么共性。指导语从例词开始。指导语："请您说说橘子和香蕉在什么方面相类似？"。如果患者回答的是一种具体特征（如，都有皮，或都能吃等），那么只能再提示一次："请再换一种说法，它们在什么方面相类似？"如果患者仍未给出准确回答（水果），则说："您说的没错，也可以说它们都是水果。"但不要给出其他任何解释或说明。在练习结束后，说："您再说说火车和自行车在什么方面相类似？"

当患者回答完毕后，再进行下一组词："您再说说手表和尺子在什么方面相类似？"不要给出其他任何说明或启发。

评分：只对后两组词的回答进行评分。回答正确，每组词分别给1分。只有下列的回答被视为正确：

火车和自行车：运输工具；交通工具；旅行用的。

手表和尺子：测量仪器；测量用的。

下列回答不能给分：

火车和自行车：都有轮子。

手表和尺子：都有数字。

10. 延迟回忆

指导语："刚才我给您读了几个词让您记住，请您再尽量回忆一下，告诉我这些词都有什么？"对未经提示而回忆正确的词，在下面的空栏中打钩（√）作标记。

评分：在未经提示下自由回忆正确的词，每词给1分。

可选项目：

在延迟自由回忆之后，对于未能回忆起来的词，通过语义分类线索鼓励患者尽可能地回忆。经分类提示或多选提示回忆正确者，在相应的空栏中打钩（√）作标记。先进行分类提示，如果仍不能回忆起来，再进行多选提示。例如："下列词语中哪一个是刚才记过的：鼻子，面孔，手掌？"

各词的分类提示和（或）多选提示如下：

分类提示		多选提示
面孔：	身体的一部分	鼻子、面孔、手掌
天鹅绒：	一种纺织品	棉布、的确良、天鹅绒
教堂：	一座建筑	教堂、学校、医院
菊花：	一种花	玫瑰、菊花、牡丹
红色：	一种颜色	红色、蓝色、绿色

评分：线索回忆不记分。线索回忆只用于临床目的，为检查者分析患者的记忆障碍类型提供进一步的信息。对于提取障碍导致的记忆缺陷，线索可提高回忆成绩；如果是编码障碍，则线索无助于提高回忆成绩。

---

11. 定向

指导语："告诉我今天是什么日期"。如果患者回答不完整，则可以分别提示患者："告诉我现在是（哪年，哪月，今天确切日期，星期几）"。然后再问："告诉我这是什么地方，它在哪个城市？"

评分：每正确回答一项给1分。患者必须回答精确的日期和地点（医院、诊所、办公室的名称）。日期上多一天或少一天都算错误，不给分。

总分：把右侧栏目中各项得分相加即为总分，满分30分。量表设计者的英文原版应用结果表明，如果受教育年限≤12年则加1分，最高分为30分。≥26分属于正常。

附表1-14　汉密尔顿焦虑量表（HAMA）

得分：_____

提示语：下面想了解最近一周来您焦虑的一些具体表现。请根据您的实际情况回答。

意义：≥29分，可能为严重焦虑；≥27分，肯定有明显焦虑；≥14分，肯定有焦虑；≥7分，可能有焦虑；＜7分，没有焦虑症状

计分规则：0=无症状；1=轻；2=中等；3=重；4=极重

条目	症状表现	无症状	轻微	中等	重度	极重度
1. 焦虑心境	担心、担忧，感到有最坏的事将要发生，易激惹	0	1	2	3	4
2. 紧张	紧张感、易疲劳、不能放松、情绪反应、易哭、颤抖、感到不安	0	1	2	3	4
3. 恐惧	害怕黑暗、陌生人、一人独处、动物、乘车或旅行及人多的场合	0	1	2	3	4
4. 失眠	难以入睡、易醒、睡得不深、多梦、梦魇、夜惊、睡后感到疲倦	0	1	2	3	4
5. 认知功能	注意力不能集中，记忆力差	0	1	2	3	4
6. 抑郁心境	丧失兴趣、对以往爱好的事物缺乏快感、忧郁、早醒、昼重夜轻	0	1	2	3	4
7. 躯体性焦虑	肌肉酸痛、活动不灵活、肌肉常抽动、肢体抽动、声音发抖	0	1	2	3	4
8. 感觉系统症状	视物模糊、寒战发热、软弱无力感、浑身刺痛	0	1	2	3	4
9. 心血管系统症状	心跳过速、心悸、胸痛、血管跳动感、昏倒感、心搏脱漏	0	1	2	3	4
10. 呼吸系统症状	常感到胸闷、窒息感、叹气、呼吸困难	0	1	2	3	4

续表

条目	症状表现	无症状	轻微	中等	重度	极重度
11. 胃肠消化道症状	吞咽困难、嗳气、食欲不佳、消化不良、肠鸣、腹泻、体重减轻、便秘	0	1	2	3	4
12. 生殖、泌尿系统症状	尿频、尿急、停经、性冷淡、过早射精、勃起不能、阳痿	0	1	2	3	4
13. 自主神经系统症状	口干、潮红、苍白、易出汗、毛发竖立、紧张性头痛	0	1	2	3	4
14. 与人谈话时的行为表现	一般表现：紧张、忐忑不安、咬手指、紧握拳、面肌抽动、不停顿足、手抖、皱眉、表情僵硬、叹息样呼吸、面色苍白 生理表现：吞咽、频繁打嗝、安静时心率快、呼吸加快、腱反射亢进、震颤、瞳孔放散、眼睑跳动、易出汗、眼球突出	0	1	2	3	4

附表1-15　汉密尔顿抑郁量表（HAMD）

项目	分值	分数
（1）抑郁情绪	0分 = 没有 1分 = 只在问到时才诉述 2分 = 在访谈中自发地表达 3分 = 不用言语也可以从表情、姿势、声音或欲哭中流露出这种情绪 4分 = 患者的自发言语和非语言表达（表情，动作）几乎完全表现为这种情绪	
（2）有罪感	0分 = 没有 1分 = 责备自己，感到自己已连累他人 2分 = 认为自己犯了罪，或反复思考以往的过失和错误 3分 = 认为目前的疾病是对自己错误的惩罚，或有罪恶妄想 4分 = 罪恶妄想伴有指责或威胁性幻觉	
（3）自杀	0分 = 没有 1分 = 觉得活着没有意义 2分 = 希望自己已经死去，或常想与死亡有关的事 3分 = 消极观念（自杀念头） 4分 = 有严重自杀行为	

续表

项目	分值	分数
（4）入睡困难（初段失眠）	0分＝没有 1分＝主诉入睡困难，上床30分钟后仍不能入睡（要注意平时患者入睡的时间） 2分＝主诉每晚均有入睡困难	
（5）睡眠不深（中段失眠）	0分＝没有 1分＝睡眠浅，多噩梦 2分＝半夜（晚12时以前）曾醒来（不包括上厕所）	
（6）早醒（末段失眠）	0分＝没有 1分＝有早醒，比平时早醒1小时，但能重新入睡，应排除平时习惯 2分＝早醒后无法重新入睡	
（7）工作和兴趣	0分＝没有 1分＝提问时才诉述 2分＝自发地直接或间接表达对活动、工作或学习失去兴趣，如感到无精打采，犹豫不决，不能坚持或需强迫自己去工作或劳动 3分＝活动时间减少或成效下降，住院患者每天参加病房劳动或娱乐时间不满3小时 4分＝因目前的疾病而停止工作，住院者不参加任何活动或者没有他人帮助就不能完成病室日常事务。注意：不能凡住院就记4分	
（8）阻滞（指思维和言语缓慢，注意力难以集中，主动性减退）	0分＝没有 1分＝精神检查中发现轻度阻滞 2分＝精神检查中发现明显阻滞 3分＝精神检查进行困难 4分＝完全不能回答问题（木僵）	
（9）激越	0分＝没有 1分＝检查时有些心神不定 2分＝明显心神不定或小动作多 3分＝不能静坐，检查中曾起立 4分＝搓手、咬手指、头发、咬嘴唇	
（10）精神性焦虑	0分＝没有 1分＝提问能及时诉述 2分＝自发地表达 3分＝表情和言谈流露出明显忧虑 4分＝明显惊恐	

续表

项目	分值	分数
（11）躯体性焦虑（指焦虑的生理症状，包括口干、腹胀、腹泻、打嗝、腹绞痛、心悸、头痛、过度换气和叹气，以及尿频和出汗）	0分 = 没有 1分 = 轻度 2分 = 中度，有肯定的上述症状 3分 = 重度，上述症状严重，影响生活或需要处理 4分 = 严重影响生活和活动	
（12）胃肠道症状	0分 = 没有 1分 = 食欲缺乏，但不需他人鼓励便自行进食 2分 = 进食需他人催促或请求和需要应用泻药或助消化药	
（13）全身症状	0分 = 没有 1分 = 四肢，背部或颈部沉重感，背痛、头痛、肌肉疼痛、全身乏力或疲倦 2分 = 症状明显	
（14）性症状（指性欲减退、月经紊乱等）	0分 = 没有 1分 = 轻度 2分 = 重度 3分 = 不能肯定，或该项对被评者不适合（不记入总分）	
（15）疑病	0分 = 没有 1分 = 对身体过分关注 2分 = 反复考虑健康问题 3分 = 有疑病妄想 4分 = 伴幻觉的疑病妄想	
（16）体重减轻	（1）按病史评定 0分 = 没有 1分 = 患者诉说可能有体重减轻 2分 = 肯定体重减轻	（2）按体重记录评定 0分 =1周内体重减轻 0.5kg 以内 1分 =1周内体重减轻超过 0.5kg 2分 =1周内体重减轻超过 1kg	
（17）自知力	0分 = 知道自己有病，表现为忧郁 1分 = 知道自己有病，但归咎于伙食太差、环境问题、工作过忙、病毒感染或需要休息 2分 = 完全否认有病	

续表

项目	分值	分数
（18）日夜变化（如果症状在早晨或傍晚加重，先指出哪一种，然后按其变化程度评分）	0分 = 早晚情绪无区别 1分 = 早晨或傍晚轻度加重 2分 = 早晨或傍晚严重	
（19）人格解体或现实解体（指非真实感或虚无妄想）	0分 = 没有 1分 = 问及时才诉述 2分 = 自发诉述 3分 = 有虚无妄想 4分 = 伴幻觉的虚无妄想	
（20）偏执症状	0分 = 没有 1分 = 有猜疑 2分 = 有牵连观念 3分 = 有关系妄想或被害妄想 4分 = 伴有幻觉的关系妄想或被害妄想	
（21）强迫症状（指强迫思维和强迫行为）	0分 = 没有 1分 = 问及时才诉述 2分 = 自发诉述	
（22）能力减退感	0分 = 没有 1分 = 仅于提问时方引出主观体验 2分 = 患者主动表示有能力减退感 3分 = 需鼓励、指导和安慰才能完成病室日常事务或个人卫生 4分 = 穿衣、梳洗、进食、铺床或个人卫生均需要他人协助	
（23）绝望感	0分 = 没有 1分 = 有时怀疑"情况是否会好转"，但解释后能接受 2分 = 持续感到"没有希望"，但解释后能接受 3分 = 对未来感到灰心、悲观和绝望，解释后不能排除 4分 = 自动反复诉述"我的病不会好了"或诸如此类的情况	

续表

项目	分值	分数
（24）自卑感	0分 = 没有 1分 = 仅在询问时诉述有自卑感不如他人 2分 = 自动诉述有自卑感 3分 = 患者主动诉说自己一无是处或低人一等（与评2分者只是程度上的差别） 4分 = 自卑感达妄想的程度，例如"我是废物"或类似情况	
总分		

注：HAMD大部分项目采用0~4分的5级评分法（0：无；1：轻度；2：中度；3：重度；4：很重），少数项目采用0~2分的3级评分法（0：无；1：可疑或轻微；2：有明显症状）

汉密尔顿抑郁量表（HAMD）结果判定

总分	诊断
<8分	正常
8~20分	可能有抑郁症
21~35分	可确诊抑郁症
>35分	严重抑郁症

附表1-16　Glasgow昏迷评分量表

评分项目	反应	得分
睁眼反应	正常睁眼（自动睁眼） 对声音刺激有睁眼反应 对疼痛刺激有睁眼反应 对任何刺激无睁眼反应	4 3 2 1
运动反应	可按指令动作 对疼痛刺激能定位 对疼痛刺激有肢体退缩反应 疼痛刺激时肢体过度屈曲（去大脑强直） 疼痛刺激时肢体过度伸展（去大脑强直） 对疼痛刺激无反应	6 5 4 3 2 1

续表

评分项目	反应	得分
语言反应	能准确回答时间、地点、人物等定向问题	5
	能说话，但不能准确回答时间、地点、人物等定向问题	4
	言语不当，但语意可辨	3
	言语模糊不清，语意难辨	2
	任何刺激无语言反应	1

注：GCS量表总分范围为3~15分，分数越低表示意识障碍程度越重。15分为正常，14~12分为轻度意识障碍，11~9分为中度意识障碍，8~3分为重度意识障碍，8分以下为昏迷。评分为3~6分说明预后差，7~10分为预后不良，11~15分预后良好，3分者罕有生存

附表1-17 评估神经功能缺损程度（NIH stroke scale，NIHSS）

项目	评分标准（UN=untestable，无法检测）	得分
1a.意识水平	0=清醒 1=嗜睡 2=昏睡 3=昏迷	
1b.意识水平提问（月份，年龄）	0=均正确 1=1项正确；构音障碍/气管插管/语言障碍 2=均不正确或失语	
1c.意识水平指令（握手，闭眼）	0=均正确 1=一项正确 2=均不正确	
2.凝视	0=正常 1=部分凝视麻痹 2=被动凝视或完全凝视麻痹（不能被眼头动作克服）	
3.视野	0=正常 1=部分偏盲 2=完全偏盲 3=双侧偏盲；双盲，包括皮质盲	
4.面瘫	0=正常 1=轻瘫 2=部分（面下部区域） 3=完全（单或双侧）	

续表

项目	评分标准（UN=untestable，无法检测）	得分
5a. 左上肢运动	0= 无下落（上举 90° 或 45°，坚持 10 秒） 1= 下落（上举 90° 或 45°，不能坚持 10 秒） 2= 需努力抵抗重力（上举不能达 90° 或 45° 就下落） 3= 不能抵抗重力，立刻下落 4= 无运动 UN= 截肢或关节融合	
5b. 右上肢运动	0= 无下落（上举 90° 或 45°，坚持 10 秒） 1= 下落（上举 90° 或 45°，不能坚持 10 秒） 2= 需努力抵抗重力（上举不能达 90° 或 45° 就下落） 3= 不能抵抗重力，立刻下落 4= 无运动 UN= 截肢或关节融合	
6a. 左下肢运动	0= 无下落（抬起 30°，坚持 5 秒） 1= 下落，不撞击床（5 秒末下落） 2= 需努力抵抗重力（5 秒内就下落） 3= 不能抵抗重力，立刻下落 4= 无运动 UN= 截肢或关节融合	
6b. 右下肢运动	0= 无下落（抬起 30°，坚持 5 秒） 1= 下落，不撞击床（5 秒末下落） 2= 需努力抵抗重力（5 秒内就下落） 3= 不能抵抗重力，立刻下落 4= 无运动 UN= 截肢或关节融合	
7. 肢体共济失调	0= 无共济失调 1= 一侧有 2= 两侧均有 UN= 麻痹；截肢或关节融合	
8. 感觉	0= 正常 1= 轻到中度感觉缺失 2= 重到完全感觉缺失；四肢瘫痪；昏迷无反应	
9. 语言	0= 正常 1= 轻到中度失语 2= 严重失语 3= 哑或完全失语；昏迷无反应	

续表

项目	评分标准（UN=untestable，无法检测）	得分
10.构音障碍	0= 正常 1= 轻到中度，能被理解，但有困难 2= 哑或严重构音障碍 UN= 气管插管 / 无法检测	
11.消退和不注意（以前为忽视）	0= 正常 1= 视 / 触 / 听 / 空间 / 个人忽视；或对双侧刺激消失 2= 严重的偏身忽视或一种以上的忽视（如不认识自己手或只能对一侧空间定位）	
总分		

注：
1. NIHSS 评分用于评估卒中患者神经功能缺损程度。
2. 基线评估可以评估卒中严重程度，治疗后可以定期评估治疗效果。
3. 基线评估＞16 分的患者很有可能死亡，而＜6 分的很有可能恢复良好；每增加 1 分，预后良好的可能性降低 17%。
4. 评分范围为 0～42 分，分数越高，神经受损越严重，分级如下：
- 0～1 分：正常或近乎正常；
- 1～4 分：轻度卒中 / 小卒中；
- 5～15 分：中度卒中；
- 15～20 分：中 - 重度卒中；
- 21～42 分：重度卒中

附表 1-18　视觉模拟评分法（visual analogue scale，VAS）

在纸上面画一条 10cm 的横线，横线的一端为 0，表示无痛；另一端为 10，表示剧痛；中间部分表示不同程度的疼痛。让患者根据自我感觉在横线上画一记号，表示疼痛的程度。

无痛 0+----+----+----+----+----+----+----+----+----+10 剧痛

0cm：0 分，无痛，无任何疼痛感觉
1～3cm：1～3 分，轻度疼痛，不影响工作，生活
4～6cm：4～6 分，中度疼痛，影响工作，不影响生活
7～10cm：7～10 分，重度疼痛，疼痛剧烈，影响工作及生活

以下为儿童常用疼痛评分量表。

附表 1-19　NIPS 评分表

NIPS 评分：适用于新生儿、婴儿或任何不会说话的孩子

项目	0 分	1 分	2 分
面部表情	表情平静或微笑	面部肌肉紧张，皱眉	
哭	不哭不闹	间断哭泣	
呼吸形态	放松状态	呼吸急促，屏气	
上肢动作	放松或受限，肌肉放松，偶尔手臂摆动	手臂伸直或屈曲	
下肢动作	放松或受限，肌肉放松，偶尔腿部摆动	腿部伸直或屈曲	
觉醒状态	安静平和	紧张，局促不安	

注：评估总分：上述 6 项评分总和，0～2 分 = 极少或没有疼痛；3～4 分 = 中度疼痛；5～7 分 = 中度 - 重度疼痛

附表 1-20　CRIES 评分表

CRIES 评分法：适用于 0～6 个月新生儿和婴幼儿

项目	0 分	1 分	2 分
啼哭	无	高声哭、可安抚	高声哭、不可安抚
维持 $SpO_2 > 95\%$ 是否需要吸氧	否	$FiO_2 < 30\%$	$FiO_2 \geq 30\%$
心率、血压变化	无	上升 < 20%	上升 ≥ 20%
表情	无	做鬼脸、扭歪	做鬼脸、咕哝
睡眠	安静入睡	间断苏醒	经常苏醒

注：评估总分：上述 6 项评分总和 > 3 分应进行镇痛治疗，4～6 分为中度疼痛，7～10 分为重度疼痛

附表 1-21　FLACC 评分表

FLACC 评分：常用于 1～18 岁患儿术后疼痛的评估手术患儿首推的评估方法

项目	0 分	1 分	2 分
面部表情（face）	无特定表情或微笑	偶尔皱眉、面部扭歪、淡漠	常下颌颤抖或紧咬
腿（fegs）	正常或放松体位	紧张、不安静、肢体间断弯曲/伸展	腿踢动或拉直，发抖
体位（activity）	静卧或活动自如	翻来覆去、紧张	身体屈曲、僵直或急扭，头部来回摇动

续表

项目	0分	1分	2分
哭（crying）	不哭不闹	呻吟、呜咽、啜泣	持续哭泣、尖叫
安慰（consolability）	平静放松，无须安慰	轻拍可安慰	很难安慰

注：评估总分：0=放松、舒服；1～3分=轻微不适；4～6分=中度疼痛；7～10分=严重疼痛、不适或者两者兼有

附表1-22 儿童跌倒风险因素评估表

因素	0分	1分
年龄	<1岁或4～6岁	1～3岁
性别	女	男
特殊事项	无	有
跌倒史	没有跌倒史	住院期间（过去及现在曾发生跌倒）
床栏使用	床上活动时使用床栏	床上活动未使用床栏
药物	无	有

注：总分<3分无风险，总分≥3分有风险

附表1-23 Braden Q儿童压疮危险评估量表

	1分	2分	3分	4分
移动性	完全受限	非常受限	轻度受限	无限制
活动性	限制卧床	限制坐椅	偶尔步行	经常行走
感知度	完全受限	非常受限	轻度受限	未受损害
潮湿	持续潮湿	经常潮湿	偶尔潮湿	很少潮湿
摩擦与剪切	存在严重问题	存在问题	存在潜在问题	无明显问题
营养	严重摄入不足	摄入不足	摄入适当	摄入良好
组织灌注和氧合	极度不足	不足	正常	良好

注：轻度危险：16～23分；中度风险：13～15分；高危风险：10～12分；极为危险：≤9分

附表 1-24　儿童格拉斯哥评分

评分	睁眼反应		言语反应		运动反应	
	≥4岁	<4岁	≥4岁	<4岁	≥4岁	<4岁
6分					遵嘱运动	自主活动
5分			正常交流	咿咿呀呀	刺痛定位	抚摸躲避
4分	自动睁眼	自动睁眼	言语错乱	易激惹哭喊	刺痛躲避	刺痛躲避
3分	呼唤睁眼	呼唤睁眼	只能说出不适当的词	刺痛哭喊	刺痛屈曲	异常屈曲
2分	刺痛睁眼	刺痛睁眼	只能发音	刺痛呻吟	刺痛过伸	异常过伸
1分	不睁眼	不睁眼	无发音	无发音	无活动	无活动

附录二　常用自评量表

附表 2-1　焦虑自评量表（SAS）

焦虑是一种比较普遍的精神体验，长期存在焦虑反应的人易发展为焦虑症。本量表包含20个项目，分为4级评分，请您仔细阅读以下内容，根据最近一周的情况如实回答。

评定项目	没有或很少有	有时有	大部分时间有	绝大多数时间有
1. 我感到比往常更加神经过敏和焦虑	1	2	3	4
2. 我无缘无故感到担心	1	2	3	4
3. 我容易心烦意乱或感到恐慌	1	2	3	4
4. 我感到我的身体好像被分成几块，支离破碎	1	2	3	4
5. 我感到事事都很顺利，不会有倒霉的事情发生	4	3	2	1
6. 我的四肢抖动和震颤	1	2	3	4
7. 我因头痛，颈痛，背痛而烦恼	1	2	3	4
8. 我感到无力且容易疲劳	1	2	3	4
9. 我感到很平静，能安静坐下来	4	3	2	1
10. 我感到我的心跳较快	1	2	3	4
11. 我因阵阵眩晕而不舒服	1	2	3	4
12. 我有阵阵要昏倒的感觉	1	2	3	4

续表

评定项目	没有或很少有	有时有	大部分时间有	绝大多数时间有
13. 我呼吸时进气和出气都不费力	4	3	2	1
14. 我的手指和脚趾感到麻木和刺痛	1	2	3	4
15. 我因胃痛和消化不良而苦恼	1	2	3	4
16. 我必须时常排尿	1	2	3	4
17. 我的手总是很温暖而干燥	4	3	2	1
18. 我觉得脸发热发红	1	2	3	4
19. 我容易入睡，晚上休息很好	4	3	2	1
20. 我做噩梦	1	2	3	4

计分与解释：
1. 评定采用 1～4 制计分。
2. 把 20 题的得分相加得总分，把总分乘以 1.25，四舍五入取整数，即得标准分。
3. 焦虑评定的分界值为 50 分，50～59 分为轻度焦虑，60～69 分为中度焦虑，70 分以上为重度焦虑。分值越高，焦虑倾向越明显。

适用对象：SAS 适用于具有焦虑症状的成年人。同时，它与 SDS 一样，具有较广泛的适用性

附表 2-2　抑郁自评量表（SDS）

本量表包含 20 个项目，分为 4 级评分，为保证调查结果的准确性，务请您仔细阅读以下内容，根据最近一星期的情况如实回答。

实际感觉	A	B	C	D
1. 我感到情绪沮丧	从无或偶尔	有时	经常	总是如此
2. 我感到早晨心情最好	从无或偶尔	有时	经常	总是如此
3. 我要哭或想哭	从无或偶尔	有时	经常	总是如此
4. 我夜间睡眠不好	从无或偶尔	有时	经常	总是如此
5. 我吃饭和平时一样	从无或偶尔	有时	经常	总是如此
6. 我的性功能正常	从无或偶尔	有时	经常	总是如此
7. 我感到体重减轻	从无或偶尔	有时	经常	总是如此
8. 我为便秘感到烦恼	从无或偶尔	有时	经常	总是如此
9. 我心跳比平时快	从无或偶尔	有时	经常	总是如此

续表

实际感觉	A	B	C	D
10. 我无故感到疲劳	从无或偶尔	有时	经常	总是如此
11. 我的头脑像往常一样清楚	从无或偶尔	有时	经常	总是如此
12. 我做事情像平时一样不感到困难	从无或偶尔	有时	经常	总是如此
13. 我坐卧不安，难以保持平衡	从无或偶尔	有时	经常	总是如此
14. 我对未来感到有希望	从无或偶尔	有时	经常	总是如此
15. 我比平时更容易被激怒	从无或偶尔	有时	经常	总是如此
16. 我觉得决定什么事很容易	从无或偶尔	有时	经常	总是如此
17. 我感到自己是有用的和不可缺少的人	从无或偶尔	有时	经常	总是如此
18. 我的生活很有意义	从无或偶尔	有时	经常	总是如此
19. 假如我死了别人会过得更好	从无或偶尔	有时	经常	总是如此
20. 我仍旧喜爱自己平时喜爱的东西	从无或偶尔	有时	经常	总是如此

计分与解释：

1. 正向计分题 A、B、C、D 按 1、2、3、4 分计；正向计分号：1、3、4、7、8、9、10、13、15、19。

反向计分题按 4、3、2、1 计分。反向计分号：2、5、6、11、12、14、16、17、18、20。总分乘以 1.25 取整数，即得标准分，分值越小越好，T 分界值为 53。一般来说标准分数越高，表明这方面的症状越严重。

2. 抑郁标准分 < 53 分为正常：根据您对 SDS 问题的回答，目前没有发现您有抑郁症状。

3. 抑郁标准分在 53～62 分为轻度：根据您对 SDS 问题的回答，目前您可能存在轻微到轻度的抑郁症状。常见的表现有容易疲劳、注意力不集中、兴趣减退、睡眠质量下降、心情压抑、身体不适、情绪不高、灵活性降低、幽默感减退、容易犹豫不决和不知所措。

4. 抑郁标准分在 63～71 分为中度：根据您对 SDS 问题的回答，目前您可能存在中度到重度的抑郁症状。常见的表现有容易疲劳、工作和学习效率下降、怀疑自己的能力、注意力不集中、反应迟钝、兴趣减退、睡眠质量下降、犹豫不决、身体不适、心情压抑、不愉快。也可能出现自责自罪，或自杀的想法和念头。

抑郁标准分在 72 分以上为重度：根据您对 SDS 问题的回答，目前您可能存在比较严重的抑郁症状。常见的表现有心情压抑、疲乏无力、思维效率降低、兴趣减退、感到无助无望、经常犹豫不决和不知所措、怀疑自己的能力、睡眠不好、难以集中注意力等。或出现便秘、心悸、食欲缺乏、体重减轻的躯体症状。并经常有自责自罪，或自杀的想法和念头。

附录三 国际运动障碍病协会统一帕金森病常用评价量表

附表 3-1 术前评估常用量表

运动功能	UPDRS Ⅲ、Hoehn-Yahr 分期
认知功能	MMSE、蒙特利尔认知评估量表（MoCA）
情绪障碍	汉密尔顿抑郁量表（HAMD）、汉密尔顿焦虑量表（HAMA）
精神病性症状	神经精神问卷（NPI）、简明精神病量表（BPRS）
总体非运动症状	非运动症状评价量表（NMSS）
生活质量	帕金森患者生活质量问卷（PDQ-39）

附表 3-2 Hoehn-Yahr 分期

0 期	无任何症状和体征
1.0 期	单侧患病
1.5 期	单侧患病，并影响到躯干中轴肌肉，或另一侧躯体可疑受累
2.0 期	双侧患者，未损害平衡
2.5 期	轻度双侧患病，姿势反射稍差，但能自己纠正
3.0 期	双侧患病，有姿势平衡障碍，后拉试验阳性
4.0 期	严重残疾，仍可独立站立或行走
5.0 期	不能起床，或生活在轮椅上

附表 3-3　UPDRS Ⅲ

| 患者姓名　　　　　　　性别：　　　　　出生日期：　　　　文化程度：　　　　住院号： |
| 知情者与患者的关系：　　　　　　　　评定者：　　　　　　　　　　　　　　评定日期： |

	评分
3.1　言语 对评定者的说明：倾听患者的说话，如果有需要，请与患者进行对话，可以和患者讨论他的工作、兴趣嗜好、运动或他是如何到医师办公室的等话题。评估患者的音量、音调与咬字清晰度，包括是否有口齿不清、口吃与说话急促 0：正常，没有语言的问题 1：轻微，丧失正常的音调、发音与音量，但是所有的字句仍可以轻易听懂了解 2：轻度，丧失正常的音调、发音与音量，少数的字句听不清楚，但是整体的语句仍可轻易了解 3：中度，患者的语言很难了解，某些语句（但非大部分语句）非常困难被听懂 4：重度，患者的大部分的语言很难了解甚至完全听不懂	评分： □
3.2　面部表情 对评定者的说明：观察患者在静坐休息 10 秒时，不讲话及讲话时之表情变化，观察患者的眨眼频率、有无面具脸或是面无表情，有无自发性的笑容及口唇微张 0：正常，正常面部表情 1：轻微，轻微面无表情，只有眨眼次数减少而已 2：轻度，除了眨眼次数减少之外，面具脸出现在脸的下半部，即口附近较少运动，例如自发性的笑容减少，但是口唇没有微张 3：中度，面具脸，当嘴巴休息时有时会出现口唇微张情形 4：重度，面具脸，当嘴巴休息时大多数的时间会出现口唇微张情形	评分： □
3.3　强直 对评定者的说明：强直是评估患者在放松休息状态时，评定者转动、扭转患者四肢及颈部以评估患者主要关节被移动时的状况来判断。分别测量及评分颈部及四肢关节；针对上肢检查，请同时测试腕关节及肘关节；针对下肢检查，请同时测试股关节及膝关节。若是没检测到强直情形，请患者用未测试的另一边肢体做一些诱发动作，例如手指拍打、手掌握合或是脚跟点地等动作。在做此项检查时请与患者解释，请其尽量放柔软 0：正常，没有强直 1：轻微，只有其他肢体在做诱发动作时才可测到 2：轻度，不需要做诱发动作时即可测到强直，但是关节范围内的动作可以轻易达成 3：中度，不需要做诱发动作时即可测到强直，并且关节范围内的动作需要吃力才可以达成 4：重度，不需要做诱发动作时即可测到强直，并且关节范围内的动作无法完成	□颈 □右上肢 □左上肢 □右下肢 □左下肢

3.4 手指拍打 对评定者的说明：双手分别测试。向患者示范如何做这个动作，但是一旦患者开始做测试动作即停止示范。请患者拇指与示指尽量打开，并以最快的速度拍打 20 次。双手分别测试评分，评估动作的速度、手指打开的振幅大小、有无动作迟疑或是停顿，以及是否有手指打开的振幅越做越小的趋势 0：正常，没有问题 1：轻微，有下列情形之一：①手指拍打动作的规律性被 1 或 2 次的动作中断或是迟疑所打断；②动作稍微变慢；③手指打开的振幅在 10 下的范围最后有越做越小的趋势 2：轻度，有下列情形之一：①手指拍打动作的规律性被 3～5 次的动作中断或是迟疑所打断；②动作轻度变慢；③手指打开的振幅在 10 下的范围中途有越做越小的趋势。 3：中度，有下列情形之一：①手指拍打动作的规律性被超过 5 次的动作中断或是迟疑所打断，或是出现至少一次的动作冻结；②动作中度变慢；③手指打开的振幅在一开始就有越做越小的趋势 4：重度，因为动作迟缓或中断而不能或是几乎无法做此项动作	评分： □右 □左
3.5 手掌运动 对评定者的说明：双手分别测试。向患者示范如何做这个动作，但是一旦患者开始做测试动作即停止示范。请患者手握拳头同时手肘弯曲手心面对测试者，请患者手掌尽量张开并以最快的速度连续手掌握紧－张开 10 次，若是患者没有确实的握紧或是张开，请提醒患者。双手分别测试评分，评估动作的速度、手掌打开的振幅大小、有无动作迟疑或是停顿，以及是否有手掌打开的振幅越做越小的趋势 0：正常，没有问题 1：轻微，有下列情形之一：①手掌开合的规律性被 1 或 2 次的动作中断或是迟疑所打断；②动作稍微变慢；③手掌打开的振幅在 10 下的范围最后有越做越小的趋势 2：轻度，有下列情形之一：①手掌开合的规律性被 3～5 次的动作中断或是迟疑所打断；②动作轻度变慢；③手掌打开的振幅在 10 下的范围中途有越做越小的趋势 3：中度，有下列情形之一：①手掌开合的规律性被超过 5 次的动作中断或是迟疑所打断，或是出现至少一次的动作冻结；②动作中度变慢；③手掌打开的振幅在一开始就有越做越小的趋势 4：重度，因为动作迟缓或中断而不能或是几乎无法做此项动作	评分： □右 □左

续表

	评分:
3.6 前臂回旋运动 对评定者的说明：双手分别测试。向患者示范如何做这个动作，但是一旦患者开始做测试动作即停止示范。请患者手心向下手臂于身体前方伸直，请患者以最快的速度连续将手心完全转向上面及下面做10次。双手分别测试评分，评估动作的速度、手掌打开的振幅大小、有无动作迟疑或是停顿，以及是否有手掌翻转的振幅越做越小的趋势 0：正常，没有问题 1：轻微，有下列情形之一：①手掌翻转的规律性被1或2次的动作中断或是迟疑所打断；②动作稍微变慢；③手掌翻转的振幅在10下的范围最后有越做越小的趋势 2：轻度，有下列情形之一：①手掌翻转的规律性被3~5次的动作中断或是迟疑所打断；②动作轻度变慢；③手掌翻转的振幅在10下的范围中途有越做越小的趋势 3：中度，有下列情形之一：①手掌翻转的规律性被超过5次的动作中断或是迟疑所打断，或是出现至少一次的动作冻结；②动作中度变慢；③手掌翻转的振幅在一开始就有越做越小的趋势 4：重度，因为动作迟缓或中断而不能或是几乎无法做此项动作	□右 □左
3.7 脚趾拍地运动 对评定者的说明：双脚分别测试。向患者示范如何做这个动作，但是一旦患者开始做测试动作即停止示范。请患者舒适就坐在有直背和把手的椅子上，并将脚跟置放于地上。然后请患者尽量以最大幅度及最快速度脚趾拍地10次。双脚分别测试评分，评估动作的速度、脚趾距离地板的振幅大小、有无动作迟疑或是停顿，以及是否有脚趾拍打的振幅越做越小的趋势 0：正常，没有问题 1：轻微，有下列情形之一：①脚趾拍打的规律性被1或2次的动作中断或是迟疑所打断；②动作稍微变慢；③脚趾拍打的振幅在10下的范围最后有越做越小的趋势 2：轻度：有下列情形之一：①脚趾拍打的规律性被3~5次的动作中断或是迟疑所打断；②动作轻度变慢；③脚趾拍打的振幅在10下的范围中途有越做越小的趋势 3：中度，有下列情形之一：①脚趾拍打的规律性被超过5次的动作中断或是迟疑所打断，或是出现至少一次的动作冻结；②动作中度变慢；③脚趾拍打的振幅在一开始就有越做越小的趋势 4：重度，因为动作迟缓或中断而不能或是几乎无法做此项动作	评分: □右 □左

续表

	评分:
3.8 双脚灵敏度测试 对评定者的说明：请患者坐在附有扶手的靠背椅上，双脚舒适地放于地板上。双脚分别测试评分，向患者示范如何做这个动作，但是一旦患者开始做测试动作即停止示范。请患者舒适就坐并将双脚置放于地上，然后请患者尽量以最大幅度及最快速度将脚抬高跺地拍打10次。双脚分别测试评分，评估动作的速度、脚距离地板的振幅大小、有无动作迟疑或是停顿，以及是否有脚跺地的振幅越做越小的趋势 0：正常，没有问题 1：轻微，有下列情形之一：①脚跺地的规律性被1或2次的动作中断或是迟疑所打断；②动作稍微变慢；③脚跺地的振幅在10下的范围最后有越做越小的趋势 2：轻度，有下列情形之一：①脚跺地的规律性被3～5次的动作中断或是迟疑所打断；②动作轻度变慢；③脚跺地的振幅在10下的范围中途有越做越小的趋势 3：中度，有下列情形之一：①脚跺地的规律性被超过5次的动作中断或是迟疑所打断，或是出现至少一次的动作冻结；②动作中度变慢；③脚跺地的振幅在一开始就有越做越小的趋势 4：重度，因为动作迟缓或中断而不能或是几乎无法做此项动作	☐右 ☐左
3.9 起立 对评定者的说明：请患者坐在附有扶手的靠背椅上，双脚舒适地放于地板上，身体往后坐（如果患者身高没有太矮）。请患者两手交叉置于胸前之后站立起身，若是不成功，重复这个动作至多2次；若仍不成功，请患者维持两手交叉置于胸前的姿势，但是身体往椅子前面坐，再试一次；若仍不成功，请患者推椅子的把手站起来，此动作可以允许患者尝试3次；若仍不成功，请协助患者站起来。待患者站起来后，请观察患者3.13项目的姿势 0：正常，没有问题，可以快速不迟疑地站起来 1：轻微，站起来的动作较正常微缓慢；或是需要超过一次的尝试；或是需要身体往椅子前面坐才能站起来。不需要手推椅子把手站起来 2：轻度，可以自己手推椅子把手站起来 3：中度，需要手推椅子把手站起来，但是容易向后跌回椅子中；或是需要一次以上的尝试自己推椅子把手站起，不需要他人帮助 4：重度，无法不需要他人帮助的起身	评分: ☐
3.10 步态 对评定者的说明：测试步态最好的方式是请患者朝着测试者来回走动，这样测试者才能同时观察患者身体的左右侧；患者需要走动至少10m之后转身并走回测试者。这个部分检查许多动作，包括步伐大小、步伐速度、脚步离地高度、走路时脚跟着地情形、转身与两手摆动，但不包括步态冻结。可以同时观察"步态冻结"情形，但是请记录于下一评估项目（3.11），也可以同时观察患者的"姿势"，并记录于3.13项目中	评分: ☐

续表

0：正常，没有问题
1：轻微，可以独立行走但是有少许的步态问题
2：轻度，可以独立行走但是有明显的步态问题
3：中度，需要协行工具来帮助患者安全的行走（例如手杖或是助行器），但是仍不需要旁人协助
4：重度，完全无法行走或是需要旁人的协助

| 3.11 步态冻结的评估
对评定者的说明：在测试患者步态的时候，同时观察是否有步态冻结的情形发生。注意是否有起始困难以及碎步、分节的情形发生，特别是在转弯及快要走到终点的时候。除非有安全上的考虑，否则尽可能不要给患者感觉刺激的走路提示
0：正常，没有步态冻结
1：轻微，在步态起始、转弯，或是走过出入口时有一次的停顿，但之后可以于平直路面上平顺地行走
2：轻度，在步态起始、转弯，或是走过出入口时有超过一次的停顿，但之后可以于平直路面上平顺地行走
3：中度，在平直路面上行走时有一次的步态冻结
4：重度，在平直路面上行走时有多次的步态冻结 | 评分：
□ |

| 3.12 姿势平稳度
对评定者的说明：此项检查在测试患者于双眼张开同时双脚微张的情形下，被一快速而有力的力量拉动时的身体反应。测试患者往后倒的情形。评定者站于患者身后，并向患者解说接下来会发生的事，并向患者解释他可以被允许往后退一步以防止被拉倒，在评定者背后应有一面墙，墙应距离评定者至少 1～2m 以允许评定者观察患者倒退的情形。第一次拉动患者为示范动作，动作应较轻并且不列入记分中。第二次拉动患者肩膀的动作应快速而有力，已确定患者必须倒退一步以保持平衡。评定者必须随时准备好以接住患者，但又需距离一段距离以观察患者倒退保持平衡的情形。不可让患者采取弯腰的姿势以试图对抗你的拉力；小于或等于两步的倒退被认为是正常的姿势平衡反应，所以 3 步以上的倒退始为不正常的姿势平稳反应。若是患者不了解你的解说，测试者可以重复示范此项检查动作直到患者了解，或是直到测试者明白患者是因行动上的限制而非误解或是未准备好而导致此项检查表现不佳。同时观察患者的"姿势"，并记录于 3.13 项目中
0：正常，没有问题，后退 1～2 步即恢复站立平衡
1：轻微，需要 3～5 步，不需要他人协助
2：轻度，需要 5 步以上，仍需要他人协助
3：中度，可以安全的站立，但是缺乏姿势平稳反应，若没有评定者扶住，会跌倒
4：重度，非常不稳，即使在自然状态或轻轻一拉患者的肩就有失去平衡的倾向 | 评分：
□ |

续表

	评分：
3.13 姿势 对评定者的说明：此项检查在测试患者于座椅中站起时、行走时及测试姿势平稳反应时的姿势。若你注意到患者的姿势不正确，提醒患者挺直并检查姿势是否有改进（见以下第二评分等级）。对上述 3 个观察点中最不正确的姿势评分，注意是否有身体前倾或是左右侧弯的情形 0：正常，没有问题 1：轻微，不是很挺直，对老年人可算是正常 2：轻度，明确的身体侧弯、脊柱侧弯或是身体倾向一侧，但若是经由提醒可以将姿势矫正回来 3：中度，姿势驼背、脊柱侧弯或是身体倾向一侧，无法经由提醒将姿势矫正回来 4：重度，重度的姿势驼背、脊柱侧弯或是身体倾向一侧，导致姿势极度异常	评分： □
3.14 全身自发性的动作评估（身体动作迟缓） 对评定者的说明：此项全面性的检查需综合下列动作的观察，包括动作缓慢、迟疑、整体而言的动作及幅度小，此项评估仰赖评定者观察完患者自发性的动作后的整体印象（包括坐姿、站立时和起身行动等动作） 0：正常，没有问题 1：轻微，整体动作稍微变慢，全身自发性的动作稍微减少 2：轻度，整体动作轻度变慢，全身自发性的动作轻度减少 3：中度，整体动作中度变慢，全身自发性的动作中度减少 4：重度，整体动作重度变慢，全身自发性的动作重度减少	评分： □
3.15 双手姿态性震颤 对评定者的说明：所有的震颤，包括在此姿势下重新出现的静止型震颤，都需被包含于评分中。双手分别测试，记录最大的震颤幅度。指引患者手心向下手臂于身体前方伸直，手腕打直同时手指分开不碰到隔壁指头。观察这个姿势 10 秒 0：正常，没有震颤 1：轻微，出现震颤，但是震颤幅度小于 1cm 2：轻度，出现震颤，震颤幅度介于 1cm 小于 3cm 3：中度，出现震颤，震颤幅度介于 3cm 但小于 10cm 4：重度，出现震颤，震颤幅度至少大于 10cm	评分： □右 □左
3.16 双手动作性震颤 对评定者的说明：这项检查需要请患者作手指到鼻头的来回动作；手臂由伸直的姿势开始，请患者至少做 3 次手指到鼻头的来回动作，请患者的手指尽可能伸远去碰触测试者的手指，此项动作需缓慢进行以利观察是否有震颤发生。另一只手也重复此动作，双手分开测试。震颤可以出现在整个手指移动过程中，或是出现在快碰触到目标物（测试者的指头或是患者的鼻头）时。根据震颤的最大幅度评分	评分： □右 □左

续表

0：正常，没有震颤 1：轻微，出现震颤，但是震颤幅度小于 1cm 2：轻度，出现震颤，震颤幅度介于 1cm 但小于 3cm 3：中度，出现震颤，震颤幅度介于 3cm 但小于 10cm 4：重度，出现震颤，震颤幅度至少大于 10cm	
3.17　静止型震颤幅度 对评定者的说明：本项与下一项检查被特意的放在整个动作评估的最后，以允许评定者观察随时可能出现在任一检查项目中的静止型震颤，包括静坐时、走路时或是某部分的肢体被转动检测时。根据观察到的最大幅度震颤评分，只评估震颤的幅度，而非震颤的持续性或是间断性。这项检查尚需要请患者静坐于椅子 10 秒，双手静置于椅子扶手上，同时双脚舒适的置于地板。静止型震颤需要四肢及口唇/下颌分别评估。根据震颤的最大幅度评分 肢体震颤评估： 0：正常，没有震颤 1：轻微，出现震颤，但摇晃幅度小于或等于 1cm 2：轻度，出现震颤，震颤幅度介于 1cm 但小于 3cm 3：中度，出现震颤，震颤幅度介于 3cm 但小于 10cm 4：重度，出现震颤，震颤幅度大于 10cm 口唇/下颌震颤评估： 0：正常，没有震颤 1：轻微，出现震颤，但摇晃幅度小于或等于 1cm 2：轻度，出现震颤，震颤大于 1cm 但小于或等于 2cm 3：中度，出现震颤，震颤更大超过 2cm 但小于或等于 3cm 4：重度，出现震颤，震颤幅度大于 3cm	评分： □右上肢 □左上肢 □右下肢 □左下肢 □唇/下颌
3.18　静止型震颤持续性 对评定者的说明：本项目评分综合所有检查时期出现的静止型震颤的持续性程度，本项目被特意的放在整个动作评估的最后，以允许评定者综合所有阶段的观察来评分 0：正常，没有震颤 1：轻微，出现震颤，震颤出现的时间占所有检查时间的 25% 以下 2：轻度，出现震颤，震颤出现的时间占所有检查时间的 26%～50% 3：中度，出现震颤，震颤出现的时间占所有检查时间的 51%～75% 4：重度，出现震颤，震颤出现的时间占所有检查时间的 75% 以上	评分： □

附表 3-4 帕金森病非运动症状评价量表（NMSS）

根据最近一个月以来患者的自身情况进行评分

严重程度：1= 轻度，出现症状但只给患者带来轻微的不适或痛苦
　　　　　2= 中度，症状给患者带来一定的痛苦
　　　　　3= 重度，症状给患者带来极大的痛苦

频率：1= 极少（少于一周 1 次）；2= 经常（一周 1 次）；3= 频繁（一周数次）；4= 非常频繁（每天都有或持续存在）

项目	否	程度 轻度	程度 中度	程度 重度	频率 极少	频率 经常	频率 频繁	频率 非常频繁
1. 从躺着或坐着到站着时，觉得轻度头痛、头晕或乏力		1	2	3	1	2	3	4
2. 因为头晕或失去知觉而跌倒		1	2	3	1	2	3	4
3. 白天常在一些场合打盹，如聊天、吃饭、看电视或阅读时		1	2	3	1	2	3	4
4. 疲劳或者无力影响患者白天的活动		1	2	3	1	2	3	4
5. 夜间入睡困难或者容易醒		1	2	3	1	2	3	4
6. 坐着或躺着休息时双下肢感觉不适，需不断活动才能缓解		1	2	3	1	2	3	4
7. 对周围发生的事情失去兴趣		1	2	3	1	2	3	4
8. 活动的主动性降低，不愿尝试新鲜事物		1	2	3	1	2	3	4
9. 看上去或患者自我感觉悲哀、情绪低落		1	2	3	1	2	3	4
10. 感觉到焦虑、紧张或者恐慌不安		1	2	3	1	2	3	4
11. 情绪没有起伏，缺乏正常情绪体验		1	2	3	1	2	3	4
12. 日常生活中缺乏愉快的生活体验		1	2	3	1	2	3	4
13. 看到或听到不存在的东西		1	2	3	1	2	3	4
14. 妄想，如有人要害自己、遭抢劫或别人对自己不忠		1	2	3	1	2	3	4
15. 看东西重影，一个看成两个		1	2	3	1	2	3	4
16. 做事难以集中精力，如阅读或交谈时		1	2	3	1	2	3	4

续表

项目	否	是					
		程度			频率		
		轻度	中度	重度	极少	经常	频繁	非常频繁
17. 对近期发生的事情记忆有困难		1	2	3	1	2	3	4
18. 忘记做一些事情，比如吃药		1	2	3	1	2	3	4
19. 白天流口水		1	2	3	1	2	3	4
20. 吞咽困难或呛咳		1	2	3	1	2	3	4
21. 便秘（一周少天3次大便）		1	2	3	1	2	3	4
22. 尿急		1	2	3	1	2	3	4
23. 尿频（两次小便间隔少于2小时）		1	2	3	1	2	3	4
24. 夜间规律的起床排尿增多		1	2	3	1	2	3	4
25. 性欲改变，增强或减退		1	2	3	1	2	3	4
26. 性生活有困难		1	2	3	1	2	3	4
27. 不能解释的疼痛（是否与药物有关或抗PD药物能否缓解）		1	2	3	1	2	3	4
28. 味觉或嗅觉功能减退		1	2	3	1	2	3	4
29. 不能解释的体重改变（排除饮食的影响）		1	2	3	1	2	3	4
30. 出汗增多（排除炎热天气的影响）		1	2	3	1	2	3	4

附表 3-5　39 项帕金森病生活质量问卷（PDQ-39）

维度	条目	从不（0分）	偶尔（1分）	有时（2分）	经常（3分）	总是或根本不能做（4分）
运动	1. 想做一些休闲活动有困难					
	2. 照顾您的家有困难？比如煮饭、烧菜、家务活					
	3. 买东西携带有困难					
	4. 走 1000m 路有困难					
	5. 走 100m 路有困难					
	6. 想在屋子里随意走动有困难					
	7. 到公共场所走动有困难					
	8. 出门的时候需要有人陪着					
	9. 害怕或是担心在公共场所跌倒					
	10. 限制在家里没法出去					
日常生活活动	11. 自己洗澡有困难					
	12. 自己穿衣服有困难					
	13. 扣纽扣或是系鞋带有困难					
	14. 想要把字写清楚有困难					
	15. 拿筷子或汤勺吃东西有困难					
	16. 拿杯子喝水不溅出来有困难					
情感健康	17. 感到心情抑郁					
	18. 感到孤单寂寞					
	19. 想哭或掉眼泪					
	20. 感到生气或痛苦					
	21. 感到焦虑不安					
	22. 对未来感到担心					

续表

维度	条目	从不（0分）	偶尔（1分）	有时（2分）	经常（3分）	总是或根本不能做（4分）
耻辱	23. 觉得需要对别人隐瞒您的帕金森病					
	24. 特意避开在公共场合吃饭或喝东西					
	25. 在公共场合会因为有帕金森病而感到难为情					
	26. 会担心他人对您的反应					
社会支持	27. 觉得您的病导致您和亲人之间的关系有了问题					
	28. 无法从配偶或伴侣得到您所需要的支持与帮助					
	29. 无法从家人或好友得到您所需要的支持与帮助					
认知	30. 在白天会不知不觉地睡着了					
	31. 觉得注意力难以集中，比如在阅读或看电视的时候					
	32. 觉得您的记忆力不好					
	33. 会做噩梦或有幻觉					
社交	34. 说话有困难					
	35. 感到不能很好地和别人沟通					
	36. 觉得被他人忽视					
身体不适	37. 觉得肌肉会疼痛地抽筋或痉挛					
	38. 关节或身体会疼痛					
	39. 觉得会有不舒服的冷热感					
总分						